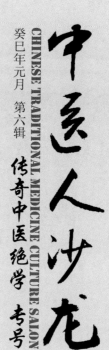

中医民间行动 系列图书

中医人沙龙

CHINESE TRADITIONAL MEDICINE CULTURE SALON

癸巳年元月 第六辑 传奇中医绝学 专号

U0206017

中国医药科技出版社

内容提要

　　本书为"田原寻访中医"品牌图书中的一个系列，以中医文化传播人田原女士与国医大师、民间奇医的最新现场访谈为蓝本创编而成，真实、原味，语言通俗易懂。

　　本系列图书将陆续推出怀有绝技、秘方、绝学的传奇中医人，讲出他们用大半辈子的人生，体悟、实践得到的经验精华和生命感悟，旨在为国人身心健康问题、疑难重病的医治问题，提供更多元化的视角和解答；关注中医现状，深入探索中国传统生命文化的精髓，弘扬中医文化，使读者跟随我们一起，发现不一样的中医，发现"中医原来是这样"。

图书在版编目（CIP）数据

中医人沙龙．6，传奇中医绝学专号／田原，赵中月主编． —— 北京：中国医药
科技出版社，2013.1
　ISBN　978-7-5067-5860-4
　Ⅰ.①中… Ⅱ.①田…②赵… Ⅲ.①中医学－临床医学－经验－中国 Ⅳ.①R24

中国版本图书馆 CIP 数据核字 (2013) 第 004600 号

出版　中国医药科技出版社
地址　北京市海淀区文慧园北路甲 22 号
邮编　100082
电话　发行：010-62227427　邮购：010-62236938
网址　www.cmstp.com
规格　710×1020mm $^1/_{16}$
印张　16
字数　304 千字
初版　2013 年 1 月第 1 版
印次　2022 年 7 月第 3 次印刷
印刷　北京紫瑞利印刷有限公司
经销　全国各地新华书店
书号　ISBN 978-7-5067-5860-4
定价　35.00 元

本社图书如存在印装质量问题请与本社联系调换

出品人　吴少祯
策划人　赵中月

主　编　田　原　赵中月

编　委　沈　生　吴　佳
　　　　谢震铨　王　洋

主编热线　010-62261976
主编邮箱　zhzyml@126.com
官方博客　http://blog.sina.com.cn/
　　　　　tianyuanfangtan

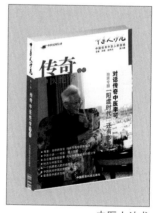

中医人沙龙
第六辑 | 传奇中医绝学专号

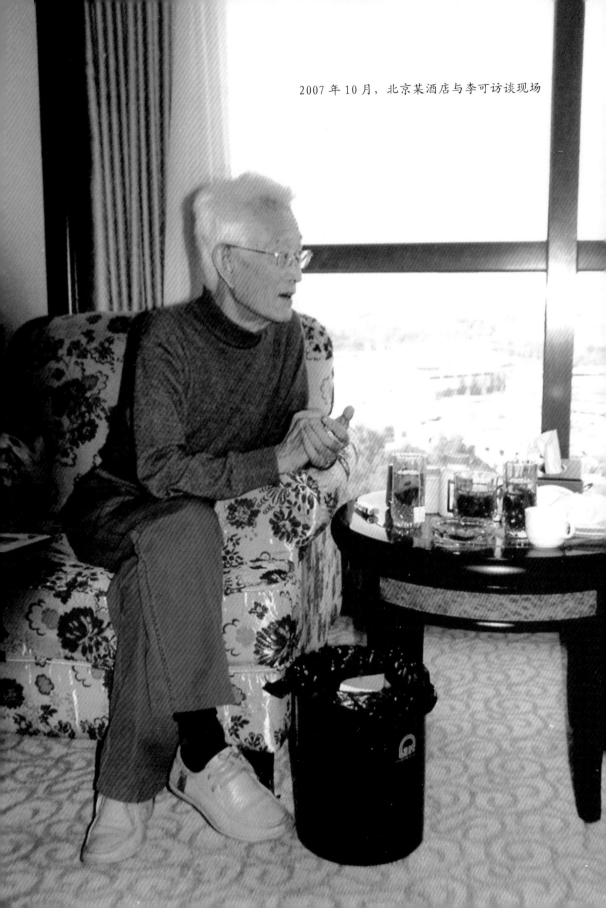

2007 年 10 月，北京某酒店与李可访谈现场

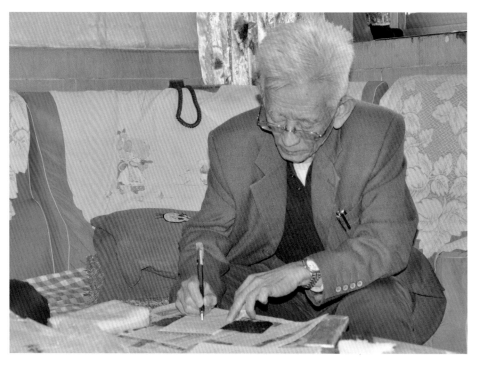

2011 年 3 月，山西灵石李可家中访谈现场（下图右起：李可、田原）

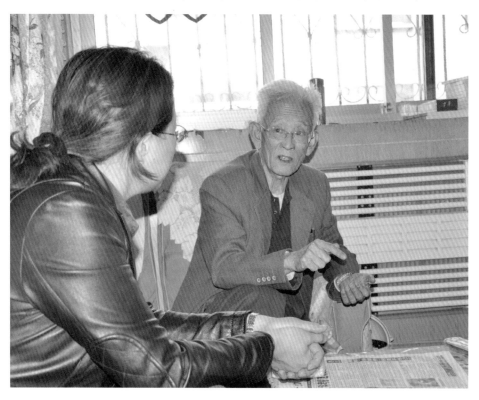

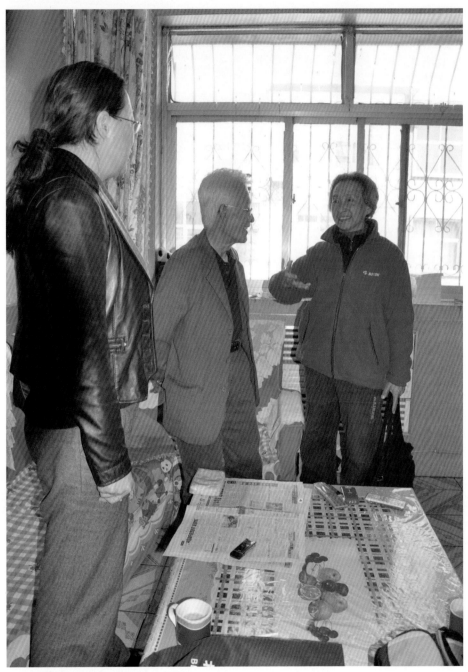

外省治愈患者到李可家中探望老人

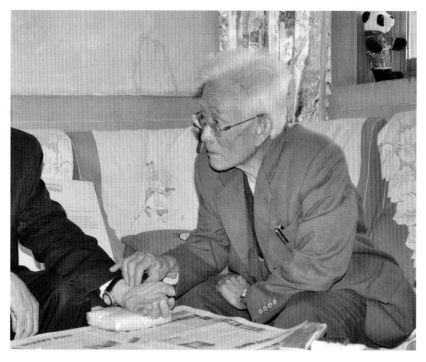

李可诊病记实

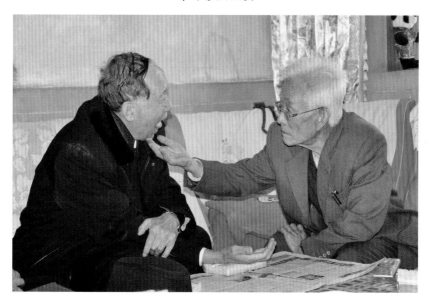

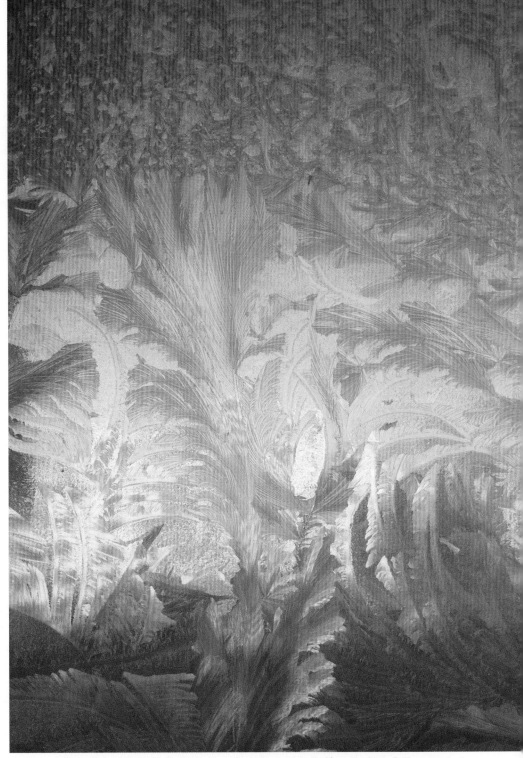

在东北，每年的隆冬时节，家家户户的玻璃窗上，都会攀上成片的霜花，隔开了
屋内的温暖和外面的严寒。有人说，霜花上的图案大多是生长在南方的热带植物，
芭蕉、香蕉、椰子……这是大自然的鬼斧神功，悄悄述说着太阳与冰的关系，热
与寒的关系，阳与阴的关系……

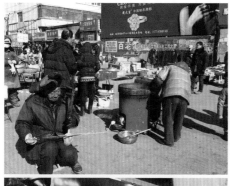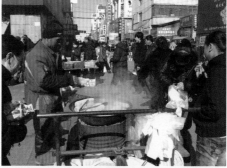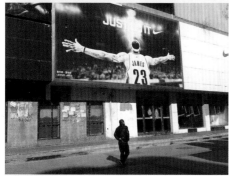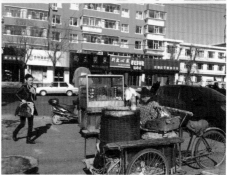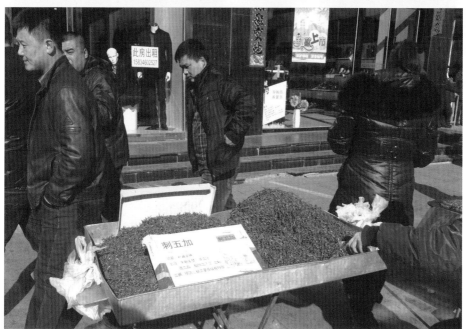

北方小城街头掠影

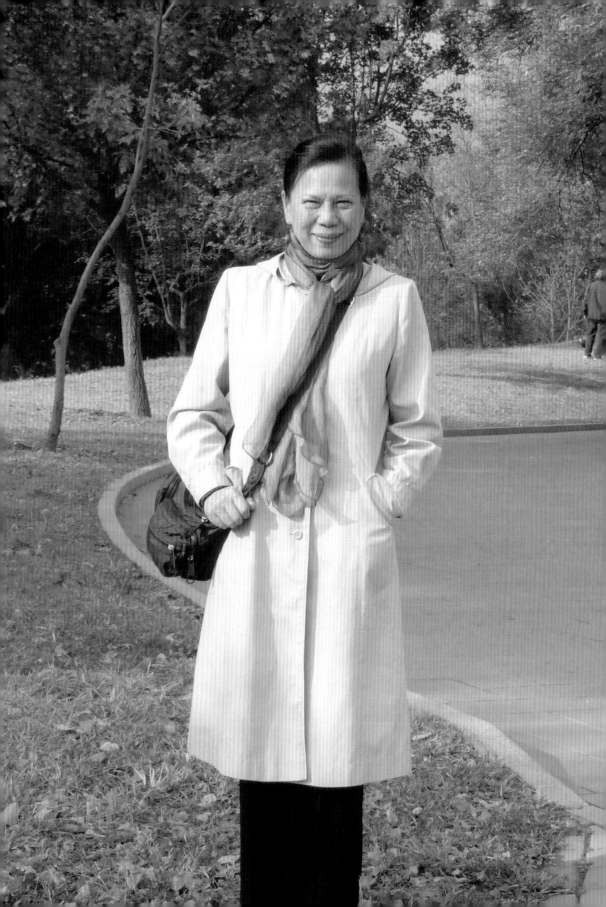

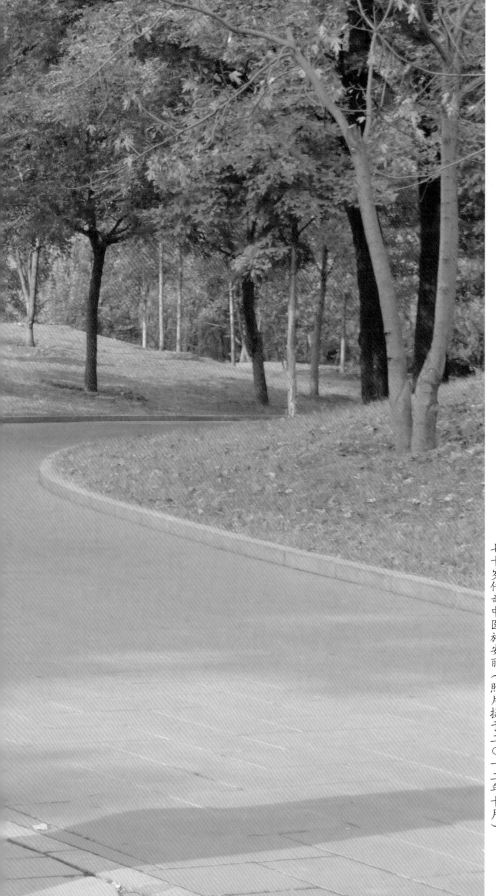

七十岁传奇中医施安丽（照片摄于二○一二年十月）

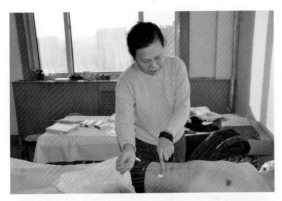

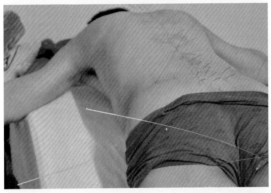

施安丽诊病现场，近两尺长的
透拉针，轻松地在患者的皮肤、
筋肉间纵横穿插。

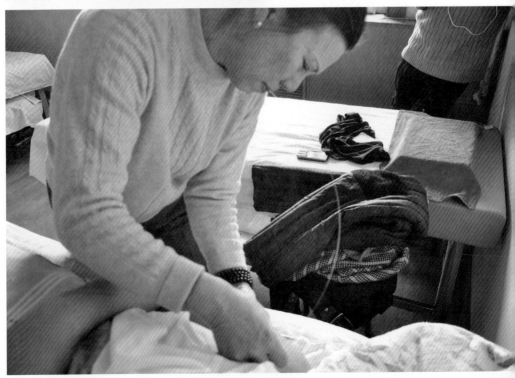

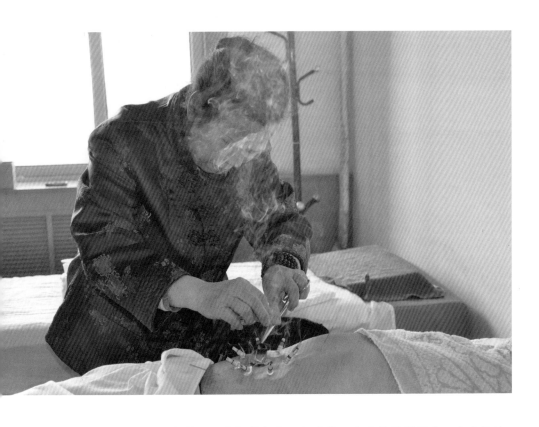

施安丽为病人施"八卦针"。每根针都套入细灸条，中央垫放附子片，上立艾炷。

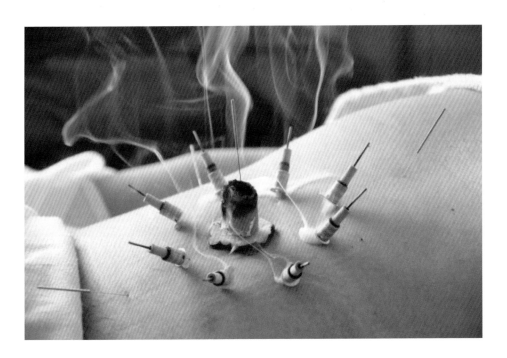

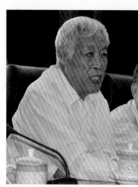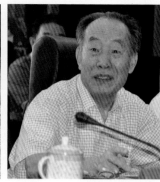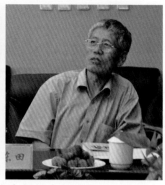

"中医哲学沙龙"嘉宾（左起）：中国科学院著名科学史家董光璧、北京师范大学著名哲学史家周桂钿、中国社会科学院研究员邢东田

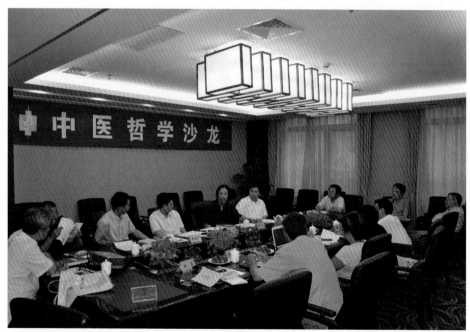

2012年8月22日中国社会科学院"中医哲学沙龙"现场（第二期）

弘扬中医文化 参与民间行动

经过一年的努力，《中医人沙龙》新五卷本，出版面世了。

它们是：第5辑"乡土中医绝学专号"，第6辑"传奇中医绝学专号"，第7辑"海外中医绝学专号"，第8辑"古中医绝学专号"，第9辑"国医大师绝学专号"。

这期间，我们奔波于城乡田野，在中医天地里索隐钩沉，访医问道，有恒久如一的动容，亦有沮丧的"踏空"时刻，但我们能否说：您手中这一书系，展示出了当下中医的真实水平，体现了中医本身所具有的深度、广度和高度？这取决于您的检阅。

谓之"乡土"，欲问自然原址处。这是再往前踏实一步的家园。民间，作为一种文化土壤，中医在这里草长莺飞，蓬勃之势叫人惊喜，尽管一直少有关注，但坚忍的中医人没有离开土地，各自在一方水土中把握着民生疾苦，承传乡俗智识，各有"一招制胜"的绝活儿——驭天火急救脑瘫娃的合江火医，用灵感洞悉杂病的江西土医……他们的学习对象和医理原素，是乡土间的草木虫豸，之间千丝万缕的感应，以及亟待人类识别与珍爱的生命启示。源于此，一种"返本开新"的期望，驱使我们不断深入地走近他们，走进——这养育着国人的必然田野。

谓之"传奇"，则更多成全于岁月，那些沉淀在时人身上的故事，如朝霞珠露，折射着中医在时代间隙里闪耀的醒世风华。我们每每惊叹：原来还可以有这般潇洒硬气的中医人，这般不羁的中医范儿！

这一年里，更多声音漂洋过海，与我们对话，美国、香港、澳门、台湾……一脉是开枝散叶之后的中医游子，当年背井离乡，愈加流恋和谨守家乡风俗仪礼，中医原貌在海外得以保留；一脉是他山之玉，几经磨砺之后，今日还乡，别具异采。

中医最早的发生及原创之萌芽，一直是我们追寻的内核。"通天下一气耳"，"五运六气学说"应运而至，将古中医图谱尽呈眼底。

天道与地理的机密，万物化生的机理，生灵们殊途同归的命运生息，都在"炁"这个原点上相遇了……

一路挂心的，还有令人忧虑的现实：一些高龄的国宝级中医大师，作为不可再生的珍稀资源，他们的经验，他们的医术医道，传承如何？如何传承？

——所谓"绝学"，固然是指"独家绝活儿"，但更蕴涵着一个严肃的现实：风华绝代，亟需关怀，急需抢救。

《中医人沙龙》将陆续推出新的专号，跟踪报导行动成果。我们有两个出发点：一是让更多的人关注中医，关注中医生态，加入到发现中医遗产、探索中医民智的行列中来；二是透过主流之外的"第三只眼"，来对体制内的中医学术和现象进行再发现和再认识。通过这两方面工作，为我们的生活建立新的、更具生态价值的坐标参照系。

本书系不仅仅就"中医"说中医，而是打开视野，探寻中医的整体生态意义。诸如，当下中医药的国情现状如何？在哲学层面上如何看待中医的"道"？作为传统文化的杰出代表——中医的原创性对于文化创新具有何等作用？诸多看似貌离神合的话题，都在中医的视角中得以交融，一切尘嚣因之得以落地为安——文化为本，唯有返本，才能开新。

令人着迷的是：在发现中医，发现他者的同时，也是一个自我发现的愉快旅程。不夸张地讲，每个人都能通过中医，重新发现自我，发现生命真相，与生命"对话"，——这是《内经》开启的中医传承方式，也是人类经验叙事的主要方式。中医作为中国人的创造物，其背后，隐含着一套可供人类共享与调谐的意义系统，这是其"文化价值"所在；因之，需要我们挖掘和弘扬，需要我们从生物和文化的双重视角，道术兼顾，把中医的"对话"持续不断进行下去。

还要说明的是：如果您及亲友知道身怀绝技的民间隐医线索，或拥有中医孤本、珍本、相关书稿，请与我们联系。

地址：北京市海淀区文慧园北路甲 22 号中国医药科技出版社602 室

邮编：100082 / 电话：010—62261976

祝开卷有益！

《中医人沙龙》编辑部

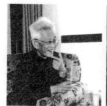
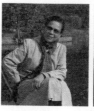
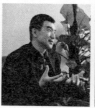
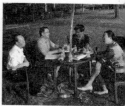

目录
CONTENTS

中医小说　　**中医：爱与救赎 / 113**

导读：凌晨4点半，寂静的北京西客站，广告牌右转100米，一个高个子男人隐在矗立的柱子后面。他穿着陈旧的黑呢子大衣，站得有些僵直；石柱两侧，旅客们疾速行走，行走的速度与他的心率相吻合……大衣里边，贴近心脏的位置，七管新鲜的血浆随着心跳起伏，那是七管艾滋病人的血……

沙龙直播室　　**在农事里体验医事 / 139**
对话民间中医钻研者陈光华

导读：1963年，他高中毕业回乡务农。因在农事工作中"自我救治"的需要，重新研究中医，自学现代医学知识，自成一套"气血阴阳"的理论体系。创有多种医方，其全部心血都用在了"现代知识与中医"的思考与探索之中……

中医哲学沙龙　　**针灸与中医文化 / 159**

导读：关于针灸，中医从业者有自己的理解，但是这种理解大部分还是局限于传统针灸范畴，作为技术层面的一种治疗手段而已。随着时代发展，生活方式转变，疾病谱的衍变，乃至现代人生活和生命观念的变化，可以从中医哲学角度，重新审视针灸经络与身体和生命的关系，以及传统针灸如何与时代衔接、能够解决更多现代病等问题。

沙龙直播室　　**一个抗癌老人的活命传奇（二）/ 185**
田原、中里巴人与癌症"自愈实践者"李生三人谈

导读："癌症就一定等于死亡么？首先这是一个观念上的问题，第二个，现代流行的治疗方法，的确也存在一些问题，治疗的方向错了，再加上这个病本身确实难治，但常常不至于在极短的时间内快速造成死亡。其实很多人是自己把自己吓死的，精神一下就崩溃了。但这个病为什么难治啊？因为癌症的根本原因不一定是表面的现象，它是一个转归的过程。

"阳虚时代"

解析中国人的"集体阳虚"

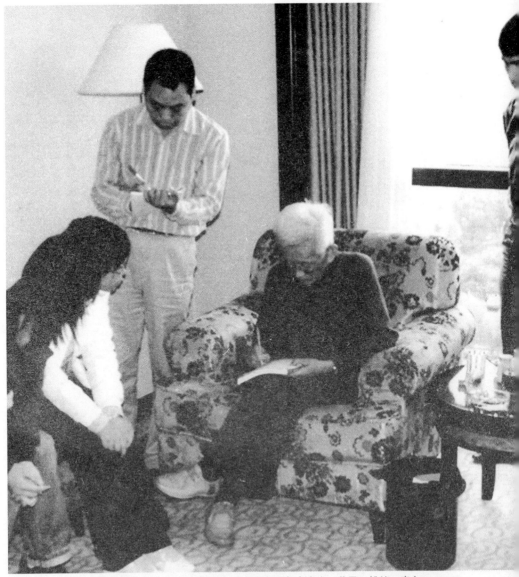

过去几年，李可每次来北京几乎都住同一家酒店，房间里每天都有客人，弟子、粉丝、病人……

还有多远？！

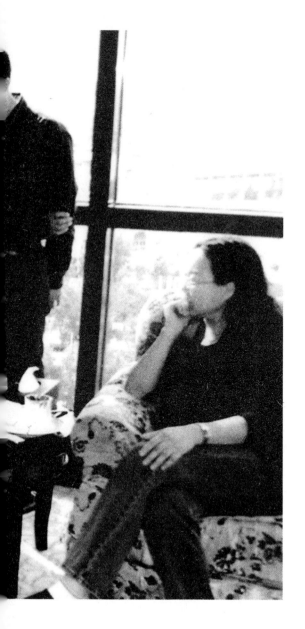

北京起风降温，南方阴雨不断，2012开年最HOT的新闻，莫过于人类是否即将迎来世纪"小冰期"。

我们无法判断，太阳黑子的活动是不是已经减弱——这据说是目前判断"小冰期"是否降临最靠谱的科学依据——但人们肾中元阳的"活动"，确实已经大不如前，国人体质的"小冰期"已经莅临。

冰箱、空调、冷饮、抗生素消炎药……寒冷的生活方式，不断打击、削减肾脏中，那一簇生命的元阳之火。

"阳气者，若天与日"，人体内的"太阳"越渐陨落，"体寒"，成为年轻男女们的流行词汇。寒冷作为导火索，引爆女性痛经、宫寒不孕，男性精冷不育，关节炎、颈椎病、心衰、中风、高血压、冠心病等疾病逐年高发。

在寒冷大气候和普遍性阳气受损的双重逼仄下，"全民阳虚"时代是否已然不远？

而"扶阳"理念在圈里圈外的渐热，是否正因谙合了时代局势，才会成为许多人观念及行为觉悟的手杖？

李可与他的『阳关大道』

2007 年前后，可以称之为"李可年"，这位多年来征战在临床第一线的老中医，开始频频出现于各大中医论坛、学术会议，他的"阳虚十占八九，阴虚百难见一"、"生死关头，救阳为急"等著名观点，风靡中医圈子内外，颠覆主流医疗理念。众多中医粉丝，开始在临床治病当中，将扶阳放在首位，并不断尝试在方中增加扶阳重药——附子的剂量。

"阳气不足是百病之源"的健康理念也随之深入人心，为普通民众看待生命和疾病，开启了一扇全新的认识之门，让当代人第一次深刻认识到远离寒冷生活，爱阳、护阳对健康的重要意义。

然而，其视"阳"为惟一真理，重用附子、细辛等大毒之药，也引起争议无数——

大方子：动辄数十味药；重武器：论斤称的附子。

这些李可手里的救命至宝，究竟是逆转急重症时的"特需"手段，还是可以推而广之，成为中医临床治疗疾病的普遍真理？从刘力红率众尝附子，到附子理中丸的销售势头几乎盖过六味地黄丸，再到"扶阳"理念追随者每天吃"附片"养生……中国人，真的已经集体阳虚至如此地步吗？

数年前与李可的访谈，著成《人体阳气与疾病》一书，打开人们对阳气与健康关联的认知之门，时隔数年，我们再访扶阳"将军"李可，深度解析中国人"集体阳虚"背后的真相。

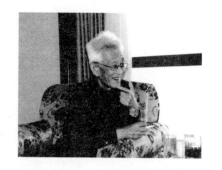

〔人物档案〕李可，山西灵石人，生于 1930 年，毕业于西北艺专文学部。逆境学医，经全省统考获中医大专学历，曾任灵石县中医院院长，全国民间医药学术研究专家委员会委员，特邀研究员，《香港中医药报》医学顾问，致力于中医临床与研究五十多年，大部分时间奔波于穷乡僻壤、缺医少药的山村，尤擅长以重剂救治重危急症，多年来坚持义务诊病，创造出诸多起死回生的奇迹。自拟处方三十多首，是我国当代中医界独具特色的临床大家。著有《李可老中医急危重症疑难病经验专辑》，记录了李老有关小儿科、妇科、外科、泌尿科、内科等各科急危重症疑难病的宝贵治疗经验。书中所载"破格救心汤"曾成功治愈千余例重症心衰病人。国医大师邓铁涛赞誉："李可老中医是中医的脊梁。"

逐"阳"灵石

几年前，第一次见李老，是在北京的一家酒店，他背窗而坐，落地窗隔开了都市的喧嚣，秋阳饱满，身影被投射进来的阳光所护爱，形若竹枝的手指夹着香烟，正和对面两位求医者说话。

这位老先生，面目清奇、瘦削，颧骨清晰可见，一双不大的眼睛，在稍显大的镜片后面透射出炯炯的光芒，衬着满头竖起的银发，显得倔强、有力；一件灰色毛衫，一条深蓝色牛仔裤，身形轻巧，看上去就不是一位普通的老人家。

武侠小说里，常常说"骨骼清奇者"是天生的武学奇才。李老若生在古代必是这样的奇才，他手指关节凸起，形若竹枝，右手食指、中指和无名指始终习惯性地微弯，成号脉状，就是这三根手指，五十二年来"聆听"了十几万病人的脉搏……

彼时，中医养生还没有像今天这样红火，"阴阳"二字，在国人眼里更多是玄学，而李可，却已牢牢掌握了"生死关头，救阳为急"的大法，成功拯救了两万多例被西医宣判死刑的急重症患者。

这次的访谈，成为《人体阳气与疾病》的最初蓝本。书籍出版后不久，开始频繁有读者打电话来，问"四逆汤"的具体剂量，问附子理中丸是不是真的可以用四粒煮成药汤，问附子是不是真的吃了没事儿，问李可是不是真能打电话开方治病……

那一刻，我们意识到：李可及其扶阳观念的出现并"走红"，是时代的产物，也是时代的必然。而《人体阳气与疾病》，启蒙了很多人，重新去认识生命。

之后的几年，和李老一直通过电话联系，或从朋友那里听说，他身体虽并不十分健朗，但仍然全国各地辗转奔波，讲学、治病，为"中医复兴大业"奔走呼吁，没有一丝丝地停留和惜力。

如今，李可的家，几乎成为了山西省灵石县的"新地标"。

当地公安局的每个人，或者可能当地的老住户们，几乎都熟悉"李可"这个名字，因为每天，甚至半夜，都有从全国各地赶到灵石县的人，要找李可看病、学医、切磋，很多人都是没有事先和老人家联系过，也不知如何联系，完全冒懵儿去的，进了县城逢人便打听"老中医李可的家在哪里？"实在打听不到，就使绝招，用查找失踪人口的办法，向公安局求助……

说找李可求医的人像潮水一样，一点都不夸张，但李可，却只有一个人。

一直到前年，我们到山西寻访一门百年中医世家，回程时，改道灵石，去看望一下老人家。

山西四处都是山，中间是平原。太原东边是娘子关，北边是平型关，进山西只有两条路：从南边走，就得先进入陕西，过重重大山；从东边走，一路往西，就要过娘子关。我们就从东边往西进，这一路上的点滴，一再流露着"阳"的气息——过了娘子关，先路过昔阳县，再到阳泉市，再往前，是寿阳县，然后便到了灵石。这一路，倒像是为了入关的人，能寻着李可这位"扶阳"将军，而铺就好的"阳关大道"。

这样一路过去，到了太原，就要转往南边，往灵石的方向去，就从由东向西转成由北向南了。

山西最著名的特产之一，就是当地的煤。十多年前去山西的时候，到处都是煤，煤粉、煤灰，无穷无尽。现在再看，煤粉少了点，但是烟又上来了。西边，靠着吕梁山根下边，一座又一座的烟囱，一座又一座的厂子，司机介绍说是炼焦厂啊焦化厂这类的厂子，山西的煤老板们，现在不仅仅输出原煤了，原煤毕竟利润太低，开始把它焦化，深加工，沿途都是这些煤厂。

中间还路过平遥。所谓平遥古城，原来是非常著名的，而今，城墙啊，瓮城啊，还保持原始的建筑形态，砖瓦之间，都透着先人原初、朴素的自然观。但是往里边去，商业化的痕迹日益浓重，所谓的民俗，真的没有了，也将渐渐成为全球化下的复制品。一如现在人，正迫不及待遗弃着古中医所赋予的生命观、健康观。

每次见到这般现代与传统交融又矛盾的情景，就更深刻地体会民间的中医人，在本土守望传统文明回归的那份孤苦。

一路上，与李老第一次见面的情形不断浮现。

距离第一次的访谈，已有三年多的时间，那时候觉得，他是一个隐逸民间的大医，像是个战士一样，但这次去看望老人家，却很是担忧，同时也抱着几分顾虑：这位大医，经过这几年媒体的"造神运动"，他现在怎么样？会怎么看我们？在体力上能否接受我们的访问？……这些都是问题。

进了灵石县，这儿和山西其他县城没有什么区别。一个中国传统的地域，在迎接现代化生活，或者说追逐现代化的过程中，存在着普遍的兴奋、杂乱、急促和茫然。市井之间、街市之间，人群也如大城市一般匆匆忙忙，人们的面部神情五花八门，但更多看到的还是一种紧张。

虽然进入了灵石市，想找到李老的家还真不是件容易的事。县城倒是不大，只是一时不好判定自己所在的方位，无法按照李老在电话中的指示利索行进，车不断地拐，折腾了半个多小时，才终于找到他的家——一个很不起眼的小区。

问路的时候，邻居们都说：每天找他的人多得很，都是通过街道办事处，再不就是派出所，总能给你指来。

尽管他搬了几次家，也是能够找到的。

上了四楼，是李老的夫人来开的房门，打开房门之后，我们看了，有点……意料之外。

坐下来以后，再看这个房间，说是两居室的房子，却是老结构的，屋里陈设简单，除了一两张旧沙发和几张凳子，再没有任何家具。

如同三年前一样，李老依然背坐窗前的一张旧沙发上，近午的阳光撒在背上，笼罩周身，像是对虔诚"信徒"的一种守护。光影间，他的表情有些模糊，白发似乎不像从前那般倔强挺立，本就清瘦的身型，多了沉静和疲惫，以及看破生死的孤独。与我们打招呼时，还不停地咳嗽。

看到这间"陋室"，很多人会有一个疑问：作为一代大医，追随、推崇者无数，为什么他什么都没有？只有与李老接触过才知道，物质、名利都不能引起他半点兴趣。他将毕生的精力，都投入到了解决疑难重症当中去。更深一层说，都投入到延续古中医绝学的传承中去了。看他治病你会发现，不管前一刻他的神情多么疲惫，只要来了病人，他的眼睛就会绽放出神采，专注于病人的气色、脉象。

用他的理念来说，这才是他生命的元阳，生命的"元"和"本"。也是支撑着他一次次从中风中挺过来的重要因素。

在和李老、师母谈话期间，门铃不断地响起，都是来看病的，有搀扶着来的，有抬着来的，看一个病人，连把脉带思考方子，怎么都要小半个小时，这就是李可每天的生活，难得安静。我们实在不忍心再多占用一点他的休息时间。

带着对数年前对话的回忆，我们打开了这一次的话匣子。

由于此次访谈时间有限，我们将这次的访谈与第一次的部分访谈进行穿插、重组，在让读者们了解"老中医李可"目前状况的同时，也加入这些年来，对"扶阳"理念新的思考，共同组成了这篇对话。

最后，我们想说，不管采访哪位中医，我们最终的目的，是要将他们好的中医理念，数十年的经验精华，以及看待生命、疾病的独到视角和观点等等，更多呈现给大家，希望能够不断开启关于生命、关于健康的新知之门。

这个世界上没有神医，谁也不是全能，始终贵在自重，贵在自救！

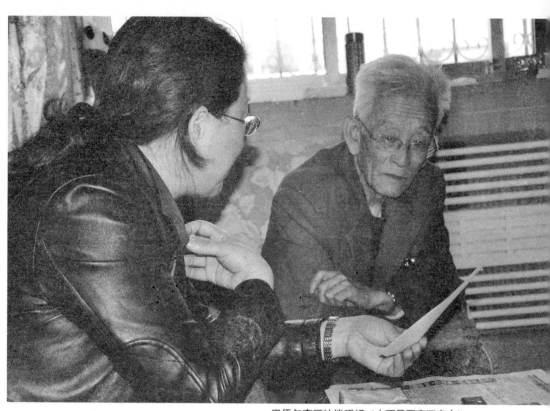

田原与李可访谈现场（山西灵石李可家中）

山西灵石李可家现场 一

田 原：李老，我来看您了，您气色挺好的。

李 可：诶，我这些日子还闹病，这段儿恢复得还可以。

田 原：这次也是中风？

师 母：对。

田 原：比上次重吗？

师 母：差不多。

田 原：又是流口水，说话不流利？

师 母：对，这个手就不能动，整个半边就不能动了，吃饭都是用这边这个手。

田 原：吃药吃多长时间了？

师 母：去年5月份就开始吃了，你算算。一直就吃药，每天吃一大袋药呢。好两天再待两天。主要是太累，没办法。

田 原：李老这半年还出去吗？

李 可：没有，哪里也没有去。

田 原：听说您近几年一直在忙《圆运动的古中医学》下册的点校工作？

李 可：这个书和之前出的原来是一套，一整套的东西。彭子益在1947年的时候，临终前最后定的稿。费了好几十年，最后我把这几稿收集全了。

田 原：为了收集这本书，您跑了好多年了吧？

李 可：跑了……不到50年吧。

田 原：这功夫下的！因为这本书，您大概把全国都跑遍了吧？

李 可：是啊，只要有点信息就去，差不多有可能的地方都去了。

田 原：下册有多少文字？

李 可：比上册多十多万字。去年吧，我这儿的点校就弄好了。但是呢，听一些读者说，书的盗版已经出来了，正版还没有出来。这回可能是要合订在一块儿，这样基本就出全了。

田 原：盗版都出来了？这是个问题。也说明大家多盼着这书。

李 可：因为现在网络的信息传得很快……人家找到这些古籍资料以后，马上就在网上公布了，有些出版社觉得这是个赚钱的事儿，就抢啊，抢着先出，结果呢？粗制滥造的就印出来了。里边错字、错段多得很啊。可是不像话，现在……

田 原：又看病，又校书，还被全国各地邀请参会、讲学，您也是太累了。几年前我采访您之后，出了那本《人体阳气与疾病》，挺受大家欢迎的，很多人说，这本书打开了一扇门，对阳气与疾病的关系有了基本的认知，对阳气重要性的认识，也上一个高度上来了。自从这本书出版以后，我经常能接到全国各地打来的电话，都找您，"您告诉我吧，李老的电话。"我说我坚决不能说，李老太累了。可我知道还是有很多人，千方百计地找到您这儿来，登门造访……

师　母：我们家每天都好多病人，天天守着、堵着，经常家里就站得满满的。尤其礼拜六、礼拜日，病人特别多，因为是休息日，从外地赶来的病人嘛。

田　原：师母也很累，也挺不容易的。

师　母：他太累了，没办法的。每天都这个样，没办法。以前他们来吧，我也放一些人进来，现在不放了。有的放有的不放，不好办。家里每天人来人往，鞋啊、帽啊的，摆了好多。后来我就不放了，谁也不放了。

田　原：师母您今年多大年纪？

师　母：我快七十了。

李　可：她也中风，我们俩一起吃药。

师　母：我是着急！他现在一点精力也没有了，耳朵现在也聋，眼也不行了。

田　原：耳朵有点背了？

师　母：背得厉害了！不是一般的背。

李　可：我得休息了。

田　原：我看也是，要是有一段时间休息，不看病人就好多了。

李　可：哎呀，这个很难做到。没有办法，有些很重。

田　原：找一个没人认识您的地儿。搬家吧，搬个家就好了。

师　母：搬家？到了老鼠洞里也能找到！我们电话不接，就会有好几个人来给我们修电话。跑到派出所里去问：到底这个人到哪里去了？你说你不是跑到老鼠洞里也能找得到？……我说这也有一个好处，人丢不了。没办法的，真是。出去也是，出去了就不知道哪里传出去消息了，病人就都知道了……

田　原：正常的日子都给打破了。吃饭还行啊，李老？

李　可：不行。越累越不能吃饭。

田　原：睡觉呢？

李　可：睡觉也不太好。

田　原：唉，这可咋办……师母，李老是不是喝完药难受，现在感觉有点恶心？

师　母：肯定恶心啊，他有反应啊！

田　原：对，李老说过，"药不瞑眩，厥疾弗瘳"，之前给自己中风的时候，服用小续命汤，也是晕过去好几次。您现在头有点晕是吗？

李　可：嗯。

1. 阳气与浊阴的对抗战

　　我们到李老家的时候，他刚吃完治疗中风的药，一喝喝了半盘，夫人在那边还忙着给他煎煮，他用的都是大方子，每剂药都是一大堆。

　　那是上午的十点多钟，李老坐在靠窗户的位子上，背对窗户坐着，我现在还记得那种感觉，近午的阳光，透过窗户，照在他的面容上，显得非常直接，透射了一种无奈，一份孤独，此时，他只是一位老人……

　　五年前初次与李老见面，他也是刚刚经历了第三次小中风，那时的李老，身材精瘦，精神矍铄，行走起来比一般老人看上去还要轻灵，除了话说得太快时，会有一点流口水，根本看不出中风的迹象。他说，给自己开了"小续命汤"，喝过药就晕过去了。也是由此，引出"人体阳气绝不可打压"的理念。

　　在他的讲述下，人在服药以后，身体内部就如同生成了一个战场，代表正义之军的中药冲入身体，与病邪激烈斗争，在这场"战争"当中，李可犹如一位手握百万重兵的将军，15味药，剂量都不小，附子、细辛、全蝎等"毒物"用到60g以上，哪一味攻哪一经，哪一味入哪一腑，他调配自如。

　　而"瞑眩"是正邪激烈对抗的"外证"，即外在表现。在他看来，治疗疑难重症，用药必须要达到这种程度，才能扭转乾坤！

　　李　可："药不瞑眩，厥疾弗瘳"。就是你那个药下去以后，恰好和你的这个病机相合，正邪相争，那个过程你就晕过去了。不过时间很短，不到一分钟。

　　田　原：您给自己用药的时候也晕过去了？

　　师　母：他喝了这个药以后啊，都休克过好几次了。最后一次喝下去都口吐白沫了。

　　李　可：要不然我怎么会好这么快啊。

　　田　原：您如果不说，根本找不到曾经中风的痕迹。

　　李　可：这段时间恢复得不错，我吃了好几十副药。但还稍微有一点问题，说话太快就流口水。

　　田　原：李老，您怎么认识中风？

李　可：这和正气虚有关系，疲劳过度。

中风这个东西啊，从明朝以后，就出现了关于内风、外风的争论。特别是到了清末，特别是 1840 年以后啊，西方医学进入中国，当时对中医的冲击非常厉害。使得一部分中医就考虑一些应对的方法，这个就是最早的那个"中西汇通派"，如果你不懂现代医学的东西，那你这个中医就不能够立足，就不能生存，所以他们就搞这个东西。

本来中医治疗中风这种病啊，并不分内外，因为它有形、有证，你就根据这个形和证判断他是哪一经受病，你就治哪一经。如果它牵涉到的方面多，你考虑轻重缓急，侧重于哪一面，基本的方法就是《伤寒论》和《金匮要略》里边儿有个复方，叫《古今录验》大小续命汤。这个东西是古代治疗中风的一个经方。

我中风以后右侧麻木，舌头发硬，讲话困难，回去就开始吃这个药，加细辛、附子，半个月就基本恢复到目前的程度。（因篇幅有限"小续命汤方"具体参见《人体阳气与疾病》）

田　原：这几十年的生活太好了，中风的发病年龄也在逐渐下降，以至于稍微上了点儿年纪的人，一听到中风就害怕，脑中风更是世界性的医学难题。但是在您这儿似乎很简单，一个古方就能解决问题。为什么更多的医生做不到这一点？

李　可：这个方子现在用得少了，为什么？因为这个方子被清末民国初一部分中西汇通派骂得狗血淋头啊，他们按现代医学研究结果，认为中风就是"肝阳上亢"，高血压也是"肝阳上亢"，治法就要"镇肝熄风"，最著名的就是张锡纯。

还有南方的一个张山雷，他写过一本书，叫做《中风斠诠》，就是把古今所有治中风的东西，细节地作批判，受批判最重的就是这个"小续命汤"，他们认为麻黄都不能用，桂枝都不能用，因为现代药理认为其中附子、麻黄、桂枝有升高血压的弊病，基本就被禁用，附子就更不用说了。他认为这些东西影响人的高级神经，使神经亢奋……

中医管那些东西干啥啊？你治病就对了，所谓那个亢奋啊，就是阳气不守，往外越的一种表现，你把它收敛起来就对了。他们用镇肝熄风的办法，没有治愈一例中风病人（笑），一个都没有。急性的他们也救不过来。你像我们主张治疗这个急性中风，昏迷不醒就是用生南星、生半夏、生附子……一大堆的剧毒药，现代医学研究认为可以毒死一百头牛的这种东西啊，喝进去就好了。

田　原：而且这个"毒药"的剂量，还要达到"药不瞑眩，厥疾弗瘳"的效果才行。

李　可：对。但是如果你要给一个中央首长用这个药，你就得犯思量啊。所以为什么古中医传不下来？就是有好多原因。过去宫廷御医那套东西完全不可取。

田　原：宫里的方子、方法大都以延年益寿，保健强身为主，那可是给皇帝、贵族看病呢。

李　可：没办法，他随时有可能会被杀头啊。但是民间呢，不但要治病还要救人，不然他马上就呜呼哀哉了，你就要从阎王爷那儿把他拉回来！

师　母：那是给自己喝呀。要给别人喝的话……

李　可：不行，有好几个病人出现这种情况就来找我。

田　原：很多人会误会，怎么反而给治得更重了，好好的一个人一下子就晕过去了？

李　可：其实这种情况很容易解释，就是吃药以后啊，调动了人体的自我修复机制，是和外邪抗争的一个具体表现，这个反应越剧烈，你的病好得越快。所以我们用药要遵照《神农本草经》的理论和原则，我们看病、辨证要遵循《内经》、《伤寒论》，医圣张仲景的方法，而不是后世这些乌七八糟的东西。我的意思就是这些方法你们可以放心大胆地用，不会出问题，只要你辨证准确。

田　原：除了要辨证准确，我觉得您刚才说到的"药下去以后要和病机相合"非常重要。"病机"，也可以说是时机。有人说"六经病欲解时"就是《伤寒论》的大纲，整本书都在说明六经病，破解的时机问题。

李　可：《孙子兵法》里有一句话说得好："故善战者，求之于势。"势啊，就是指这个战斗的时机，不管手里有多少的精兵强将，能够把握"时机"才最关键的。这个"时机"是什么？就是正邪矛盾激化到一定程度，和打仗一样，当一个国家爆发"内乱"，看上去情势危急，其实这个时候靶点最明确，矛盾最集中，这个时候发动重兵，能起到扭转乾坤的效果。

田　原：比如中风、重症心衰这类急重症，都属于矛盾激化到一定程度了，这个时候您的大方子一下去，就能"起死回生"？

李　可：他的矛盾集中啊。就是像打仗一样啊！反而那种半死不活，说好不好，说坏不坏的情况，费的时间很长。其实中医本来就有一整套的急救的方法。你说《伤寒论》是怎么来的，那就是在大型瘟疫当中总结的成功经验，什么情况下，用什么方法……这些都讲得非常清楚，越是重症，中医抢救的速度、抢救的效果越好，在这个领域肯定强过现代医学。

比如说重症心衰的病人，被送到我们这儿的时候，大部分都昏迷了，找不到脉搏，量不到血压，有的还剩下一点呼吸，全身冰凉，就剩胸部心脏这一块还有一点温度……其实这种病人救过来的速度最快，吃上药马上就好。

田　原：您收治的重症心衰病人到了什么程度？

李　可：就是西医判断这个人绝对活不了了，嘱咐家属准备后事，大多发了病危通知书。像这种情况居多数，大部分人都是这样。

田　原：通常情况下，像您说的这种重症心衰病人，应该是全身衰竭，并且伴有很多合并症了吧？

李　可：对，各种各样的病，到最后就走到这一步了。但是意外的情况，比如说肿瘤病人，大量地用抗生素，又做过放疗、化疗……放、化疗对人体的摧残很厉害的，做过以后喝水都要吐啊，更别说吃东西了。这样的人要先救他的胃气，等什么时候胃气恢复一点，你再治病。所以我们现在就是在给一些错误的医疗方法擦屁股，这个费了我们很大的劲，几乎每一个病人都有这么个过程。

田　原：您在谈中风的时候，顺带提了一句高血压这个话题，认为高血压也像中风一样，不应被一味地看作是"肝阳上亢"，从而"镇肝熄风"。但是"肝阳上亢"导致了高血压，是大众普遍都接受了的一个中医理念。

李　可：中医治疗高血压一般不会单纯地从某个东西入手，因为它不是单纯的哪一部分的病，而是整体失调。"血压"这个概念在中医里没有啊（笑）。

田　原：在您看来，高血压的发病机制是什么？

李　可：呃，这种病，一般来讲都是先天阳虚，先天阳气不足，有好些遗传因素，然后再加上后天失调。人的头部啊，是阳气汇聚的地方，所以过去《内经》讲：头为诸阳之会。阳气就汇合在这个地方。

阳气最旺盛的地方，怎么会被阴邪所包围？就是阳气不到，阳气虚了。

这个高血压，为什么长时间治疗不好呢？就是因为浊阴啊，（它）窃踞了这个阳气的位置了。清阳不升，浊阴不降，包括冠心病也是这个道理，和过去讲所谓"肝阳上亢"什么的，不是一回事。

田　原：我们不说西药降压的理念，就拿中成药来说，药店里治疗高血压的大多是针对"肝阳上亢"的。

李　可：这个东西啊，越打压那个肝阳，这个病越顽固，越好不了。

田　原：您治疗高血压的理论和方法，和普遍认为的有些不同。是否您有一个更深的认识，而更全面地去捕捉它？

李　可：和别人不一样。我认为一般来讲属于三阴病，肝、脾、肾，就是这三经的阳气过于虚了，它应该占的这个位置被浊阴占据了，你把它（浊阴）给疏散了，扫除了，就行了。

田　原：要按您这么讲，治疗高血压太简单了！

李　可：情况也不一样，但大部分是这样。

田　原：您能给我们举一个例子吗？让我们看看是不是真的那么简单……

李　可：2000年秋天，我的一个年轻弟子，中医根底不深，学眼科的。他治了一个农村农妇20多年的高血压，她的丈夫是煤矿老板，有钱了在外边胡作非为，女的就生气，突然蛛网膜下腔大量出血，出血后不久，双眼什么也看不到了。

这种暴盲，按照六经辨证，属于寒邪直中少阴。当时用的"麻黄附子细辛汤"，出了大汗，血压就好了，第二天人就醒过来了，眼睛可以看到人影，脑水肿减轻，小便也多了。之后近十年的时间，一直血压稳定，一劳永逸。这个在我的书里有，那个书印刷时印错了，印成我的病案了。但是这个他也没想到有这么好的效果，也解释不了。

田　原：这是一个很特殊的案例，麻黄、细辛、附子按照现在的医学观点，是有升压作用的，一般大夫甚至都不敢想，能用这些中药来治疗高血压。

李　可：现在有这样一个误区，麻桂主升散，血压高、脸红好像也是升散，因为有这样的关系，血压高就只懂得平肝潜阳，镇肝熄风！不知道辛温的东西可以起效，麻桂还有这么好的效果。

血压为什么高？实际上就是机体有阻滞。机体是非常奥妙的，因为有阻滞，需要高的压力，才能够供养末端，这是个物理的道理。一般的药到不了末端。如果用现代医学的方法终身服药，末端呢又不断向机体发放指令：我这边不够吃了，赶快给我送吃的！这个指令始终存在，所以药要不停地用，你高一点儿我就给你压下来，使机体末端始终处于缺血的状态。用了麻桂以后，出了一身的汗，这个病就好了。

田　原：现代医学认为生气是会导致脑供血不足的，像这种瞬间的血压升高，其实也可以看作是身体机制的一种过度的应激反应，很多高血压病人都有这个体会，平时没什么不好的感觉，只要一生气，血压就高了。

李　可：压力要增大，帮助血氧上冲，去补充脑部的消耗嘛。

田　原：我觉得如果了解这个农村妇女，可能她性格就挺爱较真儿的，夫妻间的关系也挺紧张，平时就经常生闷气，血管就常年处于这么一种压力比较大的状态，遇到突发事件，一股急火，压力就更大了。这个时候用升散的药物，像您说的，一方面呢给个助力，帮助向上供应一下，另一方面，还相当于开闸放水了，出了那么多汗，小便也增加了，体内的一些阻滞都排出了身体，血氧能够顺利的上营脑部，这么一协调，压力自然也就不存在了。但是最关键的是，知道这个道理了，生气的时候，还是要自己学会去调整，对很多高血压的病人都会有所帮助。

李　可：呃。四川的卢火神曾经也讲过：扶阳就是两个，宣通和温补。

用麻桂就是宣通，把阻滞拿掉，不需要那么高的压力就可以灌溉了。在南通开中医会议的时候我写过一篇文章，《从麻黄汤治愈蛛网膜下腔出血并发暴盲引发的思考》，扼要地讲了讲关于麻黄、桂枝、附子在高血压中能用不能用，用了会有什么后果的问题。把大家的疑惑破解掉，如果这个解决不好，以后谁也不敢用。

网友体验：药不暝眩厥疾不瘳——自服附子理中丸过量附子中毒实感

我素喜生食白萝卜，妻贤，一日下午购得上好者，切削一盘嘱我慢慢食之，妻下厨准备晚饭。不一时我将萝卜尽食之，胃中即小觉不适，空凉之感隐隐。是时妻已将晚饭端上，幸有热面汤等，食毕胃中即和。妻见我喜食萝卜，又切一盘，我自知不应再吃，无奈饕餮难当，又尽食之。

半时许，胃脘疼痛，固定不移，喜温喜按。生姜热水亦不稍减，一直缠绵十余日不瘥。期间西药胃必治，雷尼替丁，中成药附子理中丸，保和丸等等尽尝，疗效丝毫未见。

无奈自己仔细辨证，双寸口缓，稍显沉紧，舌淡苔薄。确信应是附子理中丸证，前时应用不效，当是病重药轻，求愈心切，应用煮丸之法，将附子理中丸（天津达仁堂产 9g／丸）4 丸掰碎加水 100ml 余，煮沸，同渣乘热顿服之。

药未覆碗，辛热之感即满胃脘，渐渐热力下溉肠府，上薰肺膈，疼痛顿消，冷痞烟散。温温薰薰，大有陶然之感。惟喉口苦辣，温水盥漱则减轻。

药后未及七八分钟，觉口唇轻麻，上唇为甚，渐加渐重，十三四分钟，麻及两腮颧骨，又三四分钟双臂发麻，指端为重，但不影响运动，渐渐下肢亦麻，麻感始终未上过于膝。

药后 15~20 分钟左右，麻感大发，渐觉心慌，胸膺咚咚，自知必是早搏漏搏。自抚寸口，三五不调，或二止而三动，或五跳而一停，坐起则加重，平卧则稍轻，始终脉道宽大，渐行渐缓。

药后 45 分钟左右，反应最重，然后递减，1 小时后渐归坦途而疲惫异常，酣然入睡。

服药过程中，未予任何解附子毒性之药，如蜂蜜、甘草、绿豆之属。皆因意识一直清醒，而且胃脘一直温暖舒畅。

服药之后，半月之疾，立时而愈，至今将近年余，未再复发。即使偶尔略餐风冷，胃肠亦可安然，疗效实出望外。

但纵观前后，此事仍属孟浪，我平素医人尚属平稳，今日医己求愈太切，此方此法医己尚可，倘若医人，以现今政策司法环境下，切切不可。

2. 中国人被 "集体阳虚" 了?

田　原：您谈中风、谈高血压，都注重对"阳气"的保护和鼓舞，擅用麻黄、桂枝、附子、细辛这类温阳药物，您觉得现代人的阳气普遍处于一种什么状态？

李　可：呃，这个问题是这样。我2004年的时候，根据邓老（邓铁涛）建议啊，在南方那几个省跑得比较多，几乎每年都来三四次，包括广州、广西的南宁等好些地方。主要就是帮刘力红和广东省中医院。

我在那边每年呆几个月，后来是因为我病了才回来。我来南方以后，看过的病人大概有一千多人，这个里头有一个很特殊的现象，如果从中医的六淫来分类就是风、寒、暑、湿、燥、火，那么我所看的病人阳虚寒湿证的十之有八九，而阴虚火热证的百不见一二，一例都没有遇到过。

当时我就发现不仅是北方人阳虚啊，南方人阳虚的也特别多，而且南方人阳虚的几乎是百分之百，无一例外。

南方气候特别热，一般人讲，有夏无冬，这么酷热的气候，人们在这样的一个气候竟然没有一个得火证、热斑点，或者阴虚证，这个事情让我非常惊诧，不理解。

所以从那时候开始，我就注意观察南方人的生活习惯。就开始寻找根源，在我的观察当中发现：第一个问题就是南方人普遍都使用空调，经常开着，把空调开到十几度。外面大夏天，气温三十几度，一进到屋里，就像掉到了冰窟窿里头了，空调是现代科学的一个发明，若说它的利和弊，我看是弊多于利，这么一冷一热，每天经过好多次，出现很多人为的空调病。

田　原："空调病"现代医学认为除了过冷的刺激还有两个原因：一个是空调房门窗都关着，负离子太少了，空气不"新鲜"所以发病；第二个原因是温差大，人的植物神经系统无法适应。您认为"空调病"从中医的角度怎么理解？

李　可：这个东西是这样，空调的发明破坏了我们几千年正常气候下的这种生活节奏。寒湿是伤人最厉害的外邪啊，我们人造的寒邪比那个自然界的寒邪还要厉害。我们有好几千年就处在没有空调的状态下，生活得非常好。自从有空调出现以后，阴寒之气，它频频进入体内。

比如今天我马上从这里出去了，外边是一团火，然后进入有空调的环境，马上就发冷，感觉穿一件衣服都不够用。就这样反复地把寒气一层一层压在体内，这样的话就造成很多病。比如说头痛、慢性鼻炎、阴暑证（阴暑：表现为发热头痛、无汗恶寒、关节酸痛、腹痛腹泻等症）。

所谓阴暑证，就是暑天受寒得的一种病，它和暑热症不一样，看起来是暑天得的病，实际上是一种阴寒症。再有一种，就是常年难愈的感冒，青年妇女的痛经，产后病，婴儿在空调的环境下长大，最容易得哮喘病。这是我近几年在南方地区发现的，几乎是一个普遍规律，各地都有这种病人。

田　原：有些人发现晚上空调开着，觉是睡得很沉，但是会感觉昏昏沉沉的，身体也困重，一天都没有什么精神。成天待在空调房里的人更是会有这种感觉，说不舒服吧，其实也没什么，哪儿也不疼不痒的，就是懒懒的，不爱动。

李　可：就是他的那个阳气被困住了嘛。人体内这个阳气的升降跟太阳升降的节奏基本是一致的，到了清晨，它本来应该"升"起来了，人变得活跃有精神，但是因为晚上开空调，这个湿气，这个寒气把它包裹住了，拽着它，不让它起来，就像人不愿意起床一样，他能有精神、有活力吗？

田　原：像这种阳气被湿寒所困裹的情况，也应该算广义"阳虚"的一种。阳是生命的动力，代表着人的活力，精气神儿的状况，成天头晕腿软的，总处于一种委靡无力的状态，也说明"阳虚"了，只不过不一定就是阳火不足，也可能是正处于阴雨天。

李　可：阳光一照，阴霾尽消！阳气应该周流全身啊，通过阳气的升降，来调节人体，使人的整体不受侵犯。这就是"正气存内，邪不可干"。所谓的正气啊，就是浑元之气啊，就是脾气和肾气加起来那个元阳，你把阳气保护好就啥病也没有了。夏天还有一种情况，就是无缘无故泻肚，吃了东西加上吹空调，然后就又吐又泻。还有一种情况是高热不退，这个高热不退应该说是好事，因为呢，寒气进入人体以后，人体的阳气就要起来抗争，这样的话就发热。

田　原：这种发热是身体正常的机能反应，有点儿冰块化掉以后形成的蒸气，闷在身体里热腾腾的，把这个热散出来就好了。

李　可：对。它是从外面进去的，你让它从外面透发出去，这个病就好了。我们发热的时候，常常是吃西瓜、吃冰棍，用大量的抗生素，把表面上的东西消下去，实际上这个寒气并没有出来，所以长期发热，甚至十多天都解决不了。

而且经过这样的治疗以后，又留了病根了，一旦遇到一个同样的或者稍微适当的环境，他的病就又发作，这个（情况）很多。另外一种更普遍，身体虚弱的人，全身肌肉关节疼痛，而且这种疼痛带有一种抽搐的性质，这个就是中医说的寒主收引，就是说寒邪具有收缩、牵引、内敛之特性，感受到寒邪以后，阳气一时抵抗不了，它就收缩。一个是空调对人的伤害，再一个就是南方人的生活习惯问题。因为在南方的话几乎就只有夏天，没有什么春、秋、冬啊。由于空气热，特别喜欢吃生冷的东西，他们常年的生活习惯就是喝冷饮，喝冰镇过的汽水、果汁，冲冷水澡。

或者在睡觉的时候空调开得很大，睡着以后就受病了。为什么南方人没有一个热证？而且大部分是属于阴证、寒证、湿证？这些是主要原因。

当然，用了这么长时间已经习惯了，而且这个空调，广东人那边没有也不行，那就把空调尽量摆得里面一些，把它调得温度高一点就行，调到你不至于热得够呛，但是也不至于冷得打颤，这样你的身体就不会造成伤害。或者开空调的时候，把窗户打开，有一点自然风就把寒风赶跑。

田　原：现在全球变暖，加上兜里也有钱了，北方人到了夏天也开始频繁地吹空调……

李　可：南方人阳气的损伤比北方要大得多。

田　原：为什么？

李　可：就中医理论来讲，南方就是丙丁，属火啊，它就那种大气候。由于外界的这种热，再加上本身这个阳气不断释放，他里面就空虚了，在这种情况下，肯定损伤的阳气要比北方人多。

田　原：现在人们一提起"阳虚"，首先想到的是长年过寒冷生活对阳气是个打击，其实睡眠不好，或者夜生活频繁，不能养阳，都是对阳气的一种过度耗散了。还有过量的运动，看上去很健康，其实是将藏于肾脏中的阳气给激发出来，表面上看起来挺健康的，但内里空虚了，会为将来埋下隐患？

李　可：人的阳气不仅要充足，还要沉实。人的生命活动，随时处于一种和自然环境之间的调节状态当中，维持一种平衡关系。人的元阳，就像地球的原油一样，不应该被过度开发，不然你表面上看起来再繁荣，下面是空的啊。这也是为什么年纪越长，越重视保健、养生，早年的时候不管不顾，元阳充足，有本钱啊，随着年纪渐长，元阳越来越不够用，这病、那病，各种莫名其妙的不舒服都出来了。

田　原：我理解您所说的是更为广义的"阳虚"，它不仅仅是中医临床上的一个证了，比如一般认为阳虚的会怕冷、会虚胖等等，而是观察到了现代人阳气的一种状态，它像这个社会整体表现出来的状态一样——过于浮躁。

李　可：所以就应该经常保护这个阳气，不要让它释放过度。

田　原：这样看来，现代人的这种"阳虚"又不是补益阳气，或者单纯的扶阳能够解决的，更需要人们能够像练瑜伽一样，把外散的注意力收回来，也是将自己外散、过耗的阳气收回来，过一种沉静的生活。

李　可：人和自然界是同一步调，当太阳落山以后，在10点钟以前就应该入睡，阴阳颠倒，人的生活就不能和大自然同步了啊！那个时间正是人们胆经开始造血、清除体内垃圾的这么一个时间。如果这个时候不能入睡，没有充足的睡眠，深层的睡眠，那么体内的功能就发挥不好，这是一种情况。人体的生物钟功能同样会被改变，被破坏。

大城市中的人，起居节奏也不太好，有些违反了我们民族古代传下来的养生的要领、原则和方法。就是睡得非常晚。像什么过夜生活啊，整个生活都要集中在晚上十二点以后，一弄弄到天亮才睡觉。

还有饮食上的问题，现在的病啊，首先就是脾胃先受伤——吃喝大量的生冷食物、饮料，生活不节制，房事过多；还有就是生活过于劳累，思想比较复杂，或者压力大等等。中医说：思伤脾啊，所以这个人首先不想吃东西，消瘦，然后从这个地方开始，演变出多种疾病，像糖尿病、高血压……都是这么来的。所以一开始在南方看到这种情况我也很奇怪，这么大热天为什么所有病人都阳虚呢？

田　原：您刚才说的这种群体性的阳虚体质，都是从脉象上看出来的？

李　可：不仅脉象体现出来的，所有的症候，所有的病证都是这样。（笑）

田　原：看到以后，您就开始思考这个问题？

李　可：对。我所看过的病人，一开始我也解释不好，经过好长时间反思以后啊，最后我就找到这么几点，一个是错误的生活理念，错误的生活习惯；另一个就是南方搞中医的人啊，误以为他们处在南方，处在最热的地方，就应该补充一些凉的东西，其实是进一步伤害了阳气。现在的疾病总体情况都是这样，包括外国。我也看了好多外国人，都是这样。所以我说这个阳虚的人十占八九，真正阴虚的百不见一。有些中医开方子的时候，思维也掉进了一个错误的圈子里，那就是滋阴降火，结果越降越糟，雪上加霜。而我所见的这些病没有一例不需要扶阳的。

田　原：中医有句话叫"春夏养阳"，如果说您在治病的时候都是从阳论治，从扶阳入手，那可不可以理解为，在春夏两个季节把阳气"养"足了，很多病就不会发生了？

李　可：《内经》里面有"春夏养阳"这么个提法，这个春夏养阳的养生方法，对于避免很多疾病都有效。这是古代几千年实践得出来的一个非常正确的结论。

我们中医讲究治未病，治未病并不是说治那个没有病的人，而是在疾病还没有发生的时候就遏制它。因为人是自然界大气所生万物的其中一种，人的身体和自然界是同步的。自然界的规律是春温夏热，秋凉冬寒，所有的动、植物都要遵循这个规律。那么冬天，积蓄了大量的能量以后，到来年开春，阳气慢慢升华，这个时候冬天的动物也醒来了，一些植物开始慢慢生长，萌芽、发育，这是一个阶段。然后到了夏天，阳气又进一步生发。所以春天和夏天，耗费的阳气最多。

人的生命，以及动、植物的生命，也是依据这样一种情况生长、发展，也要消耗很多阳气，所以在这个时候特别要强调养阳了，要不断地补充、保护阳气，就是因为阳气消耗特别大，你不要再伤害它。其实阳气这个东西，不仅是春夏要养阳，一年四季任何时候你都不要伤害它。

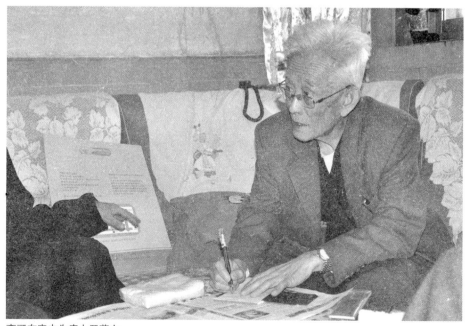

李可在家中为病人开药方

山西灵石李可家现场二

李　可：你们这个年龄要注意休息，中年大任，身体最容易出问题。劳倦是内伤啊，受伤害的是五脏。

田　原：像我们这样每天的劳累，采访、写作。当你感觉到疲倦的时候，其实已经伤害到五藏了，对吗？

李　可：对啊！已经走过极限了。

田　原：李老这是给我们敲警钟呢。确实，近段时间，我的眼睛，每到下午的时候，花得厉害。上午的时候，看电脑屏幕上的字能看得到，下午就不行了。身边同年纪的编辑同事很多人都有这个问题。

李　可：我给你一个方。这是现在国内最好的附子，炮附片，很薄的。

田　原：120是指什么？

李　可：就是密度，药店的人都知道，这是筛子的规格，120目筛网，用这么细的网滤粉。热黄酒调服。

田　原：这个将来能达到什么效果？长命百岁？

李　可：你就没有病了！

田　原：行，谢谢李老。还有一个问题，我代表大多数人向您问一下，现在很多人处于亚健康状态，人到中年以后，耳鸣、头晕，处于很疲倦的那种状态。

李　可：可以试着用点真武汤，解决"水"的问题。但这个也不一定，这种情况比较复杂。

田　原：耳鸣在中西医里边都很难吗？

李　可：主要还是相火不能归元。

田　原：您刚才说是要解决水的问题？

李　可：睡好觉了就好受些，主要还是疲劳过度。"睡"和"水"是近音的，这里边有一个秘密：睡通水。睡觉本身就是一剂良药，它可以指水、指冬、指北、指肾，可以帮助身体恢复这个时空上的合理格局，身体得以正常运转。

《内经》不是讲"君火以明，相火以位"？这个位很重要，这个相火应该在什么地方？君之下，水之中，如果它离开水，跑到这个君的前面、上面去了，实际上就是你不应该跑到上面去，你应该回去。但是它脾气很暴，你要顺着来，你不要撩它，你不要骂它，这个就是引导。

3. 生死关头，存阳者胜

田　原： 您将"阳气"强调到极致的高度上，但是一般人会认为，传统医学似乎更强调生命的阴阳平衡，才是一种最佳的健康状态，也就是《内经》所说的"阴平阳秘"？

李　可： 这个观念不完全对。为什么呢？从《内经》开始，从《易经》开始，就特别强调：人的阳气乃是生命的根基。阴这个东西，阴是包括你人体的所有器官，你所吃进去的食物，各种营养成分，这些东西是属于阴的。那个阳气是居于统帅地位的，是一个主导。所有阴的东西，都是在阳的统率下，绝对不是半斤八两，平起平坐，阴阳平和。这个阴阳平和是指这个阳气主导下的阴阳平和。

《内经》有几句话，一个是"阴平阳秘，精神乃固"，还有一句"凡阴阳之要，阳秘乃固"。阴气和阳气的重要性在哪里？阳秘，当你的阳气处在一个固秘（饱满）的状态下的时候，才能达到阴平阳秘。另外《内经》有许多重要观点，比如说"阳气者若天与日，失其所则折寿而不彰"，折寿就是短命啊。易经也讲：大哉乾元，万物资始！通俗讲：有了太阳才有了生命，阳气就是人身的太阳……

田　原： 俗话说"万物生长靠太阳"。

李　可： 没有阳气就没有生命。从养生治病的经历来看：阳萎则病，阳衰则危，阳亡则死。所以救阳、护阳、温阳、养阳、通阳，一刻不可忘，治病用药切切不可伤阳。所以古人云：万病不治求之于肾。求之于肾就是救阳气。

举一个例子：一个人在各个不同的生命阶段表现也不一样，小孩儿时候，当然是阳气旺盛；生长发育到成年以后的话，所谓阴阳平衡，就是处在一种健康的状态；但是，到老年以后，无缘无故地流鼻涕、流口水、流眼泪，或者是小便憋不住，尿频，这些都是因为人在老年以后，阳气衰弱，阳气失去统帅作用。

很多老年人在危险期的时候，特别是像一些冠心病、风湿性心脏病，肺心病，或者其他的并发急性心衰，只有一条办法，就是救阳，方法就是补充阳气，保护阳气。

要特别看重一点，阳气救回来了，这个人就活过来了！这个东西就好像水龙头的开关一样，它的阀门、螺丝逐渐地变松，要把它拧好。我记得读《傅青主女科》时，有一段话，治疗大出血之后怎么样来挽救，原话是"已亡之阴难以骤生，未亡之气所当急固"，大出血之后，损失的血虽然不能马上生出来，但是一旦阴损及阳，阳气一散，这个人生命就终结了。你看他虽然病得非常厉害，只要有一丝阳气不散，这个就可以救。所以在看病的时候有个格言：生死关头救阳为急。

田　原：这句话已经成了您的经典语录，被很多人奉为圭臬。像您刚才谈到过的一样，治病犹如打仗，贵在时机。在一个人得了急危重症，生命攸关的时候，恰恰也是决胜的关键时刻。

李　可：这也算是一个基本的大法。反正你不管它什么病，只要危及生命了，就赶快把阳气先救回来，别让它跑散。

田　原：对于老百姓来讲，阳气只是个概念，摸不着也看不见。阳气的损伤从哪些方面，或者说从哪些身体状态的改变能够表现出来，让咱们心里有个底儿，知道"哦，我的阳气亏损了？"您给我们讲讲吧。

李　可：这个阳气是先天肾气，后天脾胃之气结合在一起的混元一气！人在生下来以后，脾和胃中间升降所产生的中气，中气为后天之本，是生命的支柱，十二经（也就是五脏六腑）的经气好像轮子，中气的升降带动了十二经气的旋转，于是生命运动不停，当升则升，当降则降，是为无病，一旦中气受伤，升降乖乱，就是病；中气又是五脏的后勤部，假如没有这个中气维持、不断地供养，五脏就无以所养，最后阳气就无法生存。

所以彭子益的基本观点就是：所有病都是本气致病。什么叫本气啊？本气就是元气啊。一个就是健康人，他还没有感觉到自己有病，但是他脸色一般是苍白灰暗的，不是非常红润。我们在各个机关、团体，特别是在饭店，看到的工作人员，长期在那种环境下生活，很多小青年儿，他的那个脸色非常不好看，但是并没有发病。

田　原：用现代的话说就是亚健康了？

李　可：呃，处于一种亚健康状态。再一个就是人的抵抗力下降，怕风、怕冷，特别容易感冒，或者食欲不好，或者拉肚子。再有就是妇女的月经病，产后病，老人的心肺病，和用这个空调都很有关系。

我曾经参与过西医ICU急危重症病人的抢救。我进去（ICU病房）以后，我都冷得受不了，那个心衰、或者是肺衰，或者是肾衰的病人，应该是最怕冷的，还放在那个低温条件下，更受不了。但这个东西也是没有办法，有规定。但是病人在这样的环境很不容易救活的。有些人我建议最好把空调调到26℃以上，这是一个方法。再一个就是我告诉家属让病人赶快出院，否则在这样的一个条件下那是事倍功半。

田　原：说到寒证，有个中医本科学生跟我说，他在临床中，看到有些病人明明是一派寒象，但是问他是不是想喝热饮时，病人却告诉他想喝冷饮，然后他就晕了，分不清是热证还是寒证了，您给支个招儿？

李　可：这个要看具体情况。阴寒内盛会出现假阳证，但喝了凉水进一步加重。这个东西，最难分辨，也最容易骗人。病人有假象，我们也做假：让病人熬好四逆汤放冰箱，让他觉得凉，实际上四逆汤过了中焦，就发挥热的作用，就是瞒天过海。

田　原：这招儿可够绝的！听您这么说，感觉我们面对的不是传统意义的"病"，还真像面对一个货真价实的敌人了。

李　可：疾病和人一样，它也非常狡猾。它表现出来的东西，不一定是它的正面，所以要想到深层的东西，想到背后的东西，这样才不会犯错误。有好多病人啊，大概有一百例以上，就是每到晚上睡觉的时候，他们的脚必须放在冰上才能睡着。

田　原：我身边就有类似症状的朋友，倒还不至于放到冰上才能睡，但每天晚上都感觉脚心特别热，得垫上凉席才行，冬天不管屋子里多冷，脚底下都盖不住被。他觉得自己是阴虚了，买了很多六味地黄丸来吃。

李　可：错！这种情况好像是热得很厉害，其实是虚阳外越。这个就用四逆汤，把阳气回到下焦，用两三副药就好了，好得非常快。如果辨证错了，反而散他的阳气，最后把阳气都散完了，那就死路一条。我把这个病的东西做了一个总结，不管你的表里内外，四肢关节，五官九窍，五脏六腑，不管哪一个地方，只要阳气不到位那就是病。

我在南方看过一个山西公安部的记者，他来广州帮助省委整理抗战时期老一辈的英雄事迹。他在广州一共工作了三个月，回去以后大病三个月。他这个病是怎么得的呢？就是因为空调。因为在办公大家都习惯这个环境，但是他不习惯，受不了，又要坚持把这个东西写完，回去以后就大病一场。他病到什么程度？走三步路、五步路就得喘一口气，再一个就是吃东西非常少，而且吃多少拉多少。还有一种情况，怕风、怕冷，夏天去我那看病，穿棉衣、戴棉帽，还戴着口罩。他跟我讲，说不但受不了风，就是开一下门那一点风都受不了。可见空调这个东西伤害阳气的严重性。像他这种情况，最后就把阴寒之气一层层挤压在人体三阴经最底层的地方，一时半会儿出不来。我给他治了一个半月才好了。

4. 一张大方子，一张军事战略图

2007 年见到李老时，同行有一位编辑，长期耳鸣，精力不济，李老给他开了一副方子。后来聊起，说没吃，一问究竟，答说："那个大方子特别吓人，抓齐了得好几千块钱，吃不起。"

后来也常见有人在网上留言，说"李可的方子太贵，一副药都要100 多元。"

有人会质疑：为什么一定要开大方子？这里的每一味都是必要的吗？很多大夫方子虽小，但效果不是一样好吗？

身边一位中医人，素来喜欢拆解别人的方子，尤其喜用战略思想进行分析，他看了李可一张治疗"类风关"的大方后，便拍案叫绝，当场在纸上画出一座山峰，激情难抑地给我们讲解：

你看，山峰最顶部呢，相当于人体的头部，本来是离太阳最近的地方，应该阳力十分充足，可是病人的阳力不足，这个地方的光热就薄弱，用大量附子，将这种热力从山顶，也就是头部往下推进。

在阳力往下演进的过程当中，不断遇到地形地势的起伏、转折、迂回等等，肯定有坎，必有山谷、洞穴等等，阳光照不到的地方，这里就会阴凉、结冰，在人体上来说，就是颈部、腰部、脊柱的关节缝隙处，此时，就要用哪几味药，把热流引到这些位置，把里边经年不化的冰雪化开，同时，引导阳气继续往下走。

到了山脚下，这块儿又因为某些原因，比如森林过于茂密啊，阳光穿透不进，导致里边阴气雾重，这时李可又用了一味中药，再继续驱散湿霾，这就基本上相当于到了人体的髋关节，或膝关节了，最终，阳力灌达足底，全部打通，形成了一种全身的周流、循环的状态……

整个药方，几十味药，他就这样一一用他这种很形象的思维给解读出来了，极其精彩，听得我们击掌叫好。

其实要说李可的大方，更像是一张军事战略图，李可是一个大将军，大方子是他手下的千军万马，各类军事资源，而非小部队作战。作为将军级别的人物，他运筹帷幄、调配自如，这边用特种兵，那边用装甲兵，这块儿用骑兵……实现最终的战略意图，也就是实现他所要达到的治疗目标。

田　原：您像大将军，一直在前线，不管病情多复杂，战局多混乱，危机重重，对您来说，也是逆转形势的好时机，把握住一个主攻方向或者决战策略——"救阳"，再加上大剂量的附子等药物作为"重武器"，总能在"生死关头"，力挽狂澜。

李　可：说到药量问题，这是个关键问题！

古中医很多东西在流传中被误解了，明清以后，李时珍那个年代，人们连药方的剂量都搞错了。

李时珍写《本草纲目》，搜集了很多民间的验方，但是他那个方子有个什么特点？上面都没有剂量，拿不准该放多少，他那个年代的度量跟汉代的又有很大区别，好多的剂量都很大。究竟在临床实践当中会出现什么问题，他也拿不准，那怎么办？就"古之一两，今用一钱可矣"。就是古代要用一两药物，现代把它用到一钱就可以了，十分之一。

田　原：实际上只有剂量到位了，才能破除疾病已经形成的格局？

李　可：我们古代的中医，为什么妙手回春？起死回生？
为什么古代中医大病小病都看，而且最擅长治疗急症？
这是由于历史原因发生了断层，没有传承下来。

我在上世纪六十年代的时候，我在实践中就发现，教科书里头那些古代的方子有个很奇怪的问题：就是很有效的一个方子没有剂量，你得自个儿去琢磨。

田　原：您是怎么发现剂量的秘密的？

李　可：我是很偶然机会误打误撞碰出来的。

有一次，一个老太太，病得很厉害，医院下了病危通知，让抬回家准备后事。

她儿子和我是朋友，就找我去看。我一看四肢冰冷，脉搏非常微弱，血压测不到。当时开了方子，用了一两半的附子，总共开了3剂药！

我说你回去以后给老太太煮上吃，如果吃了药后体温上来了，就有效，你就再来找我。

结果第二天他就来找我，说我妈情况很好，不但能够坐起来，还吃了很多东西，还张罗要下地帮儿媳妇做点家务活。

我说不对！我昨天给你开了3剂药，怎么一天就吃完了？

他也摸不着头脑了，就回去跟他媳妇说，原来他媳妇一着急，3副药给熬在一块了（笑）。

1副一两半，3副就是100多克啊！水又加少了，药熬得就剩下一点儿。

他们就给老太太过一会儿喂一匙，喂了四十多分钟，药吃完了，老太太眼睛睁开了，第二天就下炕了。

后来到了 80 年代啊，我们国家考古，发现了一些个文物，其中就有东汉的度量衡器，叫"权"，"权"与《伤寒论》产生于同一个时代，是那个时代的度量标准，有液体的量法是升，有中药的量，一斤是多少，一两是多少……

还有好多钱匕，相当于现代的药匙。

比如把中药碾成末以后，病人要买一钱药，一钱是多少呢？你就量那么一钱倒在买药的人手里边儿。

当时啊，上海有位教授，柯雪帆，他就根据这个东西做了具体的研究，研究出一种新的计算方法，汉代的一两，就是《伤寒论》上写的一两啊，是 15.625g，一钱匕，则是 1.5～1.8g。

我们如果按"古之一两，今用一钱"来算，首先把一两折算成 10 钱，1 钱为 1.5g，也就是说本该用 1 两即 15g 的药，变成了 1 钱即 1.5g，只是经方剂量的十分之一，怎么能治大病！（现代通用的剂量换算，1 钱为 3g。）

田　原：如果后来没有发现这种新的计算方法，大家可能还是无法理解，您怎么敢给病人用那么大的药量！足见您的眼光和胆量多么不同。

李　可：我当时就是误打误撞。

发现这个奥秘后，我就逐渐地查找历史上为什么会发生断层。为什么《伤寒论》的方子有时候也治不了病了？

查来查去，从李时珍开始，就都变成现在的小方子了，几钱几分地用，虽然也可以治好些个病，但我认为治不了大病，在重危急症领域起不了多少作用。

田　原：《伤寒论》的理论虽然非常精炼，但在用药的剂量上如果没有到位，治病的效果肯定会大打折扣？

李　可：剂量就是《伤寒论》的刀剑！

《伤寒论》本来很厉害的，就像是一位勇猛的将军一样，张仲景当时就明确了利用附子的毒性，生附子一枚破八片，有毒，破开后煮的效果要大得多。阳气衰亡时，附子毒性就是救命仙丹。

但是这个将军现在没有刀也没有剑，近代光看到毒性，没有往更深层次去思考，力量肯定就弱了。等于把那个方子肢解了，只剩一个空壳，它怎么能治病啊？这样的话，《伤寒论》也缴械了。

所以我发现了这个东西以后，又经过实践，证明这些方法稳妥可靠，才开始用大剂量的附子给病人治病。那个很危险啊。

田　原：您开附子，最多的时候开过多少克？

李　可：用量不等，反正一般心衰重症的病人，基础剂量得200g。抢救急重症啊，就得加大用量，这个东西啊，一下还说不透。

田　原：只是基础用量就用到200g……可能有的病人还要用得更多，半斤甚至一斤都有可能用上？

李　可：那个情况比较少。

田　原：《神农本草经》上说："附子，味辛温有毒。"现代实验研究又表明15g附子可以毒死一头牛，因为毒性强，药典对附子用量一直有严格的限制。您基础用量就要200g了，超过药典规定的剂量那么多，已经犯法了……

李　可：对啊，药典上规定最高剂量9 g……

中医现在用药也要考虑这个啊，你不考虑不行啊，药典就是法典，一旦超过药典的规定剂量了，那不是犯法吗？所以中医问题需要改动的太多了，那几乎就是一场革命！

我们行内的人啊，因为受了西医药理研究的影响，认为附子有大毒。

虽然《神农本草经》也这么记载，但是中药这个毒性啊，它都是相对的，比如说你得的是热证，那么我这个大黄、石膏对你来说就是仙丹；如果得的是严重的寒证，那么附子啊，这些东西就是良药。

你治热证用附子，那一点儿都不行。其实这个限制就是把中医的手脚捆绑起来的一种手段。

田　原：在使用附子一类被现代医学归类为毒药的药物时，如何把握好一个"度"，是生死的关键。这背后是长年积累出的辨证实践和经验。

李　可：附子并不像现在讲的这么可怕，畏附子如蛇蝎。

但是现在的药理学啊，主要就是西医的药理学，一味药要想使用，先得把这个药里面含有哪些化学成分，这个化学成分经过研究主要针对哪些病，要搞清楚了，才能把它拿来用。

2004 年在南宁的时候，刘力红带着好多研究生，都是每天起来，单纯尝附子。

看看到底人体对附子的耐受有多大，究竟有什么反应，看看会不会像现在科学成分讲的附子，有没有那么大的毒性。其中有很多同志在每天早上尝附子的过程中，就治了他好多病！我们这代人用附子都有亲身经历，我们的弟子都是首先自己去尝药。

2005 年以后凡是大剂量长期服用附子的病人，我让他们每个月做生化检查，看看有没有肝肾损害。检查结果全部没有，而且长期的血尿，蛋白尿，经过长期温阳，这些东西都没有了。

在治疗中，一旦经过辨证，立出方子那是不会有问题。

我用了几十年的附子，我开的方子里从来没有出现过附子中毒的，反倒是参加过抢救乌头碱中毒的。

他用的量很小很小，可还是中毒了，这就说明用附子要把握当用不当用的问题，切忌片面地追求大量或是轻剂量，这是最关键的。以前方子里有用防风、蜂蜜、黑豆的，都是为了解附子的毒，这样就把药的力量减弱了。

田　原：您开出第一张有大剂量附子的方子，多大年纪？

李　可：三十多岁。

田　原：还很年轻呢！那时候心里就有底？

李　可：啊，那个时候都很有把握了，没把握你不是自找倒霉？（笑）

田　原：除了附子，您细辛的量用得也挺大的。有句话叫"细辛不过钱，过钱赛红矾"，用量过大，会导致气闭而死，您在大量用细辛的时候是怎么考虑的？

李　可：细辛的问题大概是在宋代，出现的这个错误，而且讲这话的不是医生，而是一个看守犯人的牢头。

当时有一个犯人自杀了，在他的尸体边上发现放着些药，他鉴别以后认为是细辛粉，所以后世就流传"细辛不过钱"这样的一种说法。

你说张仲景用的量超过"一钱"多少倍？伤寒论基础剂量是三两，我用这个量用了 40 年，没有发生过任何问题。

有些特殊的病，特别是接受了河北名医刘沛然老先生的经验之后，刘老先生治重病最高用了 200g，我最高时用到 120g，也不会有什么问题。

惟一的缺陷是细辛味道太大。我们用的辽宁产的北细辛，我多次喝这种细辛，都恶心。

田　原：李老，您说的这些方法都是别人所不敢用，方子大，附子、细辛这些在常人看来是"毒药"的药材剂量更大。但是也有很多人用小方子，三两味药，疗效也很好。您怎样把握剂量的大小？尤其是对这类被认为有毒的药物，怎么把握量的问题？

李　可：这个问题不好回答。

根据我的经验，在我的治疗初期，治疗急危重症的时候，其中有 6 例心衰患者，在救过来之后并没有维持太多时间。

后来在临床中我发现在急危重症这块，用小剂量的话只能是隔靴搔痒。

很多人有种误解，这么多看来有毒的药物，会不会中毒？

我反复讲了这个问题，只要辨证准确，大量药物是不会中毒的，而且可以起到很好的疗效，是救命仙丹，相反，辨证不对，很小剂量也会出事的。

中药的毒性是相对来说的。根据我的经验，假如他是个寒证，用多大的量也不会过，假如他是个热证，是个假寒证，你辨证有错，用再小量的附子他也受不了。

据我一生见到的危症没有一个是小剂量药物能够治疗成功的。

我在治病的过程中，也曾想向前辈学习他们那种轻灵，但是最后都失败了，这也许是我的功力不够！

田　原：可以这样理解吗？中药治病是以药的偏性纠正人体的偏性，所以只要辨证准确，就不会因为量大而导致中毒，反之如果辨证不准确，那么很小的剂量也会中毒？

李　可：对，用附子要把握当用不当用的问题，切忌片面地追求大剂量或是轻剂量，这是最关键的。

山西灵石李可家现场三

正聊天的时候，突然门开了，上来两个人，拎着很多礼品盒子，很民俗的那种礼品盒子，大盒小盒的，一看就是求诊的，先放在那儿，打了几声招呼，然后匆匆忙忙又下去，再下去完后又上来，上来说要找一把椅子。

半天我们才明白，楼下有一个癌症患者，七十多岁，上不了楼，需要抬，抬上一层，让他坐椅子上，歇一会儿啊，再上。李老说不用上来了，到下边去看。但家属坚持，弄了半天，终于上来了。

李老的身体也还处于恢复阶段，又刚刚喝过必致"瞑眩"的汤药，在交谈时，能感觉到明显的疲劳感，气息有些急促和不稳，但当他专注地观察坐在椅上的老人，那三根把过十数万病人脉博的手指，搭上老人的手腕时，就完全进入了另一个状态，眼神晶亮而专注，透射出洞悉一切的锐气和霸气，又是一派大将风范。

田　原：李老，您后来这一两年接触的，来找您的病人，是不是多数是重症，像癌症什么的？

李　可：对，这些病人更多一点，大概有几千人吧。一般的慢性病、小病都拒绝了，看不过来，急危重症看得多一些。

李　可：（问病人家属）从哪儿过来？

家　属：从临汾。我们是慕名而来，买了您的书。

李　可：病了多久了？

病　人：春节前后，有点消瘦，完后就去检查身体……

李　可：现在主要感觉怎么不好？

家　属：经常气上不来。

病　人：当时马上送到北京医院，说是前列腺肥大，手术切除了。后来病得厉害，我的小女子说，只能找您，找李可老大夫，我们那儿有个人在您这儿看过病。现在这个体力活动不行。

家　属：属于肺腺癌。

病　人：放疗了，也化疗了。前天刚从北京回来。这是办出院手续时的本子。喘得不行，上不来气。

李　可：出汗吗？

家　属：也出，但不一定。

李　可：你张口，我看看。

病　人：以前搭过桥。

李　可：哪一年？

家　属：是 2001 年，搭了 5 个桥。后来堵了一个。这次做这个手术本身难度也比较大，他有高血压、糖尿病、前列腺炎。

田　原：怎么听说的李老啊？

家　属：是我的小女子，特别崇拜李老。

病　人：小闺女见识，说看中医。

家　属：在北京医院的时候，买了李老的四本书。

李　可：吃饭怎么样？

家　属：胃口也不太好，昨天一天没吃饭。

病　人：前天呀，我儿子给我拿了个海参，吃了以后，昨天一天，几乎都没吃饭。

李　可：糖尿病已经多少年了？

病　人：一年多。

家　属：以前是吃药，现在手术，打了胰岛素。

田　原：高血压呢？

病　人：高血压是在心脏病犯了以后才发现的。

家　属：心脏病是 93 年得的。自从搭了桥以后再也没有发过。很注意心脏啊，年年去检查两次。

李　可：痰多不多？

病　人：现在不太多，老想咳嗽一下，也没痰。

家　属：他为什么这么喘，一个是 20% 的肺去了，切了一个肺叶，剩下 4 个肺叶，这儿空了。医生说属于代偿性呼吸。

田　原：早期有什么症状吗？

家　属：没有什么，就是有点小咳嗽。

病　人：以前身体挺好，刚查出来以为是虚惊一场，才去的北京。现在已经动完刀一个月了。

家　属：他这个喘，就是做完手术，老心慌气短。

田　原：不抽烟，不喝酒？

家　属：做手术以前抽烟，抽了十几年。做了手术再也不抽了。

　　……

七十多岁的肿瘤病人，又被家人抬下去了，留下一个亲属，问李老：病人还能不能救，还能活多长时间？

李老开始不回答，家属又反复地追问，语气谦卑、急切，终于得到了答案：吃十天看，能救就救过来了，救不过来也是没办法了。

李老的语气稍有一点责备，病人折腾这么长时间才到这儿来看，放、化疗也都做了，太糊涂！

终于把这家人送走，我们才感觉到：癌症到了这个程度，在这样的大医手里，也是难以回天的。

即使这样，李老仍然做最后一丝努力，还是那么精心地在完成一个完整的诊治过程。

给病人看病的时候，他自己也在不停地咳嗽，看方时，更是烟不离手，一支接一支，摸过去，发现一盒抽光了，边上的人赶紧又拿出一盒来，再抽。

一向知道李老喜好吸烟，但此时此刻，他似乎是想从尼古丁获取一些力量，支撑着他为诊接续不断的病人。

田　原：李老，刚才这位肿瘤患者，是不是动了手术以后才到达这个程度的？

李　可：其实这个问题我很早已经强调过，国内现在对肿瘤的认识还停留在十几年以前。

现代医学最发达的美国，十年以前已经不主张搞这个放疗、化疗、手术了。

为什么？他们做过两个实验。一个就是上次说起的，给一部分 60 ～ 80 岁这个年龄段的老人，正常死亡以后，尸体解剖，发现几乎 100% 的人有肿瘤，有的有十公分，一个拳头这么大。

但他们属于自然死亡，和肿瘤没有关系，生前也没有发现。这说明肿瘤可以和人共存，如果你元气旺盛，它就不能危害，它存在但是不能危害。

现在科学这么发达，随便一检查，看到某一个地方，有一个小瘤子，马上就做手术。

一个手术，一个放疗，一个化疗，凡是使用这些介入方法的病人，必然要复发，为什么？因为这样做了以后，人的体内啊，生长了一种异常生长的因子——异常生长因子 II，这就是在正气衰弱的情况下，帮助瘤子扩散。

所以现在国外已经不主张放疗、化疗了。

田　原：李老您这两三年看到的，放、化疗之后和没有做放、化疗的人相比，是不是有一个基本的不同？

　　李　可：不同可大了。没经过放、化疗的人，治疗起来比较快，但也不能说容易，因为现代人受的影响太大，太重，病人的心理压力太大。

　　田　原：不少中医人都有一个共识，很多肿瘤病人不是病死的，而是吓死的。

　　李　可：哦，一些满不在乎的人反而好得快。凡是搞了西医这种治疗的病人，大多数正气衰弱得很厉害。这个东西就好像我们打仗一样，杀敌五百，自伤一千，就是这种方法。

　　田　原：这个比喻很精彩。

　　李　可：最后的结果是，慢慢地就走了，到中医手里的时候，都是九死一生的局面。所以很难说可以保证每个人都能好。按照古中医的看法，还是阳气虚。

　　田　原：您这些年有没有形成对肿瘤的更加细致的解读？

　　李　可：有呀，但现在还不行，我顾不上整理。像现在这种情况呢，我自己也是焦头烂额。我也是个病人，每天都要吃药。还要给这么多的人看病，有时候就力不从心了。

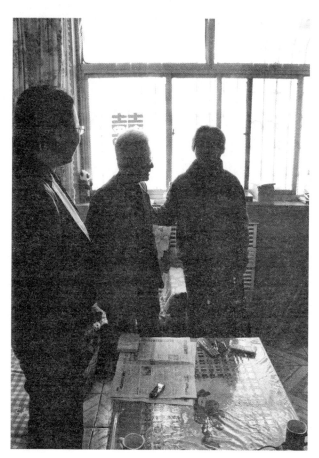

被李可治愈的肿瘤病人，专
程从北京赶来看望老人家。

5. 阳气不足很可能 "冻" 出肿瘤

田　原：李老，您认为肿瘤病人能抢救过来吗？

李　可：呃，一样。但是，心衰可以抢救过来，肿瘤呢，因为它这个五脏的损伤过大，有的吧，可以救活；有的就算抢救过来了，不久也就死去了，因为他使用中药太晚了。

肿瘤晚期，五脏六腑都受损的情况下，你这个方子怎么开？很费事儿。在肿瘤早期还差不多。不只肿瘤，好多病都不是马上就得的啊，往往发现的时候，整个五脏气血都损伤得很严重。

肿瘤这个东西最早产生的是阳虚，阳气虚了以后，慢慢就结成小块儿，然后逐渐长大，成为一个影响人生命的东西，所以我治疗肿瘤的时候，找原点，还是在阳气上下工夫。首先保住这个病人的阳气，不要让他继续再消耗，然后想办法把这个东西慢慢缩小，使这个病人暂时和肿瘤共存，然后等到他那个阳气旺了，就可以攻下，把这个肿瘤打败。所以这个肿瘤呢，需要很长时间调理。但是肿瘤病人只要不犯错误，不要做这个放疗、化疗，生命一般都可以延长好多年。

田　原：国际医学界近些年一直很关注肿瘤病人做放、化疗的问题。

李　可：现在国外西医这个高层啊，对放、化疗这个问题啊，都开始反思了。为什么肿瘤病人经过手术或者放、化疗之后，肿瘤很快就扩散？是什么道理？

他们（美国人）从那个微观的角度啊，找了一下最基本的原因。研究结果呢，就是这几种方法刺激人体以后啊，病人体内生长了一种叫异常生长因子Ⅱ的东西。这个东西一旦抬头，肿瘤就通过淋巴系统、血液系统等各个系统向全身扩散，所以国外基本上都不主张作放疗、化疗了。

有一位很著名的美国大夫，他生前啊，留下一部书，他在书中就反思，说我们动手术的这些病人啊，有百分之七十其实可以不动手术，也不应该动手术的。

田　原：在您看来，相比于像肿瘤这种 "慢性病" 患者，单纯的心衰病人，急救要来得更快？

李　可：那个快。

田　原：是因为越是到危急时刻，矛盾越集中，只要方向对，药的剂量到位，就能扭转乾坤？

李　可：嗯。

田　原：您现在接诊的肿瘤病人越来越多。我个人理解呢，是跟现代人的生活方式、心理压力有关系。您怎么看待这个疾病？

李　可：这个病过去由于中医的意见分歧，被分成什么内因、外因、不内外因，什么七情……

但其实有个最根本的原因，人的五脏六腑、皮毛经络、表里内外，只要哪一个部位阳气不能到达，那个地方就是病，你治疗那个东西就行了，这是个最简单的总括。阴阳的不平衡啊，主要就是由阳虚造成的，阳永远是主导，因为阳虚才造成不平衡。所以还是要助阳，你把阳虚扶得差不多了，阳旺了以后，阴阳自然就平衡了。

山西灵石李可家现场四

　　旁人眼里的毒药，在李老这里，却可以用来养生。甚至曾说"北方六十岁以上的老年人，都可以用'四逆汤'作为保健"。

　　我向他求一帖平时预防感冒等小病的妙方，李老仍旧推荐"四逆汤"。关于"四逆汤"，人们最耳熟能详的大概就是它能"回阳救逆"，听起来颇有些传奇色彩，好似当年白娘子历尽千难万险，才采回的"回阳草"那般，有起死回生的功效。临床上，李可也确实常在病人处于生死一线的危急状态时，先喂服"四逆汤"救阳，争取更多的抢救时间。但近几年来，我不时有个疑问：中医的救急方子，真的可以同时作为安全的日常保健药物吗？它是否会不断激发肾脏之中所潜藏的阳力，也是一种过度耗散？就比如西医在抢救病人时，会适当使用肾上腺素，增加心脏收缩力……

　　田　原：现在有很多读者，打电话到编辑部：我想找李老，看这个病那个病。我是想，能不能通过您这儿和大家说一声，一是不要来找李老，远水解不了近渴，自己平时调治未病更现实。这一次来，也请您对于最普通的病：感冒、鼻炎之类的，给大家一点提示，从哪些方面注意一些。怎么看待小毛病？有没有一个大家自己可以掌握的清晰思路？

　　李　可：从中医治未病的大道来说，小毛病比大病更需要得到重视。现在的治病方法，有些本来是很简单的病，弄得很复杂化了。比如说一个感冒。感冒是从外边来的，它的出路还在外边，还让它走了就对了。

　　田　原：怎么个走法？

　　李　可：开表气啊，给它放出去。最初侵犯身体的病邪啊，没有及时驱出去，它就会内藏，成为一种伏邪。伏邪就在里边损伤人体的阳气，阳气一弱，病越好不了，越缠绵难愈。现在都是用消炎的方法，消炎用的这类药是很寒凉的东西，一消炎，外邪冰伏于内，只能是一次比一次藏得深，一层一层的，五藏都受到影响了。如果老是好不了，时间久了，太阳、少阴这两方面都会受到很大的影响，这就已经深入到根本了。

　　田　原：那感冒在您这儿就不分风寒风热了，把它驱逐出去就是了？

　　李　可：就是这么一个道理，所以啊，从小外感上来的慢性病症，要从根本上医治。

　　田　原：像今天到您这儿来的这位鼻炎患者，其实国内得这个病的人特别多，很多人都不太在意。如果说自我调理的话，您建议他们一个什么样的大法呢？

　　李　可：大法，平常就用四逆汤保养就行，它自然就会让所有伏寒都外透了。

6. 疾病的来路也是去路

现在不管干什么，都流行个"经典语录"，用时髦的说法，李老简直可以被称为"经典语录帝"，老人家一句话，便能一语中的，道明其中道理。道行尚浅的人，往往猜不透，也就忽略过去了。

多年前，第一次采访李老时，我就犯过这个错误，忽略了一句关键用语：疾病的来路也是去路。

这次到灵石，老人家又提及，虽然鉴于他的身体状况无法追问，但却牢记在心。曾经，我们在谈过李老的拿手"绝活儿"，拯救重症心衰患者时，谈到过这个话题。我理解，这是李老"救阳"、"托邪外出"的机要——不仅要扶阳，振奋自身，同时也要给病邪以"出路"，务必肃清"敌害"。

故，特将以下这段访谈，从《人体阳气与疾病》中摘选出来，作为全文压轴，希望有心人能够洞悉只字片语中的无穷奥妙。

田　原：李老，您以治疗急重症，特别是挽救心衰患者闻名于天下（笑），咱们可得专门谈谈心脏病方面的问题。有统计显示，全球每年死于风心病、肺心病、冠心病、扩张型心肌病的人数达到 500 万 ~700 万人，这个数字非常庞大，而且有很多是十几岁的小孩子，他们也得了心脏病。您觉得心脏病的发病人数逐年上升的原因是什么？

李　可：与现在的生活习惯，盲目引进西方饮食，大量地吃麦当劳，喝各种饮料有很大关系。

田　原：您到目前为止治疗过多少例心脏疾病患者了，统计过吗？

李　可：大约治过有 6000 例，其中 1000 例以上，是现代医院发出病危通知书，放弃治疗的。

田　原：成功率是多少？

李　可：基本都成功，都恢复健康了，所以在器质性心脏病的领域，我认为中医基本取得成功！

田　原：您能给我说说您的治疗思路，让年轻的中医生们也取取经。（笑）

李　可：大致有这么四种：

第一类风心病和肺心病，我对病因病机的认识是本气先虚，风寒之邪外侵，正气没有力气把邪气撑出去，反复受邪，由表入里，由浅入深，层层深入，最后深附在三阴经的本脏。我经常说"阳虚十占八九，阴虚百难见一，寒实为病十占八九，火热为害十中一二。"很多是真寒证，又有很多假热证，所以辨证一定要准确，稍有差异，生死攸关。

总的一句话，病因虽有多端，总根源只有一个，人身皮毛肌肉，经脉官窍，五脏六腑但有一处阳气不到，就是病，这个可以概括所有病的主要病因。

那么风湿性心脏病，肺源性心脏病，怎么治疗？

先要了解风心、肺心病的来路，本来都是太阳病，是外感表证，最开始的时候都很轻。还有就是我读各家"伤寒论注"时发现的，他们都有一种观点：病怎么来了，你就让它怎么散去——病从太阳经来，那就通过各种方法，再把它从原路透发出去，病就好了。不要头痛医头，脚痛医脚，不要光看到表面，要透过表面看本质，不然，花费了很大力气也治不好。

《内经》关于病因有这么一段话："邪风之至，急如风雨"，四时不正之气（邪气），侵犯人体的时候，急如风雨，防不胜防。我们应当怎么办？《阴阳应象大论》讲了"故善治者治皮毛，其次治肌肉，其次治经脉，其次治六腑，其次治五脏，治五脏者，半死半生也"，讲得非常清楚，病入五脏，就是半死半生的格局。

对于病因方面，《灵枢·百病始生》作了补充，描述了百病由浅入深的层次关系，说明什么问题？就是寒邪侵犯人体之后，由表入里，由浅入深，由腑入脏，进入到最深层了。

这个时候，有些医生或者病人就以为把表面的症状解决掉了，病就好了。其实有很多的病，都只是把表面的症状去掉了，内邪还没有完全祛除，每次都留下一点，日积月累，如果我们没有辨证准确，治疗错误，就给"病"帮忙了，就越来越深，越来越重。所以内经结论说"上工取气，救其萌芽"。

田　原：在萌芽的阶段就把病治好，这是中医治未病的观点呀。

李　可：对。疾病最初只进入到人体的轻浅表层，《伤寒论》中关于太阳经的讨论最多，病在太阳经很容易误诊，明代张景岳《景岳全书》说，治病的时候，假使你错了，宁可错以误补，不可失于误攻，误补犹可解救，误攻则噬脐莫及（表示悔恨到了极点），从这话里可以体会这位老先生在临床中一定走过很多弯路，一定犯了好多错误，世界上百行百业难免错误，惟独我们医生不能错误，一旦错了就是以人的生命为代价！

所以《伤寒论》关于太阳经的内容，很大一部分并不是直接治疗疾病的，而是对于太阳经误诊的人所采取的补救方法最多。

我们知道了来路，也就知道了怎么把疾病散去，让它从哪来，回哪去！如果说我就治"病"，不管前因后果、体质强弱，这样就会治标害本。

比如，治外感病最常用汗法，它是中医治疗八法之首，汗法不仅仅出汗，而是开玄府（打开毛孔），通利九窍，托邪外出！

田　原：其实，这种方法是要损伤人体元气的？

李　可：对。诸症要先解表，解表多用麻黄汤。但是呢，用麻黄汤治外感，恰恰犯了"头痛医头"的毛病，因为麻黄汤属于汗法，要伤到人的元气。现代人的本气无一不虚，没有一个人是完全健康的，所有的外感病也都要伤到内在。所以不能单纯解表，我觉得麻黄汤之类的方法就尽量不用。

当外感内伤同时发病，就是《伤寒论》所说的太阳少阴同病，就应该固本气，开表闭，就可以用麻黄附子细辛汤，如果很虚的话可以加点人参。

肺心病和风心病就是外感内伤同时发病，这两种病的证候主要表现为：咳、喘、肿、全身痛。

风心病，就是《金匮要略》乌头汤证的虚化；肺心病，就是小青龙汤证的虚化。所以我治这两种病就是以这两张方子为基础，结合病人当时的体质方面主要的缺陷，先救本气，保胃气，固肾气，用张仲景留下的方子来探索治疗的方法。

这个方子，凡是出现筋骨疼痛，肌肉麻木疼痛拘挛，加止痉散，就是全蝎6g、蜈蚣3条打粉冲服，坚持一段，就可以把风心治过来，而且二尖瓣，三尖瓣闭锁不全，顽固的心衰，脑危象用这个方法都可以救过来。另外吃中药的同时，配合培元固本散效果更好。

我治风心病的一个常用方：

生北芪 120～250g　制附片 45g　制川乌 30g　黑小豆 30g　防风 30g
桂枝 45g　赤芍 45g　炙甘草 60g　麻黄 10～45g　辽细辛 45g（后下十分钟）
红参 30g　蜂蜜 150g　生姜 45g　大枣 12枚　九节菖蒲 10g

（说明一下，伤寒论麻黄的剂量是3两，折算下来抛掉尾数是45g，很吓人，这么燥烈的东西，会不会引起亡阳？不会。我在最早的时候45g麻黄另煮，按照伤寒论的煮麻黄的方法，先煎去沫，我们煎麻黄很少见沫，因为剂量太小，一两以上，水开了一分到一分半钟左右上边有一层沫，10g 左右不会有沫，另煎出来放到一边，用本方的时候每次兑麻黄汁三分之一，得汗后止服，去掉不用了，有些人 45g 仍然出不了汗，有些特殊病 120g 麻黄才出汗）

这就不是乌头汤原方了，我们知道经方是不可以随便加减的，当时在我初用附子川乌时自己心中也没有把握，自己煎药来尝，尝到多少分量的时候出现毛病，出现问题。

田　原：川乌可是巨毒，您也自己尝，不怕出问题吗？

李　可：没事，万一发生中毒，我准备了绿豆汤，蜂蜜。实验的结果是三五十克根本没有问题。当时我很年轻，三十一二岁，以后我对后代也是这样交待，我的学生，凡是有志于恢复古中医的同仁，首先要自己亲口尝一尝，体会附子什么味道。

还有一个治疗肺心病的常用方。肺心病实际上就是小青龙汤证虚化，所以就用小青龙汤加味，因为寒邪深入少阴。所以要用附子细辛。

麻黄 10 ～ 45g　制附片 45 ～ 200g　辽细辛 45g　高丽参 15g（研粉冲服）

生半夏 45g

（说明一下，高丽参为什么研粉冲服？因为散剂比汤剂慢，可以把下陷的中气，从下边慢慢提到上边，对喘症有用）

我一辈子用的生半夏，书上写的是 1g，实际我每月平均剂量 30 ～ 50 公斤，和附子情况差不多，比生南星多一点，绝对不会出问题，这是张仲景告诉我们的，我们要相信医圣是不会错的，所有《伤寒论》的方子半夏都是生半夏。生半夏后面有个洗字，就是用开水冲一回，为什么制半夏治不了病？很多人不知道制半夏的制作过程，清水泡 15 天，泡到发酵，再加水加白矾，又 15 天，然后拿姜、甘草和到一块，再泡 15 天，共 45 天，制出来的半夏纯粹是药渣子，治不了病。

再一个问题，根据神农本草经，半夏治病是辛以润之，它为什么能通大便？我用生半夏先是洗一洗，洗下来的水是黏糊糊的，滑的，那个就是通大便的。凡是辛的东西都有润的作用，产生津液，附子大辛，可以生津液。左季云老先生评价附子就是通阳生津液，阳生阴长，卢火神的观点也是，阳不生，阴不长，所以生半夏绝对无害。民初的张锡纯老先生就是用生半夏，近代的朱良春老先生，也是用生半夏治病，生半夏治病非常快，刚才介绍的这两种病用制半夏完全不会起作用。

干姜 30g　五味子 30g　制紫菀 15g　制款冬花 15g　柯白果打 20g　肾四味各 30g

炙甘草 60g　桂枝、赤芍各 45g

这就是我常用的小青龙加味的方子，这个方子曾经治过几个肺间质纤维化，现在还有一个，在北京住协和医院发了病危通知，他儿子着了慌到山西找我去了，他吃到 7 服药时，就把氧气罩摘掉了。

这两种病发展到重危急症阶段时，就用大破格救心汤！

这个破格救心汤就是我在学习伤寒论的过程中逐渐形成的一个东西，我所以加山萸肉，龙骨、牡蛎，主要是为了敛，我发现四逆汤，虽然以炙甘草为君，2两炙甘草仍然不能扶土，扶土的意思就是用土来覆火，阳气回来以后不久又散了，就是因为三阴里头，厥阴病开得太厉害，疏泄过剩，阳气一回，相火又散开了，所以山萸敛厥阴之气，治疗心衰，在四逆汤类方里头这是比较可靠的一张方子，很稳定，凡是治好的病人，很少反复！

田　原：那么冠心病呢？现代人四十几岁就开始出现冠心病的症状，也能用破格救心汤吗？

李　可：冠心病的治法有所不同，因为病机不一样，根据证候归纳分析：我认为它主要是痰、湿、瘀、浊，邪踞胸中阳位。和高血压的道理一样，清阳不升，浊阴不降。头为诸阳之会，那是阳气最旺盛的地方，怎么会被阴邪所包围？就是阳气不到，阳气虚了，清阳不升浊阴不降，绝对不是阴虚火旺等等，如果用那个方法对待这一类病，就错了！

基础方就是破格救心汤的中剂再加生半夏 45g、生南星 30g，如果出现痰堵得厉害胸憋得厉害就合瓜蒌薤白白酒汤，瓜蒌 45g，薤白 30g，加白酒 2 两，薤白要事先浸泡；雪丹参 120g，檀香、降香、沉香各 10g，砂仁泥 30g，桂枝 45g，桃仁泥 30g，麝香 0.5g（冲服）；北京同仁堂苏合香丸，一天 1~2 丸，这方子里有十八反，半蒌贝蔹及攻乌，乌头附子这一类，这是斩关夺隘的方子，力量大的方子，控制心绞痛，治疗冠心病晚期频发心衰，见效很快。

中医治病就是在保护、启动病人自我修复的功能，相反相激，调动机体自身的对抗外邪的力量。所以用附子剂的过程中，会出现很多毛病，很多不舒服，或吐或泻，那都是人的元气逐渐恢复，可以和体内的敌人干一仗的表现，正邪相争，这不是坏现象。病人吃了这药后十分难受，经常给我打电话，有时一天打十几个电话，凡是有我弟子的地方他们就负责解释了，有的地方就写成很简要的资料，来一个病人以后就发一份，看了之后心中有数，就不会发慌。

治疗冠心病的培元固本散，要加藏红花和生水蛭。

田　原：一下子说出这么多"秘方"，让我有点儿晕（笑），李老，跟你谈话我有一个特别深的体会，就是您心中无时无刻不想着这样那样的病用哪些方子能够治疗，到了临床，几乎都不用考虑，药方子就出来了，而且对症、有效。

李　可：这不是我的东西，这都是老祖先们历代传下来，由医圣张仲景写在书里面，不是我的东西，我只不过误打误撞的用了一下，就用出这么些名堂，可见古中医还有多少值得我们挖掘的宝贝！

「子专题二」

"扶阳主义" 正走红

四位民间 "扶阳实践者" 的临床心悟

所谓 "扶阳主义"，首先是一种态度：

认可 "阳气" 是生命之根本，遵循守阳、护阳的基本原则，但在 "扶阳" 热潮之下，不盲目跟随，而是在不断地学习、探索乃至实践中，渐渐产生更为深入并具有延展性的思考，对 "阳气" 以及 "扶阳" 有自己独家的见解……

当代大医已经叩开 "人体阳气" 的启蒙之门，以此为切入口，还需要多维度的探索，发现更多关于生命的奥秘。

"扶阳理念" 影响了无数基层医师和民间中医人，本辑沙龙专程采访河北、广东、吉林等地的四位本土中医人，其中三位是铁杆 "扶阳主义" 粉丝，作为代表，分享对 "扶阳" 理念的接触、学习、理解，如何颠覆了他们对中医、中药，以及对生命的认知，又如何将自身感悟融入临床治疗疾病当中。

他们的声音或者达不到振聋发聩的地步，或者还有不成熟的地方，却会对正走在 "扶阳" 路上的人们，有所启迪。他们也在临床第一线，见证着现代生活之下，越来越多因 "阳虚" 而致病的人……

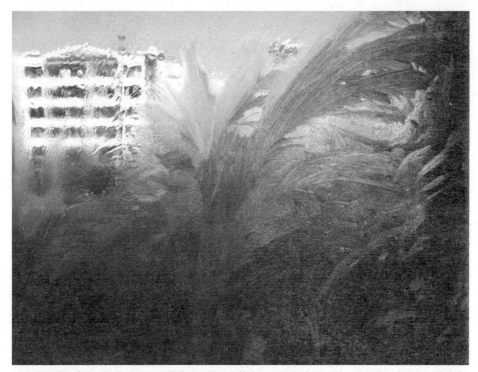

"生态童话"读物《鸳鸯孩儿》，描述了这样一个故事："鸳鸯孩儿"是一对兄妹，有一天，他们来到长白山岳桦林，林中有一座大玻璃房，窗户上已结满了霜花，一丛丛，一片片，像极了繁茂的热带植物、汹涌的大海波浪……哥哥银哥好像在那片风景中看到了自己的家乡，他不顾一切地扑入霜花，居然融入其中，来到另一个世界——那里有一大片银色的热带丛林，穿过丛林和奇异的风景，他真的回到了家乡，看到了父亲……太阳的光芒越发热烈，霜花融化前，银哥从窗上跳了下来，又回到一片冰天雪地的世界，霜花里的世界，仿佛只是一个梦……

在东北，每年的隆冬时节，家家户户的玻璃窗上，都会攀上成片的霜花，隔开了屋内的温暖和外面的严寒。有人说，霜花上的图案大多是生长在南方的热带植物，芭蕉、香蕉、椰子……是不是想告诉我们，寒冷，并非肉眼所见那样直白，在它的内部，封藏着一个火热的世界？

大自然有太多奥秘，她将一部分，藏在了霜花里，比如太阳与冰的关系，热与寒的关系，阳与阴的关系……

1. 河北衡水声音：体温低说明阳气弱了

[分享者] 河北民间中医

我读书不少，差不多我都读过了，家里存的书有 300 本吧。还有九几年、八几年的书。各方面的书都有，还有关于阴阳、牵涉到阴阳的，像《罗盘经》……不过有的书太厚，读书有个窍门，拿出书来一看目录，就知道这本书咱能读不能读。一本书，它里面可能有一句话有用，有可能有一段话、一篇文章有用，有可能有一个处方有用。

我的老师也指了一些书给我看，针灸科的看《针灸大成》，女科是《傅青主女科》，再一个是看《寿世保元》……

在看中医这些经典古书的时候，现在都能理解通了，你拿扶阳这个思想去解释《伤寒论》，去解释《黄帝内经》，它很容易。

拿着扶阳的思想，一看，它符合不符合今天的实际情况？你像金元四大家呢，泻下派，张子和，在那个时期就用泻下的办法就行了，那时候没电灯，没电，他是金代的，北方的，那边吃牛羊肉多，天冷、喝酒、睡火炕，别的什么有没有，那会儿可能就是有食积，有热。现在这个社会不行了，不夜城，晚上也不是晚上了，休息不了。

我们那还有个老头呢，现在可能得九十岁了，他说俺，说学医的，你就学药方不行。方无定方，论无定论。

光学方不行，你得学习医理。

朱良春出了个药方，光学他的药方，拿着他的药方去治什么病，李可出了一个药方，你去学……就算是张仲景的方，就用这个原方别动，就能治这个病，也行，但不是每次都能原方套用的，根据你的需要，该改的时候也得改，该用的时候也得用。

我现在在临床上给人量体温，基本上感冒的来了都量，百分之七八十都量。

怎么想起来量体温呢？我的头一例病人，是个感冒的病人，一量体温低，35℃多点，我说你感冒了，他说他没有感冒，他说不是，他不用中药，都是用西药的。我就想着他用过了安痛定、柴胡、地塞米松，原本这都是退热的药，降体温，如果他要是再降体温，肯定要降到 33℃ 了……

那个时候开始，我就关注体温。感冒的有发烧的有不发烧的，有体温正常的，有不正常的。有的人体温正常，但他也是感冒，有头疼，或者项疼、项强，难受、发紧，他不一定是头疼。肩膀疼一般也是颈椎受寒以后影响。

我发现了大概得有三分之一的人吧，体温都低，都是35℃多点，没低过35℃的，35.2℃～35.3℃，这就够低的了。那这些人大部分是阳虚体质，怕冷、畏寒，怕风，心脏不好，有的病人懈怠，胃不好。

有的人说：我35℃多一点，35.1℃～35.2℃的，也没觉得特别怕冷，但是它有别的啊！胃里可能不好，关节，西医说的关节炎，可以出现在各个关节，也可以出在腿上。这就明显是阳虚症状了，畏寒、恶风。无论是后背、头部还是膝盖以下凉，那都是火不归元，在中医里面不叫肾阳虚，收敛不住一阳之气，它要外越。

体温低了，肯定他会有一个症状，或者有咳嗽，但他的咳嗽没痰，只有受异味刺激他才咳嗽，没有异味刺激不会咳嗽。或者是夏天汗多，或者是汗少。不该出汗的时候他出汗，该出汗的时候他不出汗。夏天他也是怕凉的，夏天的床或者椅子是凉的，正常人在这儿躺着不怕凉，阳虚体质的他受不了。

有一个是腹泻，多年的，一个男人，他夏天坐椅子就不能坐光板，必须垫垫子，凉椅子他坐一会儿就会腹痛。他体温倒还差不多，他得过疝气，疝气时腹膜穿孔，漏出来了肠子和体内的积液。男女老少都能得，疝气西医就是把穿孔的腹膜缝起来。

阳虚的病人，他体温到了37℃就受不了了，就像别人40℃的概念。但他发不起烧，就是到37.2℃了，就老不退，不用扶阳的药物他退不下来。出现西医临床上说的"低热"，西药退烧药退不了了，消炎药也不行了，用退热的安痛定，他的体温倒能升上来了，自己感受也舒服了。

西医说是骨骼肌不产热。为什么运动能产热啊，骨骼肌运动以后就产热。正常人不运动也能产热，你要是运动得太多了，产的热过多了，它就要释放，毛孔张开，就出汗了，如果产得太多了，不释放，体温升高，体内就会受不了了。除了骨骼肌，还有一个什么产热来着？食物啊。我记得西医里讲过这个。体内的温度，可能内脏有42℃还是41℃啊。他说做手术的时候都实验过的，体内温度要更高一些，体内温度要是低了，血液也不流通，消化也不行了。

人是恒温动物。体温低，西医说是缺乏B族维生素，消化也不行，容易腹胀；坐得凉了也不行，穿的衣服薄了也不行，容易乏力；还容易有风湿病，腰疼、腿疼。主要就是怕受凉，他不抵抗寒凉了。体质好的人，他体温高，抗寒。

相关链接：体温与阳气

1. 体温变化与阳气有关

"中医更多从阳气的角度来阐述体温。阳气是人体抵御外邪的能力，若阳气足则功能状态就饱满，若阳气虚则功能状态低下。"省中医院治未病中心副主任医师林燕钊称，不是因为体温降低产生了很多问题，而是因为很多问题导致了体温降低。

2. 阳气不足的人体温偏低

人体尽一切办法去维持人体体温，外来的伤害若是特别强和持久，体温才会有变化。即使在极地，人体的体温也要维持在30℃多。即使受寒邪侵害重，体温也不一定会低。一般来说，阳气足的人，体温较为正常。阳气不足的人体温会偏低一点，一般在35.5℃~36℃左右。

3. 局部体温变化反映局部身体出了问题

体表的温度，中西医都很重视。不过中医比西医更重视局部的体温变化，因为寒邪入侵不一定导致整体的体温变化，有可能是局部的体温变化。比如有的人脸发烫、手脚冰凉，可以反映身体局部出现了问题。再如一些人手脚发热，即使是冬天夜间也很热就是一种异常的体温变化，这种人就是潜藏不足的表现，可能是阳虚导致。

体温是极其敏感的。人类进化史决定了，37℃是人体产热和散热最容易达到平衡点的温度，体温只要比正常值有0.5℃的变化，人就会感到不舒服。

今天，亚健康在中国，已经从"多发"到"弥漫"。想知道亚健康是不是和"阳虚"有关，不妨每天起床第一件事，就测测体温，如果长期都比平均温度低一些，不管低多少，都要开始关注和保护阳气。

——《南方都市报》

2. 吉林长春声音：阳气藏在性情里

[分享者] 长春民间中医

我 1997 年上的临床。我的老师主要的思想就是从祛邪的方面入手，他也是自己挺独特的一个大法，攻下、祛邪，善用一些虫类、活血化瘀类的药物，尤其一些疑难杂症，当时跟他学了以后，脑子里面也都是那些东西。

临床效果挺好，但那个时候人的体质和后来还是不一样，那是九十年代初，你看那时候那么用攻下的、活血化瘀的药，人们的体质也没怎么虚；但是现在你就不敢那么用，反正我是不敢，用了以后他就虚得不成样子了。

真正的转折，一个是看李可的书，一个是看刘力红老师的《思考中医》。后来 2008 年的时候，一位老师他们有一个讲扶阳的东西，那是我第一次从接触老师来了解扶阳的东西。

反正我是深有体会，尤其是 2008 年见到李老以后，因为李老这个人特别朴实，言语特别少，但是他又给你一种特别可敬的感觉。你看到这个人，你就会觉得他这些东西，确实就是实实在在的，他那个经验集里边，也是非常真切，没有一点世俗的虚伪的东西，丝毫都没有。后来我才了解到，那本经验集是他，至少十年以前的经验方，或者十几年以前，从他行医之后到十几年以前的一个思路，到后来就发生了一些变化，但是他那些东西，临床用得也是很贴切，很可靠的。学了以后，就开始用扶阳的理念。那时候理解扶阳也很片面，在临床上一品，一看，按这个扶阳的理念来讲，阳气虚的人也很多。

我不知道别的地方啊，像我们长春，我那个同学，他开了七家药店，这些药店里边啥卖得最好呢？就是感冒药、清热解毒药、消炎药。在中医来说，都是属性寒凉的药吧。患者自己去买药，很少有人意识到扶阳派老师提到的这些东西。我看了好些中医的方子，也是这样，过于清热。临床上呢，有时候我把手往他肚子上一搭，有的患者是胃特别凉，首先这是你的第一个感觉，有的是腹部，子宫啊，或者是男性的膀胱、前列腺，小腹、少腹这一块特别凉，那你就能感觉，这个人有脾阳虚，或者是下焦虚寒在里边，那这些凉气、寒气，是不是阳虚造成的？我就要进一步辨证，有的人在舌头上、脉象上已经显示出来了。

这样慢慢地，也就用附子这一类的药了，从 2008 年以后到现在，临床上一直在用李老的方子，这几年大概有个万把人次了。也是采用李老的那个改良的乌头汤，川乌、草乌、附子、防风、黑豆、麻黄、苍术这些，我还按原方的那个剂量用，当然，都是从小剂量往上加，不敢一下子用那么大。反正是不断地学习吧。

后来觉得不是那么回事。以前用的时候还是很肤浅的，其实很多人都觉得扶阳挺好，也都在用附子，我也是，人家用附子，我也用附子，到后来才知道，扶阳这东西不是那样，首先就是这个理论高度。它并不是你看到阳虚的人，用上附子就能起到很好的效果，扶阳的思路还是应该提高到阴阳的角度来考虑，还是应该有一个"阳主阴从"的思想，阳气为主导，阴是从属的关系，这么一个高度。它的基础应该是"姜附桂"，而不只是附子，像卢崇汉老师他们也都是这样的。

现在就是像开车久的老司机，越开越胆小。也有畏缩的时候，还是越小心越好，越稳定越好。但是附子量下来了，效果也很好，但也有轻微中毒的。

后来我也学习李老推崇的圆运动理论，脾胃的升降理论，脾胃不也是一个中轴嘛，如果这中轴不运转的话，心、肝、肺、肾那些东西也运转不起来，李老也强调，说是人有两本，脾这块，肾这块，就强调治病要固护两本。确实我临床也吃过亏，风湿病，你一味用祛风湿的药，最后把胃吃坏了也不好，后来这个思路呢……卢崇汉老师他也是这个思路，他有时候用桂枝方，也是旺中焦、健脾土，完了以后用纳下的方法。和我临床用的思路异曲同工。现在我更喜欢这个方法。

脾胃这块儿还是至关重要的，如果中焦运转不起来，你看饭他都吃不明白，就算给他补肾的药、扶阳的药，给他姜附桂，也没有用。其实在李老的方子中，我挺喜欢用"培元固本散"，用前面这些方法调得差不多了，就用这个培元固本散，还有卢崇汉老师纳下的方法。培元固本散包括了紫河车、鹿茸、人参，等等。患者来我这儿以后，先用中药调，最后，需要培元固本的话，再配这个培元固本散。按照李老的方子，稍有一点辨证。适用于慢性病、脾胃虚弱的人，以恢复体力。

其实李老也好，卢老师也好，还有好多老师，都说这些，我后来也体会到，病治到最后，如果患者依从性很好，一直在你这儿治的话，他确实能收到很好的效果，但这个效果并不是归功于你个人的。其实医生也就是帮助患者建立了一个机制，调动了一下病人的恢复元气的一个方式方法而已，它最后还是启动了病人的一个自我修复机制，身体调到一个极点，它自己就会正常运转。当大夫的也不敢居功于自己。

我也非常喜欢刘有生刘善人，还有王凤仪老师性理疗病的观点。前两天我看了一个女的，38岁，和我同岁，她这个人有头疼，两侧头都疼，心脏也不怎么好，特别怕冷，看她的舌苔、脉象，从中医这块儿来看啊，也是一个很明显的阳虚的表现。我又试着从性理疗法那方面看，它那里面其实有很多可以和中医融合在一起的，也讲五行，也讲人的五种情绪，怨恨恼怒烦啊，这些情绪的变化，那么，恨呢，是伤心的，其实有时候恨一个人，对别人没怎么的，反倒把自己的心脏啊，心气儿伤得很厉害。

还有头疼，性理那方面是讲"犯上"，就是对父母有亏孝道。后来我考虑，她一个是恨别人，一个是犯上；胳膊腿、手脚疼，问题一般是手足之情，兄弟姐妹之间不和啊；筋骨疼那一般是跟肝有关系，跟愤怒啊有关系。当然我觉得自己理解得还很肤浅啊，一直在不断地学习探索。

刚才说的这个病人，她同事是我附近的，她同事介绍她来的，她走了以后，我和她同事聊了，她说：是，这个人对别人容易产生怨恨的心理，总觉得人家对不起她怎么怎么的。她是卖化妆品的，一个月能开四五千块钱，她就说自己只开一千多块钱，她老公公就帮着她还房贷，她就把自己挣的钱拿到她妈家去。

我就举个例子，我后来品了好久，确实有道理，她这个人，脾胃很不好，脾胃从性里面是有对应的，对应"信"，仁义礼智信的"信"，她亏于信，就是说这个人不诚实，或者是爱说谎，或者是这种人待人不真诚，亏于这种方面。你品嘛，它确实有好多是这样的。

我媳妇有一个亲戚，我媳妇姑家的一个哥，这个人呢，本来有一个很好的工作，在铁路上一个月挣几千块钱，也很好，但他老酗酒，喝多了睡吧，也无所谓啊，但他后来到什么程度呢，打爹骂娘，这都发生好多次了，把他爸打骨折了，前两天把他妈的手咬坏了，去做了截肢，昨天出院了，又把他妈的纱线给拆坏了，到这种程度了，然后就得了一个什么病呢？脑出血，两年前，然后是偏瘫，偏瘫了还作呢，那不就是所谓的犯上嘛，就得头的病。确实是这样。

刘力红老师也特别推崇，他把现在还活着的这个老爷子，刘有生，刘善人，请到广西中医学院，他那个中医经典研究所，讲了半个月。这个人，她如果到刘善人那儿了，她如果信刘善人，刘善人跟她讲是亏了孝道，她回家认错，认不是，把孝道补上，她病就好了。在长春的时候，当时是刘力红第一次见刘有生老爷子，这老爷子七十多岁，特别精神，亲眼看的一个从大医院来的一个女的，长了那么大的一个粉瘤，讲了以后她就哇哇吐，吐了以后第二天早上起来一看，就剩这么大点儿了。刘力红老师亲眼见的，他就信服了，确实是这样。这东西呢，并非迷信，可能就在某一些年代，被一刀切了，什么牛鬼蛇神，一边去。

其实人的性情决定你的身体健康，也决定你的命运走向，可以说这是人根本上的那个元阳。

我觉得"阳气"这个词，不把它作为一个医疗的术语，它其实是无所不在的。

这东西，我也只接触了两三年，也在体会、学习，我也挺笨的，就努力学习吧。

其实难的不是在病的方面，而是人。

我用药，把这个病调好了，过一段时间又犯了，犯在哪儿啊，为什么犯啊？他的性情没有改变，如果是亏孝道，不把孝道补上，他这人还是不会好，确实是这样。你再用培元固本散，他还是会犯病，还是不能好。这是很客观也很实在的问题。

我接触的、学习的佛家的也好，道家的也好，刘善人、王凤仪老先生的这些东西也好，发现一个共同点，啥呢？就是说，这个人要知道欠愧，一日要三思，甚至多思己过。

自然灾害也很多，多的原因在哪儿呢？是不是这个地球的阳气也缺失了？因为传统文化根脉的延续处于一种残缺的状态，仁义礼智信都丧失了……反正我觉得也是，确实是每天，社会这个大环境下，中国人也越来越西化，很多观念，西方的情人节比中国的七夕要热闹得多。是，西方的东西好的也好，但是人们的道德水准、道德底线也都在下滑。

古代的中医为什么好使啊？那时候的人多真诚啊，是不是？当然（不讲的人）也有，但是大部分的，整体的人都比较真诚，讲仁义礼智信，孔孟之乡，多好啊！现在的人……所以说，现在的病也变了，其实有的时候这个灾害，也是人不良的心性反映于天，天也来怪罪你了。

当然好多东西我也还没有做到，等我做到了再去劝别人。你自己没有做到，你去劝人家就没有说服力。

扩展阅读：负责"战后重建"的培元固本散

悉心拜读，李老最早写作的《李可老中医急危重症疑难病经验专辑》，突出的特点是大剂量，其中缘由他已经说明，在朝代变更的历程中，药物的剂量换算出了错。但在理法方药上，他并不只局限于用附子和一味地扶阳，首先还是辨证论治，在"不伤害阳气"的前提下，他也会用清热药；扶阳，更像一块敲门砖，门打开了，还要说明"真实的来意"。

什么是扶阳队伍此行"真实的来意"？

在多例医案中，李老破釜沉舟，力挽狂澜，将病人从生死关头抢救回来之后，在缓解期，"乃拟培元固本散，以血肉有情之品，峻补先天肾气，修复受损脏器，重建免疫屏障，拔除病根，以杜再发"，无论冠心病、溃疡重症、妇女血崩、多囊卵巢所致不孕、肺系疾病，还是小儿发育不良、癌症病人，都能收获"再造先天"的神奇效果。

如果说，李可看病，就是一场正邪相斗的残酷战争，那么培元固本，是否可以看作是"战后重建"的一味要药？

这一次见李老，本想请他多谈一下治疗疾病的前后思路，说一说扶阳之外、扶阳之后的机要。但是这个话题不是一时半刻能够谈完的，病人又接二连三，能安静谈话的时间实在有限，再一看他疲劳的样子，也真是不忍心再让老人家过多思虑。

因于此，我们特地从《李可老中医急危重症疑难病经验专辑》中，节选"培元固本散"的组方及方解，供中医人及有志中医者共同探讨。

培元固本散由人胎盘、鹿茸片、红参、灵脂、三七、琥珀组成基础方。余从60年代末开始试用，以参茸胎盘治大病后久损不复得效。惟有的病人，用后有滞闷感。盖虚必夹瘀，虚甚反不受补，蛮补反致气机滞塞，欲速则不达。遂加三七，补中有通、有化，虚证用之，可以平稳收功。至70年代中，拜读岳美中治老年病之人参、三七、琥珀末方论，大受启迪，遂成上方，经30年反复实验，随病证加味，治一切久损不复之大虚证，先天不足，衰老退化，免疫缺陷，及虚中夹瘀、夹痰、夹积等症，都取得了泛应曲当的疗效。

方中人胎盘古名紫河车，是古方补天丸、大造丸主药。本品为"血肉有情之品"，有一般草木药难以达到的补益功效，是中医学最早使用的脏器疗法之一。本品味甘咸，略有腥气，性温，归心肺脾经。从疗效推断，尤能入肾而大补先天，应烘烤至深黄色，则有香气，亦易于消化吸收（胎盘附着之脐带，古名"坎气"，对肾虚喘咳有殊效，民间试用于晚期宫颈癌各型白血病，疗效亦好）。功能温肾补精，益气养血，用于虚劳羸瘦，骨蒸盗汗，气短喘嗽，食少，阳痿遗精，不孕少乳等诸虚百损，有再造人体免疫力之功。近代大量科学实验，证实本品含有丙种胎盘球蛋白、干扰素、多糖、多种氨基酸、卵巢激素、黄体激素等。有增强人体免疫力，促进生长发育，抗感染，抗过敏，抗癌，升高白细胞，对再生障碍性贫血、白细胞减少症、女性生殖系统发育不良等症，均有较好疗效。

鹿茸味甘咸，性温而柔润，入肝肾经。功能补肾气，强督脉，生精髓，强筋骨，调冲任，止崩带，托疮毒，主治一切虚寒证。适用于精血衰少，阳痿遗精，精冷无子，畏寒肢冷，羸瘦神倦，宫冷不孕，崩漏带下，小儿发育不良，骨软行迟；老人衰老退化，耳聋目暗，健忘眩晕，筋骨痿软，骨质增生，"久服固齿，令人不老"（《东医宝鉴》）。现代药理研究证实，"本品含25种氨基酸，具有促进生长，刺激血细胞、蛋白质和核酸合成，增强机体免疫系统功能，增强非特异抵抗力作用，还有增强性腺功能和生精效用。鹿茸精有明显强心作用，口服可使血压上升，心脏搏动有力。对再障贫血、血小板减少、白细胞减少等血液病有治疗作用"（王辉武《中医百家药论荟萃》）。本品药源丰富，普通混片即有治疗作用，且价廉易得。正头、茸尖，高效价昂，普通人群难以承受。中段实惠，功效满意。下段及底座多骨化，但价更廉，多用亦有效。

红参味甘微苦，性微温，入脾肺经。功能大补元气，补脾益肺，生津止渴，安神益智。久病虚羸不思食，用之有殊功。肺肾两虚之喘，小量打碎，细嚼慢咽，立刻生效。吐血崩漏，气虚暴脱，一味独参30g，煎浓汁可立挽危亡，故为补虚扶止救脱要药。红参与五灵脂等分末服，益气化瘀，可治肝脾肿大，消除心绞痛，并能促进胃溃疡愈合。糖尿病之三多重症（多饮、多食、多尿），白虎加人参汤极效。虚热甚者，用西洋参。久病气血耗伤过甚，虚化者，仍用红参。现代药理研究证实："本品为抗衰延寿佳品。具有适应原样作用，能显著增强机体对多种物理的、化学的、生物学的以及精神性伤害性刺激的抵抗力，能抗休克，抗衰老，抗严寒酷暑、缺氧、放射性物质、四氯化碳等有害刺激对人体的影响。还具有抗疲劳、抗癌、抗炎，调节神经系统功能，调节心血管、物质代谢、内分泌系统，促性腺功能，兴奋造血系统，提高人体免疫力，保护肝脏等功能。还具有祛痰，强心，抗过敏、抗利尿，降低血糖，改善肠胃消化吸收功能，增进食欲，以及促进蛋白质合成，降低血清胆固醇，提高大脑分析能力等作用。大量的临床研究证实，以人参为主的制剂，治疗多种恶性肿瘤、急性呼吸功能不全、重型肝炎及激素所致不良反应、哮喘，危重症的急救、性功能障碍、高血压、动脉硬化症、神经衰弱、糖尿病、肝炎、贫血、胃溃疡等症确有良效"（同上，王氏药论）。

三七，味甘微苦，性温，入肝胃经。功能止血化瘀，通络定痛。治吐衄，便血，崩漏，胸腹刺痛，跌扑肿痛。外伤出血，制粉涂之立止。血证用之，止血而不留瘀，推陈致新，妙用无穷。"以单味三七治重症肝炎、高血脂症、冠心病、上消化道出血、颅脑外伤和眼前房出血、前列腺肥大症，复方治多种结石皆获良效。药理研究表明，有对增加冠脉流量、降低心肌耗氧量、促进冠脉梗塞区侧枝循环的形成、增加心输出量、抗心律失常等功用；并有抗炎、镇痛、镇静作用以及抗衰老、抗肿瘤作用"（《中华临床中药学》）。

琥珀，主要作用有三：镇惊安神，可止小儿高热惊痫，失眠心悸，心律失常；利水通淋，治砂石淋，血淋，癃闭；活血化瘀，古代用治妇科痛经，经闭，月经不调，产后血瘀腹痛。本方中与三七、人参、灵脂合用，对心血瘀阻，胸痹胸痛有奇效。本品尚能明目退翳，内服对老年白内障有确效，其化腐生肌之作用可治胃溃疡。

上述各点，有历代医家千年以上的经验结晶，有现代大量科学实验、临床应用的成果，结合个人 30 年反复验证的体会，组成培元固本散后，更发挥了诸药的综合效用。

本方服用方法，采取小量缓补，每服 1～1.5g，一日 2～3 次，一周后渐加至每服 3g，一日 2 次于饭前服为好。切忌贪图速效而用大量。最早出现的效验为增进食欲，促进消化吸收，从而增强整体功能，使各种症状逐日减轻，符合中医学"脾胃为后天之本，万物生化之母；补中土以灌溉四旁，健后天以助先天"之理。从健脾养胃、补气生血、补肺定喘、养心安神、填精益髓、强筋壮骨，而使先天肾气旺盛，从而有改善体质、重建人体免疫力、促进生长发育、健脑益智、延缓衰老、却病延年之效。本方补中有通，活血化瘀，流通气血，有推陈致新之功。可修复重要脏器病理损伤，促进脑细胞、肝细胞新陈代谢及再生。

肾为先天之本，久病必损及于肾，则生命根基动摇。万病不治，求之于肾，本固则枝荣，此即本方"培元固本"之义。

3.吉林白城声音：专治寒证的"火膏药"

2012年冬，东北。这座小城，有一户做祖传膏药的人家姓王，据当地人说"贼拉"好使，附近谁有风湿、腰腿疼，或者腰椎间盘突出的，都去找老王家，贴几帖膏药，好多个症状都缓解了。我起了好奇心，找了一个阳光明媚的日子，裹着"大棉猴儿"，穿好皮靴，就上老王家敲门儿去了。

开门的是个四十多岁的男子，人称老王。老王同许多继承了祖传绝技的民间中医人一样，丢了"经"，说不出什么医理，就知道这膏药能拔毒，过去专拔蛇毒和疔疮恶毒，比如砍头疮、"火疖子"等等，现在人们的生活方式变了，膏药更多改拔"寒毒"了，来找他的，大多都是治腰腿疼，腰椎间盘突出这些毛病的。

但在他的讲述中，我却发现一个关键点：膏药熬得好不好，除了用药之外，关键在于"火候"。

这看似简单、廉价的"狗皮膏药"，之所以对受寒引起的腰腿疼等毛病有效，原来，也没有脱离"寒与热"、"阴与阳"的道理。

——田原

[分享者]白城民间膏药技术传人

民间的膏药离不开一个"火"字。我家这个膏药，做的时候也得需要火。先蒸，再熬。先用水蒸，然后底下架火，锅里再坐我熬药这个锅，这个锅还不能用铜的、铁的，必须用瓷的。古人说九蒸九晒，真是那样，先要蒸两次，一次得两小时，蒸完之后还得用树枝打，必须是柳条儿打，然后往里添药。调好之后，这么抻拽，必须得达到一百到两百下，像兰州拉面似的。而且这个药必须得囤一百天。你看这个药，你一动它就折，完了还能兑回去，闻着有一股香的味道。

这个膏药已经做成了，就不能用火烤了，用水一烫就像拉面似的一抻，马上就软了，而且这个药这个季节你还做不了，夏天也做不了。现在不是马上要开春儿了嘛，三月份到四月份的季节，必须把药做出来，做不出来就别卖了，再做也做不成了，天气、气候都不行了。

还有一个老妙家，那个膏药真好，跟我们家的膏药还不一样，他那个膏药用火烤，转圈滴答，淌在布上，然后趁热乎粘上。

过去文化大革命的时候，不是献方献计嘛，我们家当时也献过，镇来县卫生局和镇来县县医院，献出去了。但我母亲说方我也献出去了，怎么做成膏，我也告诉你，究竟什么火候，我不告诉你。你自己研究去吧。后来就怎么做也做不成，县卫生局就说了，你见天儿在家呆着，我们开车去接你，你到县医院坐诊。我母亲说，我把膏和剂全献给你了，你做不了，我不去坐诊，自始至终去请去接，我母亲也不去。

我就是当兵回来之后，对我母亲这行才一点点认识到的，才掌握到这种程度。

像这个麝香，谁都知道治疗毒恶疮的，还有没药、乳香，但你这个什么状况下用，用多少，用在哪儿，都不一样，根据你的手法来治疗。重点还是在药量上，还有就是在用法和火候上。

就是熬药的火候，太重要了！

比如说一个厨师炒菜，都是一个师傅教出来的，但炒出来的味道就不一样，就在火候上。做这个药要不少工序，才能达到你的药效。实际上咱们家的药都没有什么太特殊的，也有特殊之处，但关键就在于经验和火候上。

我们家原来就是治疗毒恶疮，还有蛇毒，都是用这个膏药，把毒给拔出来，像是蛇毒和砍头疮，膏药一贴上，顺着腿，伤口，直淌水儿，都是紫水儿，这膏药就是一个拔毒药。但是最近这几年，疮就非常少了，现在来都是治腰椎间盘突出的，风湿、腰腿疼的比较多。特别是腰疼的多。

腰这块儿比较容易受风，干活儿的时候出点儿汗，一哈腰，一起来，再劳累，再受一些邪风。邪风就是比方说，咱们走到哪块儿，突然间刮起来的一股旋风，这叫邪风，再一个出汗的时候，东西、南北窗户是通的，这个风进来，直接打入身体，感觉到一激灵，这风就进入到汗毛孔了，进入皮肤，再进入肉黏膜，然后进入血液，一而再，再而三，它不是一两年造成的，不是说我今年受了点风，就腰疼、腿疼，就得了肾病了。为啥现在这种病状这么多呢？空调，电风扇……再加上现在吃的一些食品，导致人的骨质非常疏松，干一点活，一劳累，风一侵入，就容易腰疼。这个时候，"拔毒药"就成了"拔寒药"了，把积聚的风寒湿邪给拔出来。

过去的人说你一个狗皮膏药，能治啥病啊？我妈妈卖膏药那个年代，做儿女的还觉得抬不起头呢，我们那时候心里也觉得，卖狗皮膏药，好像不好听。但是现在我把我妈妈这个绝活给传承下来了，慢慢的呀，真是感到看似不起眼儿的黑膏药，里面有很深邃和古老的一个中医道理。

4. 广东深圳声音："扶阳"的核心是培养浩然正气

[分享者] 广东基层中医

我本科是在广州中医药大学，是81级的，毕业以后分到市医院。80年代有广东医学院，考的是广州中医药大学研究生。就跟邓老学习了。

其实最初，我对中医谈不上感情，没有感情，只是说作为一个学生，学了这个东西。在我的心目中，反而对西医更为敬仰，因为病人对西医太信服了，80年代的时候，一个心脏病人做一个支架，当时病人痛得很厉害，但是做了一个支架马上能解决问题……这个震撼太大了。所以我自己又到阜外去学习……其实在阜外待不长时间，才半年不到，可是感触非常深。所以后来我分到中医院以后还学习西医。

我刚开始看病的时候，就是中西医结合。但是我那时候很累。为什么累呢？要疗效，就不能放弃每个病人，而且是中医的疗效，西医的疗效很简单，降血压、血糖还不简单吗？病人到这里已经不要求中西医结合了，没用，他们西医给我降过血糖，没用，我就让你中医给我降，就给你出难题。吃了一副药没效就过来骂你了：你怎么没效啊！好痛苦，就每天想怎么办。

后来，有一位成都军区的副司令员，身体一直不好，几十年了，到深圳来也没有看好，然后就把卢崇汉请来了，看好了。我当时也没有在现场，是那位司令员后来叫我过去，让我帮着给邓老捎个信，问个好，我过去的时候，卢老师还在。

我说"师傅，您带我吧"，他脸上没有任何表情，没说要，也没说不要。但是他回去就让我抄方子了，他是不让别人抄方子的。我看太多人了，有博士过来，教授过来，第一句话是"你干吧"，我说我是来向您学习的，"对不起，我这病人太多，请你出去"，基本上都是这句话。当时屋里还有一个人，他没有资格摸脉的，我有资格摸脉，看方子，他让我抄方子，他说我是最幸运的。其他人没有资格抄下来。卢老师是不带学生的，这是我们的缘分。

其实他也没收我，算是认可我，跟他一起号脉，可以抄他的东西。我现在还保留着抄他的一些方子。

他看病挺快的。看的那些病人都是跟他一二十年的。最难治的病，癌病、血癌，一般的肿瘤、中风……十几年跟他，这些对我的震撼都非常大，原来中医还可以治这么多病。那一次彻底改变了我的观念，我现在高血压就不用西药了，以中药为主。

后来我就找时间去找卢老师，跟他出诊，一段时间去几天，去半个月，一个月，也有时候请他过来。这样搞了四五年，从 2006 年开始，后来自己事太多……

刚开始我觉得他们是一招鲜，后来我接触了不是那么回事，卢老师用药比较慢一些，因为他怕伤元气。

我上学的时候没人教我这些。当时我以西医为主，所以这个事情关注得比较少。刚开始我用的是"一招鲜"。以为"一招鲜吃遍天"，但事实上全不是那么回事。我后来讲课也讲，我做了一个统计，有五六味药最常出现，第一个是甘草，第二个是姜，第三个是桂枝……

就把这几味药当成常用药就行，但事实上我觉得做不到，我们中医上学了很多方，背了很多药对应"药赋"，最常用的是甘草，姜、桂、附，人们没有把这个搞清楚。

卢老师认为"附子"是扶阳的，所以，附子是第一味药，桂枝不是第一味药，但是你要用附子，用得好，可以是学问，现在问题是很多人不懂这个学问，就用下去了，我知道很多医生用附子出事，死亡的很多，有的导致心衰的，还有其他毒性，最厉害的就是心脏功能、肺功能出问题，太多了。当时也是机缘卢老师才收我，但是有这么多医生没有多少人有机会接触卢老师……

其实火神派是中国传统文化的一个分支体系，它同样依归于传统文化的核心思想。

西医的核心思想是什么？是分析、辩证。中国文化的核心思想是什么？两部分，一个道，一个德。道在哪里？道在老子的《道德经》，但是老子讲的是道，没讲德，德在哪里？在《论语》。

我觉得孟子讲出了实质，"气"，浩然之气，我觉得中国养生文化的核心就是浩然之气。孟子活到84岁，这在当时的时代是不可能的，为什么能做到这一点？肯定是懂得养生。《内经》没有记载，其实孔孟之道肯定是有养生的思想在里面。

浩然之气绝对可以通治百病，我们中医的太极拳、气功都是那么回事。

扶阳派的核心，同样是正气，火神派讲"师道"合二为一，没有正气，什么都没有。所以火神派的观点，阳气除了本身以外，还有德行。

举个例子，东北的王善人有一个观点：父母就是你的阳气之根，你心里还有父母，在临死之际放不下父母，你的阳根就未绝，你还有救。所以中国人讲百善孝为先。其实按照火神派的观点，"孝"也是扶阳，就是阳气回去，先天之根。

我特意请教过刘善人的后人，刘善人可以说继承了王善人的这个性理学说，他说什么呢，"孝"就是家，对家的认同就是阳气的至善之地。

后记:

我们的阳气伤不起

"阳虚的人十占八九,真正阴虚的百不见一。"对于李可这句名言,很多人不服气,表示是不是老人家过于武断了?

如果换个角度去考虑,究竟是老人家过于武断,还是人们的视角有些狭隘了?

如果从"阴阳"的角度去看,"阳虚"不是一种疾病,无法用生化指标设定标准,甚至不能用表现出来的所谓阳虚症状,将这个词的概念绝对化。

到了怕冷的程度才是阳虚吗?从李可的角度来说恐怕不是这样,否则他也不会如此笃定地说"阳虚之人十之八九,阴虚之人百不见一",毕竟在我们身边怕冷到一定程度的人还没有广泛到如此地步。

然而,如果暂时无视这些在医疗范畴内被界定的阳虚标准,又应该用什么的标准来判断中国人是不是真挺"阳虚"的?

也许我们就从生活方式说起吧。

我一直在想:为什么空调和冰箱这些"反天然"的科技产品成为流行,得到普及?为什么现在大家都吃"川菜"?不管是地道的四川制造,还是散布于全国各地,一些多油多辣的"伪川菜"。

是不是现代的生活方式,或者说现在的社会进程,有一种"冰火两重天"的自然平衡,是大家的身体,在不知不觉中做出了这样的选择?

这次到灵石,一路上,从阳泉,到昔阳、寿阳……当然中国各地叫"阳"的地方很多,尤其陕西、河南和山西,但这些地方吧,你一和煤联系起来,那就有意思了。这些地方,可都是我们国家的煤矿开采重地。

煤的"真相"是什么?是由地质历史时期中生长繁茂的植物,在适宜地质环境中,逐渐堆积成层,并埋没在水底或泥沙中,经过漫长年代的煤化作用而成的一种燃料。

想象着,几亿年前的炽热阳光,从太阳出发,洒落在地球上,气候温暖,大地上的树木长成了,浓密的蕨类森林不断蔓延;动物长成了,从水里纷纷向陆地生衍,在森林中安营扎寨,一片鲜活。

因为一些大的地质事件,这一时期植物和动物的尸体被埋藏在地底下,能量"潜藏"并且被"封存"起来,植物、动物在死后,生命能量得到转移和累积,经过漫长酝酿，浓缩生成了即石油、煤和天然气，变成另一种能量。这难道不是"能量守恒定律"的有力验证吗？

而这种埋藏在地下的能量，就是地球的阳气，生命最初的火种。

当人类发现这些强大的能量，将他们不断"释放"，应用于火车、飞机、布料等等，能够方便和美化人类生活，或者说满足人类某些欲望的事物上，有多少人理解并在乎这种"提前消费"的方式，造成了地球元阳的损害？那些本来应该随着自然节奏，缓慢而有节律的，转化、生成新生命的物质，被人类肆无忌惮地开采和滥用，看似缤纷、繁荣的现代化世界，其实更类似于中医所说"虚阳外越"，外表昌盛，而内里空虚。用一个恰切的词形容，就是"浮躁"，感觉不到即将枯竭的危机……

在《中医人沙龙》第三辑中，岭南中医陈胜征谈到了精纯饮食对人们身体的伤害，和恶性循环：小孩子，营养过剩，往往会表现出多动、燥热、嘴红、鼻翼煽动、食积发热，甚至高热惊厥；这时候，孩子喜欢冷饮，不愿睡觉……

这些精纯的食物、营养粉、营养液等等，正如浓缩的煤晶一般。它们是好东西吗？无庸置疑，问题是，这些东西太好了，以至于在过度食用的状况下，成了人体胃肠不能够适应、消化的东西，堆积在身体里，腐败、发酵，它们既让体内的"阳气"超负荷工作，去消化它们，又生成了一种虚假的外热。

于是，造成了现在人一种不被意识到的生活悖论——受不了热，吹空调、吃冷饮消除虚热，却又需要火辣辣的食物，温暖实际上已经"结冰"的肠胃。

这种"阳虚"，需要细细去体会。比如在闷热的夏季，不吹空调几乎就要热晕过去，但闭上眼睛，安静地去感觉，就会发现，胃肠里荡漾着一丝凉气。

这也让很多人常年处于一种，既疲惫，又好像不愿休息的纠结状态，还能熬夜，还能吃冰棍儿，还能开着16℃的空调睡觉……

真正体会到好像有点儿阳虚了，大概要人到中年的时候，才充分感觉出，这个阳气，它对生命的重要性，一点一点地，在细枝末节中都体现出来了。对于"阳气"这个概念，我觉得它是一种把生命的物质体和精神体融合在一起的东西，当然是以物质生命体为基础的。

年龄渐长，就感觉这个元阳，越来越弱，这种弱，固然与自己以往的生命消耗有关，但是同时，心里也很清楚，它也在遵循生命演进的一种必然的规律。

一种什么样的感觉呢？好像有这么一种力量，随着年龄的增长，你的体能消耗，生命力的损耗，牵引着你逐渐地，由上往下来。

简单地理解，上边为阳，下边为阴，状况一点点往下降，就觉得脑髓现在变得很空，不像以前，随便一凝神，一集中注意力，就能产生什么火花，现在完全都不行；也就是说，它的"撤退"是从脑部开始的。

人们说"人老腿先老"，那是一种到六七十岁之后真正的衰老，身体生理意义上的那种衰老。从自身的体会看起来，其实是从面部、从脑部开始一点点出现问题的，然后一点点往下。所谓，由阳转入阴的这个过程，仿佛一次回归。就好像老话讲的，人啊，慢慢地，生命要归于泥土，归于大地，有了这种感觉。

民间的这个老话很有意思，把世间分成阳间、阴间，分成阳界、阴界，有时候说这个人，诶，怎么又"还阳"了？就是说这人原来不行了，一下子又变得生机旺盛。完了说，那个人，诶，不行了，一看就要"过阴"了。在这一类俗语、这一类口语中，"阴"和"阳"显得非常真实，它俩之间互相是一种转换，非常有意味。阴和阳，它在这里并不是学术上的一个术语，它完全都内化在中国人的日常口语、意识和观念当中了。

在生命啊，在人体上，在生理上，"阴"和"阳"都体现得非常明显。对于过去不能理解、甚至不愿意接受的，阴宅、阳宅这类词汇，一下子变得都很真切，再也不是空泛的、大而无边的哲学概念了。全都因为你的生命到了这个阶段，伴随着自己身体的每一点变化，你的思想，在不断咀嚼着这些词汇的同时，越来越意识到，这份元阳、或者说阳气是我们生命中最需要的东西。

这一份身体渐起的衰竭，这种衰老的进程，从现在开始，才会真切地意识到。青年时代你是没有这个感觉的，那时一直是元阳充分的，活力一个劲头往外发散。随着元阳的这种消退、减弱，你就会感觉自己的一切生命力，在逐渐往回收，往自体、或者说往本体收。收的过程中，同时也伴随着一种自己对生命无可奈何的内心焦虑。

转头一看，才发现，这一份无奈和焦虑，由自己本人，到周围的同龄人，到整个现在国人的当下，是普遍存在着的：面色发黑、耳鸣、每天都很恼火、发脾气、暴躁、想骂人，甚至睡不了觉。所谓女性的更年期，更成了一个社会大话题。

男性有没有更年期？倒还没到这个程度，其实也只是因为各人的条件不同，它的到来有早有晚，但是迟早的，人们都会来到这个转折期。这不光是一个群体啊，更是一个庞大的，需要去关注的一个现象，一种生命现象。

对这种生命现象，有人从中医学的角度上追究它……但现在看来，仅仅从生理、医学的角度去追究它是不够的。

它本身附带着很多社会性的、或者说社会学的内容。为什么八十年代以前，和现在相比，我就有一个突出的感觉，据我所观察到的，那时候的人，对于更年期这个说法，无论男人女人，都不明显。那时候人们的生命，就是自然地演进着，自然地随着环境，随着生活条件、生活习惯，该衰老啊，该怎么着的，很自然的，很遵守生命本能的自然走下去了。而现在的人呢，不再那么顺当地按着自然演进这么一条轨道来了，医学人为地用几个概念把人生分成几个区段，这里边包含了更多的社会内容，这个社会内容也是一个时代显示出来的特征。

所谓大医，不该被当作单纯的医生去看待，不单纯地从能否治好病上去论功过，事实上，真正的大医，更像是上天在人间安排好的智者，让他们去经历如《出师表》所描述的那般，肩负大任之前，必要经历的艰苦过程，然后在不同的时代拐点，出现在人们的视界，开启人们对生命的认知之门。

李可，为我们打开了"阳气"与生命、疾病的认知之门，告诫已经将阳气过伤、过散的人们，呵护好你的阳气，因为它真的伤不起。

李可与"扶阳"理念的火热，其意义不仅仅是为中医现代临床打开了一扇门，也是时代之幸！

附："小冰期"与"扶阳热"——大气候异变与历代医派兴衰参照表

不管东方医学或者西方医学，其发展脉络，总是与时代的需求相应合。

历经五千年长路的中国，在时代更迭，以及地球大气候变化下，传统医学的学术"潮流"，似乎也随之发生着潜移默化的变化……

以下表格，根据已故气象学家竺可桢研究大量史料后，对近五千年气候变迁做出的研究分析结果列出，并参照《中国医学史》，列出在不同历史背景及气候环境下，诞生的主流医派。

细观此表，会发现它所透露的信息：在漫长的寒冷期，医生们更为强调"伤寒"类疾病，主要是寒邪致病；进入稳定的温暖期后，草木生灵也分外活跃，人群中的传染病开始抬头，医生们又转而谈论"温热"性疾病，主要归因于"疫疠"、"时气"；到了为时不长的寒冷期和温暖期交替之际，即出现百家争鸣的局面……"小冰期"撞上"扶阳热"，或许正是历史的必然：

年　代	朝　代	大气候	同时期崛起的主流学派
公元前 3600～公元前 1000 年	夏、商	第一次温暖期（2000 多年）	医药学萌芽，顺应自然、人象天地
公元前 1000～公元前 850 年	周	第一次寒冷期（150 年）	
公元前 770～公元初年	东周 春秋战国 秦朝西汉	第二次温暖期（800 年）	《黄帝内经》：天人合一、脏腑经络、阴阳五行《黄帝八十一难经》：阐释内经
公元初年～公元 600 年	东汉 三国晋 十六国南北朝 隋	第二次寒冷期（600 年）	《神农本草经》：药物三品分类、君臣佐使合和《伤寒杂病论》：外感发热起于伤寒六经传变、内伤杂病辨脏腑；理、法、方、药体系
公元 600～公元 1000 年	唐 五代	第三次温暖期（400 年）	《诸病源候论》：解析病因病候病机，"瘟病"起于"疫疠"、"时气"传染病《肘后方》：急性传染病急则治标《千金方》：重视经验，以方为主、医学百科全书《外台秘要》：先述后方，规范文献整理

续表

年　代	朝　代	大气候	同时期崛起的主流学派
公元 1000～1200 年	宋 辽 大理 西夏 金	第三次寒冷期（200 年）	校正医书局：对古医籍全面整理 病因病机发挥：三因致病、真风（外风）和类风（内风）区分 外科：外消和托里合治 "医之门户分于金元"，首次出现学派争鸣：火热论、脏腑辨证论、攻邪论
公元 1200～1300 年	元	第四次温暖期（100 年）	……脾胃论、相火论、伤寒阴证论
公元 1400～2012 年	明 清 中华民国 中华人民共和国	第四次寒冷期（600 多年）	大疫多行，《温疫论》创温病学 学派论争激烈，或主寒凉，或倡温补，代有兴衰。 明早期——丹溪学盛，喜用寒凉 明中晚——补偏救弊，温补兴起 清初——扭转滥用温补的世风 对痰、瘀、积痞致病的专门研究 中西医之争与汇通

尊重：身体的本能

对话砭术综合疗法创始人施安丽

在中国传统文化中，身、心是一体的，这固然没错，但事实上，身与心，也就是人的神，既是一体，又是各自独立的存在，大多数时候，人们都是贵神而轻身的，对精神需求更加敏感和重视，轻视身体的表达和本能反应，导致"心身不和"。

大多数时候，我们的身体是不以意志为转移的，处于僵硬、疲惫无力的状态，也因此在身体出现疾病时，无从应对。惊慌失措之下，是把身体交给医生，消炎、抽取、切除，如同将不听话的孩子送去教管所，任由教官去责骂、惩罚……还是给自己一个安静的空间，与身体对话，问清缘由，再有的放矢地解决问题？相信聪明的人，都会选择后者吧。人们喜欢瑜伽，根本原因并不仅仅在于身体短暂伸展、扭转后的通体舒服，而是用这种方式，尝试让心与身体达成良好的沟通和交流，像是暂时脱离快节奏，高负荷运转的生活方式，终于静下心来，与好友畅谈一番，了解身体的需求。长久坚持下来就会发现，心神与身体之间的不和、矛盾渐渐消弥，身体的每一个部分，甚至脚趾头都变得乖顺，所谓的亚健康和疾病也在这个过程当中得到治愈。

这是一种奇妙的体验。

学会和身体沟通，正是中医文化的根本内涵所在。不要将身体看作一种理所当然的存在，或可长久利用、压榨的工具。将她当作一个朋友，经常和她聊天，了解一切的不适，都是身体对自然环境产生的应激反应，尊重她的本能反应，帮助她解决困难，最终达到身心合一的健康境界。

中医之美

初见到施安丽，就惊诧她的年纪，如果她不说，你很难相信，眼前这个修长苗条，装扮时髦，皮肤细腻、白皙的女人，已经年有七旬。

她见我们随行的策划人，歪着腰，走路姿势有些怪，便问起缘由。

这位先生，近一段时间都受腰痛困扰，医院给出的检查结果是腰椎间盘膨出。

了解了前因后果，施老师二话没说，让他趴伏在按摩床上，掏出随身带着的银针，恰似武林高手那般，刷刷几下，十几根针便刺入相应穴位。真是行家一出手，便知有没有。

这之后的手法，更是蔚为奇观。先是拍打双手十指内扣，双臂作螳螂臂状，啪啪作响，在后背拍出一串紫痧，接着脱鞋上了床，双脚稳稳踩住床沿，将床上的人拦腰拎起，再自由落体……

一百几十斤的男人，就任着她提拉、回落，重复九次。

一串动作下来，如行云流水一般。这个看上去柔弱的女人，70岁的老人，我的眼里突然出现了杨丽萍的美妙身姿，那样轻灵、美妙，将中医的神奇，上升到了一个艺术层面，光是这种美妙的身姿，已经是一种视觉享受。

当我们的策划人从桌上下来，直起腰，像正常人一般走动时，他以不可思议的语气感叹着："哎呀我天啊，好了！"

那一刻，我几乎不能控制自己的情绪，就这么抱住了施安丽，对她说："你真漂亮，真漂亮！这才是中医啊……"

这次视觉震撼，也促成了与施老师进行第二次的正式访谈。

访谈在她诊室的客厅进行。

打开门，施安丽出现在我们眼前，穿着一套灰黑色提花毛衣，紧身裤、长靴，烫成波浪卷的长发，利索地盘在头上，颈上系着一条与毛衣同色系的丝巾。

如果不问她的职业，这就是一位时髦的都市女郎。但与她交谈你才会发现，她的身体里，藏着一个男人的性格：果敢、坚强、倔强，并且犀利。

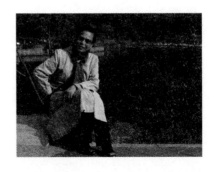

〔人物档案〕施安丽，女，1943年出生，民主人士，中医六艺在身，自创"施氏砭术综合疗法"。广东省中医院主任导师，广东省从化市中医院名誉院长，多年来从事中医研究与临床工作。曾任国家科技部"中医药战略地位研究课题组"成员。二十世纪中晚期，曾受聘于中国国际科学和平促进会专家委员会副主任，向世界传播中医科学；中国中医研究院（现改为中国中医科学院）应用科学研究推广中心砭术养生推广部主任，及"中华砭术施氏养生法"首席客座研究员等。应广东省卫生厅邀请，组织省中医院到县、市中医院，以及博罗、和平、增城、从化、番禺等县、市的乡村医生，进行三级培训。著作有《砭术新说·施氏砭术综合疗法·站稳脚跟》与《砭术新说·施氏砭术综合疗法·健康本源》。

采访现场:

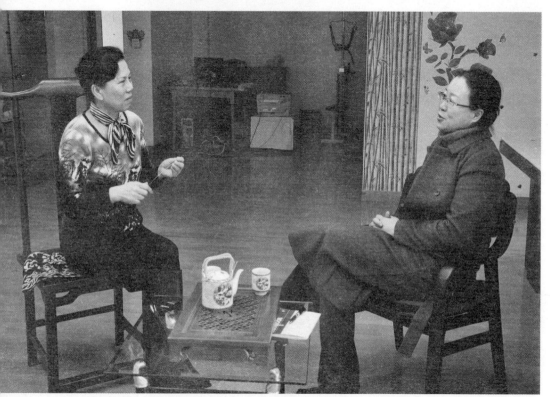

2012 年 1 月：田原与施安丽在北京天缘公寓访谈

1. 人的命，真的天注定？

田　原：第一次见到施老师的时候，印象就特别深刻，因为您看起来年轻，皮肤白嫩，比很多年轻女孩看上去肤质还要好，这才是我们中医人应该有的一种状态。您今年……几岁？

施安丽：刚好七十吧，生日过了。我是孤儿嘛，很麻烦的。因为我爸爸说我是 1942 年 3 月 8 号生的，然后我养母说我是 1943 年 3 月 8 号生的。那么他们两个不一致呢，就很难说了，哪个说得对。这个说的是阳历还是阴历也搞不清楚。因为那个时代，在茅台，比较落后的地方，应该说指的阴历多一点，阳历少一点。其实也没关系啊，这个事情不值得去追究，相差一岁而已，多一岁少一岁，都不是问题。

田　原：我这么看您是没有白头发的。

施安丽：里边白啊。特好笑，我这个头发，人家都这样两个鬓角开始白，我不，我都是里边，中间白，从百会开始白，往外扩散。这两边一根白头发都没有。

田　原：什么时候出现白头发？

施安丽：可能六十多岁以后了。开始中间一、两根，后来越来越多，但其他地方的不白，一点都不白。

田　原：六十多岁才出白头发，太让人羡慕了。

施安丽：怎么来看这个问题。不白也不一定是好事，为什么我这么说呢？我结识一个老爷子，这个老爷子呢，人蛮好，他的夫人快七十岁了，头发就很黑，但是坐轮椅了……而且我在临床上发现，不光是她一个人，很多例子都这样。

田　原：您在临床上也观察人的头发？

施安丽：对，就算年纪大了没有白头发的人，也不一定意味着身体很健康。所以这就说明一些问题，我这人喜欢通过表面现象，来看它内在的变化，尤其是学中医的人，他会互相联系。中医讲"肾主毛发"，发是跟肾发生关系的，它需要气血来养的，不光是头发，耳朵跟肾发生关系，眼睛在某些程度上也跟肾发生关系，牙齿也是肾的一种表现……那么它都养到头发里去了，你想想……

田　原：气血对周身的供应应该是均衡的，如果都去灌溉某个地方，其他的地方可能就要出现缺失？

施安丽：这是上苍的安排吧，上苍安排万物生长的时候，有一个它自己的客观规律，如果说尊重人，这可能是一个尊重的内容。当然这个分析现在医学也没有得到证实，但是从中医去理解我觉得说得通。

有人说我这头发，我就不想让它白，容易，我可以告诉他一个办法，挺好，用那个扇贝，煮完了以后，你吃完扇贝的肉，剩下煮扇贝的那个水，你就拿来洗，放一点点生姜，最好不要用什么洗发水，就在最后用点护发素，要不然有腥气味，是吧，一个月以后，你的头发跟镜子一样。但你要损失的，可能是别的。过去的人为什么说人有一定的定数？就是强调爸爸、妈妈给你的那一点儿火，那点儿气，它是父母给你的阳气，这个是有一定限度的。

田　原：每个人各有天机啊，要不怎说一母生九子有不同呢。最近我采访了国内五运六气专家顾植山老师，很有感触。

施安丽：诶，就是有一定的数。这数呢，不是宿命论的。我打个比方说，假如说煤气罐，正常的煤气罐呢，好像是额定的，五十公斤一个，里面有多少的气。那么偏偏轮到你去买的时候，可能就剩四十公斤了。正常五十公斤烧一个月，你说我四十公斤也烧一个月，那是不是你要动点脑筋？那么我省着点烧，可能还不止用一个月，我狂烧，就是五十公斤可能还不够用一个月……

用这个来比喻自己内在的这点火（元阳），不要糟蹋，不要浪费，要尊重自己，要尊重人，要尊重大自然这种轮回的、客观的东西。人不能违背客观规律。自然不完全是大自然，包括你自己的自然。比方说你现在年纪大了，晚上不能吃那么多东西，你就要吃两大碗饭，今天晚上你不爬一晚上才怪。人就是人，它是客观的一个生物，人是万物之灵，就是跟其他动物不一样，但并不意味着，你就能超然、胡来。不行！不要认为我可以去挥霍，我可以肆无忌惮地去破坏，我觉得这都是不可取的。所以呢，一个人如何来认识自己，我认为当今这样的思考很匮乏，人们很多都是不够理性、不够了解。了解以后，你知识不够，你不了解，你就没理性，就要挥霍。所以我又要回到一个尊重上去了，就是说尊重天、尊重地、尊重人、尊重自然、尊重阴阳五行。

2.诸子百家不是我们的文化原点

田　原：尊重天、尊重地、尊重人、尊重自然、尊重阴阳五行。说得好！就是尊重生命。做到这五个尊重的前提，是有足够的了解和认知。需要一个学习过程，就像人和人交往一样，也要做功课，你要了解他、理解他，才能发自心底地去尊重他、敬爱他，否则的话，谈尊重也是空谈。

施安丽：所以我觉得，这五个尊重其实是中华文化的根，或者叫原点。这个原点从谁开始呢？从伏羲开始，伏羲发现的河图、洛书。

大家可能知道"图书"两个字怎么来的，图书呢，先有图，后有书，先有河图，后有洛书，对吧？把它连到一起叫图、书。就是从图腾这个角度上讲。

文字不是人类之初就存在的，对吧。那么真正变成阴阳五行了，这个图，一个是先天八卦，一个是后天八卦，这两个八卦是陈抟做的，离现在千把年了，他用毕生时间做了这个图。这个先有图，后有书，其实都是时代不断地推进，不断地认识，不断地提高，但是我们总得去找一个原点，那么伏羲的原点大约在公元前八千年，这么一个漫长的过程当中。

现在有人把诸子百家作为我们文化的原点，我觉得这个不妥当。

诸子百家只是中期文化，中国文化复兴的一个高潮，那么这里面就有老子、韩非子、墨子，也有孔子，后来最出名的可能就是老子和孔子了，我觉得他们的思想，都是在继承了伏羲的这个五个尊重的思想基础上，发展起来的。

我觉得这个五个尊重啊，一直也存在着两种思想，两种路线斗争。中医文化也是这样一个斗争。

大家都知道董仲舒，是"天人合一"这个理念的创造者，但是董仲舒他恰恰是继承了另外一点，他把最原初的天、地、人，把自然、阴阳的关系有所变化了。

田　原：什么样的变化？

施安丽：《黄帝内经》中，黄帝不耻下问，他就跟医生交流，向老百姓学习，他就要做自我批评，对不对？可是到了董仲舒这里，谁是天？皇帝是天，君为臣纲，夫为妻纲，父为子纲……所以这一变，就有了阶级的变化，人与人之间关系，天地之间的伦理道德，都有变化了。

所以我们讲董仲舒这个理念，影响了后来很多人。中医界也受到影响，那时候宫廷医生就不可以在民间做医生，对不对？御医是为皇上服务的；为老百姓服务的，扁鹊才是代表。

3. 太极图里的健康标准线

田　原：您谈的五个尊重非常重要，作为人，要深知这种尊重的终极价值。因为尊重本身就会带来平衡。这个平衡最终会反映到我们的个体身心上面。我们谈身体层面，您在《健康本源》里提出了五大"生命本源自和系统"，似乎是将生命的平衡观给具化了……

施安丽：大家经常谈中医的"阴平阳秘"，就是太极的图中间的这个反 S 线，它在一个标准值上，基本上人体是一个健康模式。这个时候邪是成不了气候的。但并不代表它进不来，生命是个运动态，邪怎么会进不来呢？只是不会让外邪成为气候而已！

身体里无时无刻不存在作乱的东西，只是它不成气候而已，控制在自稳的范围之内。

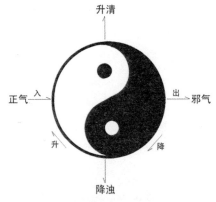

阴平阳秘 邪不可干

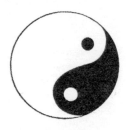

阳盛阴衰图（或阴虚阳亢图）（正邪斗争）

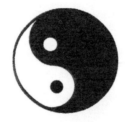

阴盛阳衰图（阳虚阴盛）

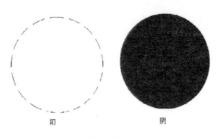

阴阳离决图

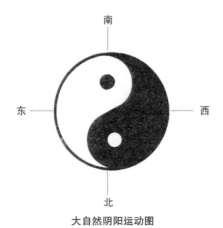

大自然阴阳运动图

（南——夏至；北——冬至；东——春分；西——秋分）

田　原：怎么理解"S线是一个标准值"？

施安丽：在冬至的时候，阳升起，夏至的时候，阴升起，这个标准的S线，是"阴平阳秘"的S线。也就是健康标准线。

但这个S线是移动的，在这个圆圈里移动，靠什么移动？五个标准移动，生命的自组织性、自排他性、自共生性、自应变性、自贞一性。我把这五个生命的本性，就叫"生命本源自和系统"，同时也是一套自稳系统。首先说自组织性系统。

"道之尊，德之贵，夫莫命而常自然。"也就说，万物的运行不是造物主来主宰的，万物根本上都是自己运动，这种运动是有组织、有纪律的。

一个人的心脏张缩、胃肠蠕动、肺的开合、细胞运动等等，都是有自组织性的。在一个生命体中，虽然每个器官组织运动形式不同，它们都协调地守成同一个生命程序，彼此之间都搭配得极其和谐、巧妙。

现代医学说这些运动是神经主宰的，那我要问，谁来主宰神经呢？

说到底是自组织性运动，没有人去主宰他，这是一种天然的生命规律。这种规律是不可替代和不可违背的。长期使用激素类药物，人为取代自组织性运动，导致很多严重后果就是最典型的例子。

那么自共生性系统，就是在自组织性的基础之上，万物形成了一种互相协作又互相依存的生态格局。

生物链就是最好的代表，为什么人类注重环境，注重拯救其他生物？如果生物不断灭绝，那么生物链中的人类就很可能会在未来灭亡。

放在人的身体上来说，人体内的各种菌群，也是相互依存的关系。

有一个85岁的老人，几乎没生过大病，从来不进医院的，走路时健步如飞，身体很不错的。有一次，三九天伤风感冒，发高烧，白细胞也高。到了医院，医生给他用了相当于常人5倍的抗生素，结果怎么样？体温下来了，但是肛门出血不止，再打止血针，用上了进口药，就三天，过世了。

这很明显就是抗生素使用过度，病菌被消除了，其他益生菌也被消灭了，甚至连大肠杆菌也都消灭光了，肠系膜脱落而致死。他身体自共生系统的平衡被打破了……

生命的自共生性系统，还体现在疾病上。

比方说糖尿病人总是出现三高，血糖高、血脂高、血压高，免疫功能也差。而且往往是血脂、血压一高，血糖就上去了。

这是一个常见的代谢、分泌、免疫三系统自共生性关系受损的结果。所以在治疗的时候，不管是治糖尿病还是高血压、高血脂，总是能治愈了一个病，其他两个同时痊愈。

中医能通过外治法治愈很多内源性疾病。而且往往很多合并症能同时得到治愈的原理，就是依据了生命的自共性本源系统的运化机制。

互相依存的另一个表现，就是生命系统会合作起来，抵抗试图破坏这种内在平衡的外物，这就是自排他性。

人是天地的产物，一生要和天地保持着一种良好的沟通的关系，来维持生命，我们要吃大地上长出来的东西啊，要呼吸空气……但是有利就有弊，就好像家里开窗，空气是流通了，灰尘也会进来，封闭不好，苍蝇、蚊子也要来的。在人体来说，外界有毒、有害的物质，随时随地都在入侵。所以为什么自身要强壮，即使有邪来袭，但是在人体内也不会形成大气候，即"邪不可干"。

身体有自己的智慧，除了设置层层防御，当身体被侵害的时候，身体内部的自排他性系统就要启动了，将有毒物质，通过适宜的通道排出身体，来捍卫生命的稳态。

为什么每天要排大小便？看中医的时候，都要问，你的大小便好不好？人为什么要出汗？要有耳屎、眼屎？受凉着风的时候，为什么要有痰？甚至微血管都可以作为人体排异的通路。这都是自排他性系统在排除异己。除"邪"物，包括邪气。

所以中医在治疗疾病的时候，不是直接去杀伤侵害身体的细菌啊、病毒啊，而是通过针、砭、药、灸、导引、按蹻等六艺，这些中医方法，因势利导，调动你这个自排他系统、自组织系统，把致病的物质排出去。

田　原：生命的完整性可以微调，但是不容破坏。

施安丽：没错。但是今天多数人都不能理解和擅用身体的自排他性了，最典型的例子就是感冒啊，一感冒就退烧、止痛、消炎，全是对抗性的方法，表面症状很快没有了，其实致病物质并没有代谢出去，人体的自排他系统也一点点被破坏掉了，结果怎么样？肺炎、慢性支气管哮喘、鼻炎、咽炎、心肌炎等等，都是感冒没彻底医治的并发病和后遗病。

田　原："小感冒，大隐患"是很多中医人都在强调的问题。说感冒是常见病，但也是大病、重病的一个重要机点，治疗不及时、不对症，就会引发更严重的疾病。甚至一部分癌症病人，就是在感冒后发病的。

施安丽：事实就是这样，所以民间才有"感冒生百病"的说法。

田　原：再谈谈"自应变性系统"。

施安丽："自应变性系统"就很好理解了，生物最奇特的一种，就是生命体会随着环境的变化而变化。

钢铁厂的司炉工耐高温能力比普通人就好得多，渔夫的脚和平常人不一样的，脚趾一般要分开一些，因为他们长期站在船头，这样才能抓地，站得稳。

还有一个很明显的例子，就是接种疫苗。中医 16 世纪就掌握了"人痘接种天花"，就是把天花的病毒接种到人体里，激发了人体的自应变性系统，人体就创造出一个适应这种病毒的环境。猴子为什么能和艾滋病病毒共处？也是自应变性的结果。

青霉素刚发明的时候，多厉害啊，现在呢？病菌越杀越强。其实根本上也是中西方理念上的不同，西方人什么理念？我要征服自然、改造自然，让自然来适应人类，东方文化是讲"天人合一"，是你中有我，我中有你的和谐观。

田　原："自应变性系统"为生命提供了很多可能，面对疾病、重症，其实身体还是有出路的，身体有自己的智慧，只在于我们能不能读懂他，在关键时刻很好地去协助他。其实再复杂的疾病，也逃不出天地去，有一种毒，就有一种解药。

施安丽：两个方向，选择打压，还是选择尊重。同是一种应变性，顺之与逆之有两个相反的结果……

还有一个，就是我们每个人都是不一样的，每个物种都不一样，都是惟一，万顷森林没有相同的树木，天下没有两片相同的树叶。

田　原：你要找到真正的自己，才能读懂自己的命。是为天机。这是您要谈的"自贞一性系统"。

施安丽：我就叫它"自贞一性系统"。每个人，都是一个整体，包括你的思想、器官等等，互相之间有一种天然的协调性。人体无时无刻都在运动呀，人要呼吸，血液要循环，肠胃要负责消化……包括大脑要思想，这些运动既是独立的，它们之间又有默契，是协调一致的。

每一样都是难以替代，最终形成了你这个人，你的体质状态，自我修复能力，抗击打能力，你和周围环境这种相互协调的功能等等，都和别人不同。为什么移植器官的人，会有排异反应？这是明显的自贞一性系统反应，虽然是救人一命，但不可否认，也人为地打破了原来的协调和平衡。

4.腹水是错位的营养

田　原："人道源于天道"，不管身体是强健还是体弱多病，都已经形成了独一无二的生命系统，这套系统结成了内在力量，互相扶持也互相制衡，最终形成了自身的一种独特的平衡状态。

比如有的人生来就"病病歪歪"，那种"病病歪歪"就是他独特的生命体征；还有人先天血压高，有人这个那个指标高，但是人很舒服……可见健康没有绝对标准。

施安丽：人体是能够自己调节的，作为医者，必须顺乎自然，不仅是知其然，还应该知其所以然，才能更好地尊重自然和顺应自然。

我给你说个故事。

我在广东工作不少年了，刚去时，遇到一家医院的院长，西医出身，挺有性格的一个人。尽管我是邓老建议广东省省长请去的，但是我去了以后，这个院长就给我出考题。我说我刚来，什么都不知道，病人和学生由你挑，咱们把病人放到礼堂的台面上诊治。

一个急性肝腹水病人，当时每隔一天就要抽 3000ml 水出来，腹围缩小 3cm。腿肿得油光蹭亮，连一点皱纹都没有。经过施氏砭术综合疗法，当场腹围由 101cm 减少到 97cm，小了 4cm。脚趾头开始出现皱纹，整个腿上也出现皱纹，肿也消了。

院长问我水哪里去了，我说去它该去的地方了。后来院长把这事情讲给了邓铁涛老师听。

邓老听了这个事情，笑了，说："回答的好！"

田　原：腹水减少这么多，是从小便排出去的吗？

施安丽：没，也没小便。

田　原：腹水在身体里就凭空消失了，到哪儿去了呢？

施安丽：就是归位了，就像这杯水（指着桌子上的一杯水）。把这杯水倒出来，杯子和水一共占用了两个杯子的空间，但是再倒回去，它仍旧占用一个杯子的空间？水又回到细胞里去了，归位了。当然这个比方不一定恰当，有待进一步研究。

凡是全身腹水的，可用经络原理把脱出常轨的水回归，当然需要具体情况具体分析、具体对待。虽然这个现象从现代医学的角度没办法解释，但是你能看到他水没了，肚子明显小了，这是客观存在的事实。可是，凡是没在现场看见的人都以为是假说。

田　原：人放错了地方就是垃圾，放对了地方就是人才。"归位"这个词儿特别好。

咱们谈谈拔罐，也是您中医六艺里面的，拔出瘀血浊痰，对于人体来说，是必要的清理和保养吗？

施安丽：老百姓用火罐非常有道理，但是拔罐、走罐是有区别的，走罐是将邪散去，火罐是聚而拔出，它是有点区别的。聚好还是散好呢？当然是散更好了，聚在一起以后，效果还是差一点。同样，我给病人做拍打法的时候，也会拍出很多瘀血，这些瘀血都是在皮下的，不会出来，那是放血好？还是拍出瘀血好？我的观点是拍出来，瘀着，还可以再利用，人体会再利用。当然这是一家之说。

当然这个也不是完全的，还要看具体情况。但是放掉就没了，就跟股票似的，斩仓就没了，你要不斩仓，没准儿它还会回来的（前提是这个企业业绩还好，不是面临破产的企业，如果是快倒闭的企业，必须及时斩仓）。再比如，轻度中暑时候，刮痧效果很好，血还可以重新利用（白血球还可以重新利用）。但是如果是严重中暑，刮痧则是不可以，必须放血救命。

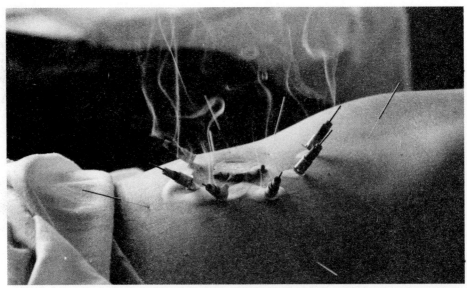

施安丽在为病人做"八卦针"。每根针尾都插有一壮艾炷，中间则垫放一片附子。

5. 止咳血的棕榈树芯

田　原：邓老对您评价很高。您的第一本书《站稳脚跟——施氏砭术综合疗法》，邓老题写序言，说您不仅精于砭石，而且将中医的传统六艺：砭、针、灸、药、导引、按蹻六者综合应用。

我听说您的砭术疗法非常给力，是中医简、便、验、廉的代表。

施安丽：邓老在北京开会的时候，他的日常保健由我来管。另外呢，就是邓老可能喜欢我这种性格。再一个，邓老到我那里去考察过，他说我给你打工啊。就给我看了六个病人，访问了六个病人，一口气待了六个小时，中午吃饭已经两点了。那个时候邓老已经八十六岁。带着他儿子，我们度过了愉快的一天。后来接触就多一些。

这以前也接触过，他每次来北京都很忙，然后他在学术会议上，我们去，谈了一段时间。基本上，我是报喜不报忧，都跟他说开心的事情。很多人说我是邓老的弟子，可我没有正式拜过师，但是邓老教了我很多东西。邓老是我最尊重的人。

陆老（陆广莘）也是这样，陆老对我也特别好，碰面时候常常说：施安丽，你来吧。我从陆老那里得到很多教导和理论。他总跟我说，有术，没有学不行，他建议我，在学术上多下点功夫，你的术没得说的了，但是你的学呢要更上一层楼。在学术上我得益于这两个老师。我用了很多时间来读书。我读了不少书，书都翻得破破烂烂的，在上面画啊、写啊，记在笔记本上。

我这人先天不好、后天也不好，去年一年身体不大好。我没法跟我这两位长辈比，他们两个一百也不会封顶，我没有这个奢望。因为我先天不好，我妈妈是苗族人，我爸爸是汉族人，一岁多我就成了孤儿，三个月的时候就没奶吃，吃玉米糊糊长大，玉米糊糊往嘴上划，有时候还招苍蝇。我一岁三个月的时候，我亲生父亲也死了。养父养母把我背在背上，我脖子都撑不住，你看我现在走路脖子还是有点歪。

田　原：您不说，还真不好看出来。

施安丽：后来在我虚岁十三岁的时候，发育阶段，挑柴，又摔了一次。本来五十多斤的干柴，担柴火去跟人家换芋头，结果半夜里下雨，雨水浇了以后呢，变成了九十斤，挑不动。挑柴换芋头的事情是和堂姐妹一起去的，堂姐妹在半夜里起来烧饭，准备一起去，我特别过意不去，总不能一个人害大家不能去，所以就硬撑着走了。在泥泞路上，连担子带人，摔了，爬起来以后还是坚持去了，最后到目的地，一过秤，九十斤，换回来四十五斤芋头，又挑回来，十八里地，来回三十六里。晚饭吃的就是这个芋头，特别开心，为什么？因为我居然可以养活我妈妈了。

回来的当天晚上，在堂姐家里，他们吃饭，我吃芋头块，坐在他家门口一个小板凳上，啪一口，啪一口，是咸的，吐了很多。后来他们家一个老奶奶，就说安丽怎么了？我说不知道怎么了，我就嗓子不舒服。那时候还没有电灯，他们拿个油灯一照，全都是血。我害怕了，往家跑。村子里一百多人就跑我们家来了，跑我们家来了以后，五十米长的弄堂，全挤满了。那时候，乡亲们拿白糖来的，有个老奶奶特别有经验，哗一下把锅掀起来了，把锅底那个灰，就是百草霜，刮下来后，拌着白糖吃下去，也没止住。正在这时候我爸爸回来了，他说不要紧、不要紧，小孩可能气管磕破了，没事，然后就去看西医，也没看好。吐了很长、很长时间。从春天一直吐到快冬天。到处治，治不好，我妈把做伴娘时候人家送的缎子、枕头、被子都卖掉了，还是没有治好。我妈妈说少女吐血，叫"女儿痨"（女性青春期结核病），是活不了的。但是我自己知道，可能就是摔伤了。这场病，最后还是中医治好了，我爸爸的干妈妈，是一个民间医生，就一副草药。

田　原：就一副草药？还记得。

施安丽：记得。但是什么药她没告诉我，但是那时候我很机灵。她说要半夜里到岩石上去采，她就走了，我就悄悄跟她，她不知道我跟着她。后来我就知道是什么了，在深山上，这是第一次，我认识了某种止血的药。这种止血药，其实也很简单，就是棕榈树的芯。做蓑衣的那个棕榈树。这个芯一砍掉，这棵树就死掉了。所以她要到山上去砍，但是她不告诉你。另外再加一味药，这味药其实是在树上盘着的一种小叶子的藤，现在叫什么我不清楚，但是我知道那个东西很好。

田　原：想来她不告诉你，还要夜里去砍，而且这个芯一砍掉，这棵树就死掉了。她一定怀着对自然的敬畏之心。

施安丽：我给你讲一个故事，有一个民间医生，特别有本事，去找他，请他教，说破了嘴也不肯教，药从大裤腰里拿出来，他那种抿裆裤，哆哆嗦嗦的。他也教了我一些本事。但他不告诉我，我就闻啊，我闻它二十年，好几百种药，磨碎了，一罐一罐，天天闻，现在的中药呢，你不告诉我没关系，你只要拿出来，我一闻，定不了量，但基本上可以定性，量的问题，我再去思考就行了。

田　原：这么神呢？两味药就是救命的药吗？

施安丽：煎汤吃了，当时就止住了。止住了以后，后来连续吃了大概一个月。这个棕榈芯大概吃了三天，以后就全改成那个小藤藤了，那个藤藤煮鸡蛋，治好了。所以就是说，我这是第一次受益于中医。

还有一个，就是我爸爸的干妈妈，当时我的一个牙得了牙周炎。一般而言，大人的牙周炎病人，很多都是有糖尿病，小孩则不是。得了牙周炎后就出血，一摁就有血，而且是臭的。老人家把我领到了一个溪边，找了一种草药，拔起来以后，把根一撅下来，在溪里涮涮，涮完了以后，两个卵石啪啪啪一敲，敲完了，里边的汁往嘴里擦，一次就好了。最多三次，全好。这个药我现在还认识。

但是没名字。《本草纲目》里找不到。我按照此方治好多中学同学，都挺有效。我每到一个新地方，都要找找这个药，都没有找到，就杭州这个地方有。我曾经想过用组培的方法培育这个草药，我到中国科学院去学组培，但是后来还是没做。当然以后有机会也可能会做。这种草可以做成牙膏，做成漱口水，可以做很多产品。

田　原：哎呀，访谈出来了肯定有人会想和您谈合作。这场大病后来成了您生命转折点？

施安丽：那会儿13岁，个子又小，病了后不仅影响了长个，而且还影响了发育。十三四岁，不来例假。我父亲又给我定了个很奇特的安排。

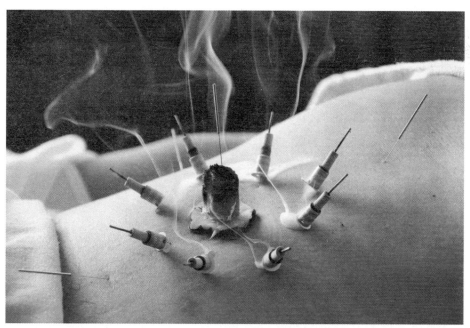

八卦针近景：在附子片上，还要再点燃一壮手指粗的灸条。整体布局，颇有几分"祭祀"的味道。

6.九十八岁的神秘师傅

田　原：命运给了你第二次安排？

施安丽：对。人家小孩十三岁都来例假了，我都十四岁了，个子不长，例假不来。那时候我妈妈就开始担心，找我爸爸。

我爸爸安排我去找一个老太太，好多年，与外界几乎隔绝，伺候一个九十八岁的老太太，也就是我的老师，一直到把她埋掉。我老师就收了我一个徒弟，没有第二个徒弟。就是很怕，在深山沟里头。

田　原：十三岁的一个女孩子，进深山伺候一个老人。这个有点传奇色彩……

施安丽：这个老人就是一个孤家老人，连户口都没有。但是这个老人非常有学问，有一笔非常漂亮的字，会画画，肯定是书香门第。

老太太九十八岁了，头发全白了，但是你就看出她那种俊秀，你就看出她那种慈祥，就看出她那种与众不同。她是进这个山有很多年了，她从上海来的。就叫张氏，连张氏都不愿意告诉人家，女人没姓、没名，就这样。她养蜜蜂，种生姜，种桑树，自己还可以做蚕茧……什么都有，什么都会。

田　原：她住在哪儿呢？

施安丽：住的山上一个小屋里，挺破的。但是非常好，后面是山，有一点点平地，有溪水。

田　原：父亲怎么会想到安排您到那里去？

施安丽：我父亲不告诉我啊，只说你身体不好，你得去找一个人，特别有学问的，你没有诚意人家不要你。我在那里跪了三天，她不搭理我，人家不要我，不答应啊。后来我昏倒了，才被她拖进屋子。

田　原：你自己要跪，还是父亲让跪？

施安丽：我自己跪的，三天，又是太阳，又是下雨，又是黑夜。我父亲跟我说，人呐，总是要吃点苦的，假如你不吃苦，你不可能成为一个真正的人，我父亲是搞教育的。我父亲说，人字怎么写啊？一撇一捺那么简单，从小教的你，要"戳住"很难，就是你一定要立命，你要性命双修，不容易。对我来说，性命双修的这个印象最深。他说性命，你的性和命，说是两个字儿、一个词儿，其实不是一个词儿，命是命，性是性。你要修"性"。性指的是性格，与道家说的不完全一致。

他非常有学问。但不爱说话。那么这一次受益这个老师呢，我很怕。我后来晕倒了，她把我拖回去了。我估计也有人想当她的徒弟的，她没有收。看到我的决心，她收了。

田　原：你自己找到老太太的？

施安丽：我自己找到的。父亲告诉我方向，他说你去找她，找到以后你认定了她，可能会收你的，她肯教你的。健康不是靠医生，要有人指点你，你自己慢慢把自己养好。他当时就是这么说。

这种理论，当时觉得特别新鲜。我去了以后呢，人家不收，拒绝了，说你这孩子太小了，懂什么呀，一个流鼻涕孩子，就这么说我。后来我就说我不小了，我已经长大了，她说小，还是小，你不行。

我就给她讲，在我们村里头，无论是采蘑菇，还是去伐做毛笔笔杆的竹子，去做草鞋等等，我都会有新的发现创造，都比别人做得好，比我大的，比我小的，都不如我，敢这么说。我说比如说做伐笔杆（毛笔杆），我就知道什么样的山上会有，拾蘑菇什么样的山上会有，捡干柴什么样的山上会有，我给她讲我的判断，多阳光的地方，可以采到比较早的笋，等等。

她听了以后说，你真的有自己的办法，就这样我又受益于中医的救命之恩，她收下了我。

但是我还是有点害怕，她岁数太大了，那时候已经九十八了。她跟我说了，你每天要帮我梳头，帮我洗澡，帮我洗脚，帮我换衣服，帮我洗衣服，她就来下马威嘛，给我讲了很多、很多条件，你做得到吗？我说我来了就做这些，别的又做不了。她说那你还学习呀，我教你什么，你必须学会，不会我要打你的。我说那可以，你为我好嘛，是吧。

然后我们每天有蜂蜜吃，我们经常有桑葚干，有枣吃，种了很多东西，这些东西就足够了，我们就是除了盐要到外面去买之外。其他的自己都有。做酱啊，做江米酒啊，什么都有。

她还种好多中药，那时候她还种了黄精，她有一个自己的独立王国、世外桃源，可以这么说。她非常能干，就是说这么一个野山上，她那儿真的什么都有。

有的隐藏在里边，竹笋，我可以认到很多种笋，什么早笋、水笋、红笋……好多、好多笋，有的就是她教给我的，这叫什么笋，那叫什么笋。

就缺一样笋，四季都能长的笋，你想将来发明这个笋吗？第一天就考我这个啊。后来我说，那上苍都没安排有，我怎么发明？她说这就是要进步啊，她说我讲个故事你听啊，有一个孝子，他说他妈妈特别爱吃笋，那儿子就到处去寻觅这种笋，没寻觅到，他一直在钻研这个笋让它四季都长，他发明了这个笋。事实上没有，她言外之意就是说，你要孝敬我的话，你去种这个竹笋，你明白吧？十多岁的孩子真的不可能。

她临死以前不久和我说，这个你不成。她的意思就是我的创造发明还不够。我老说这不是上苍安排的吗？冬天有冬笋，春天有春笋，夏天有石笋，秋天有鞭笋。各个季节都有各个季节的笋。鞭笋完了就是冬笋，冬笋完了就毛笋，毛笋完了就是早笋，早笋完了就是乌笋，乌笋完了就是节笋，节笋完了以后就是水笋，水笋完了就是石笋，你看，你随便数出来的，都会有笋。

可是有时候特别害怕，深山里头打雷啊，各种动物叫的声音啊，确实有点害怕。她说你不用怕，你是文曲星，但是我认为这是她的一种策略。

田　原：她说你是文曲星？

施安丽：对。她说将来你有作为的，所有的邪都怕你，你什么人都不用怕，你任何时候都不用怕，你这次记住我的话，不用怕，邪恶都怕你，你不要怕邪恶。所以我的胆子比任何人都大了。后来在她死以前她就告诉我如何帮她装殓，她自己都准备好了的，她衣服自己都穿好了，我就给她梳了个头。死了以后我就给她葬了。葬了以后，不让做碑，就是要找一个标记，她自己设计的标记。这标记我前几年去找过，还在，像一个慈祥的笑脸。

7. 看，手掌上倒挂着一串儿五行

田　原：老人过世的时候？

施安丽：一百零三岁。最后她在临闭眼以前给我十本书，有一本书就两句话，悟了十年才悟出来。就是八卦五行。最有意思的一本，我在2009年才懂，八个字，一幅画，这是一本书，你知道吗？八个字，叫做什么，"先天八卦，五行操作"。就是按先天八卦，用五行来做。底下一束香蕉，香蕉是五个香蕉。我为什么后来才了解，我在讲课的时候才了解。你知道吗？讲课的时候我突然这手一比，它香蕉这么长。

田　原：顿悟。

施安丽：顿悟。然后我就把这五行八卦交给了省中医院，省中医院我们学生做了以后，高兴得不得了，跟我说，施老师我八年没治好的病，突然治好了。有意思吧？所以早说晚说，有些东西它消化不了的时候也说不清楚。

田　原：一个手型就顿悟了，是看到了五行的排序？怎么应用在临床上？

施安丽：其实临床上是比较简单的。这个悟了以后，我就做很多病例的尝试，长达一年半吧，就是各种病人，做了以后呢，觉得确实好，然后教给学生去做，现在学生可能只知道一个平面，就是一二三四，五六七八。就是先天的，北不在上，北在下，南在上，心在上，肾在下，左是肝，右是肺，右上是脾，左上是胃，右下是小肠，左下是大肠，八卦。那么这个先天八卦呢，只给你图，没有太多的解释。

它是从天、地、人，自然、时空来讲的。我当时太小了，现在最大的遗憾，原作没有啦，她给我的原作，文化大革命怕抄家，全烧了，我爸爸妈妈的照片统统都烧了。然后完全凭记忆，要烧以前什么都不干，整天在背这个，背她的诗，背她的作品，背了以后实践，实践了背，背了实践，那个时候实践都在自己身上实践。

田　原：老人家也留下了自己的作品？

施安丽：自己的东西，但是她也有老师。她的老师我现在追到了，她的老师是张紫阳。她是张紫阳的什么人，我就不知道了。她就不告诉我。但是我现在找到张紫阳的理论（张紫阳（984～1082）内丹学家），跟她的理论有诸多吻合之处，所以为什么有关道家的一百多本书，我都买了，就是我要找。

田　原：她的主要思想？

施安丽：就是五个尊重，先天经络，人是一个整体的、系统的思想，她认为人不能分开，你的每个汗毛孔，它都在呼吸。所以她这个整体论和系统论，我在第二本书里有了。

她的书里也有插图，她也说这个是谁说的，那个是谁说的，那个时候我也不知道她说的是谁。她就按照她的教材教我啊。有时候也有病人来看病的。来看病的病人都是门板抬来，放在这里。门板抬来了，要死了的，治好了，你再放回门板去，人家就抬回去，反正也不用花钱，我们也不要钱，都是这样的。那么，她跟我说，理论是第一重要的，你有理论，以后可以去实践，没有理论不行。实践呢，则是让我扎乒乓球，把乒乓球放在水里，用针扎，练习臂力、腕力，然后再在老师身上，在自己身上扎。我从小就练，在自己身上扎针，我的扎针还算娴熟，就是这样练习得来的。

8. 锯开肩膀的黏连

田　　原：十三四岁的童子功。

施安丽：就这些童子功之类的。我一直不肯揭秘的，一揭秘就是道家的东西。那一年，萧天石的儿子来了，叫萧大可，是张超中博士带来的，带来以后呢，他说他到处找我，找到我以后，我给他扎针，他就知道了，就说你是道家针法。

为什么呢？我那天用的就是这种长针，66公分的。老太太就是用这种针，爱用这种针。

田　　原：这针很粗啊！

施安丽：普通的针也就是ø0.22或者ø0.25，我这个是ø0.85，比一般的针要粗得多，在这种针里面，它算最长的了。这种针呢，病位不深是不会用它的。但古人用最细的针就这么粗。所以它有很多禁忌，非常容易碰到血管，细的针，即使碰到血管问题也不大，它也要躲你的。

田　　原：血管会自己躲针？

施安丽：它自己会躲的，所以现在要打破它的禁忌。它是这样子透拉的，像拉锯一样，拉它有时候弯过来。萧天石的儿子萧大可，这个右臂呢，已经不能够着屁股了，不能擦屁股。

他这个手举不起来，左右上下都困难。一个人不能擦屁股很麻烦，总要解大手嘛，他说再不治不行了，十多年了。

也有其他人会扎，他信不过，就来找我。那么从肩膀前面扎进去，从后面穿出来，拉"小提琴"。

当时是夏天，他就出了好多汗，他胖啊，就这个针也不大够长，66cm长。就一次，把他搞定，他就可以动了。因为他第二天就要走。当然，这样也不可能治得太彻底。

田　原：什么原理？

施安丽：他的胳膊上下左右都困难，原因是这堆经筋黏连了（指肩周围），就是炎症久了，影响活动。

这种芒针治疗，相当于是一种微创的疗法，你扎进去以后，拿这个"钢锯"，你知道有钢丝锯吗？就是木匠钻那个门窟窿，打一个洞以后，把这个钢丝锯穿进去，上面一挂，就把这个门锯成一个圆的。

那时老师跟我讲的就是钢丝锯的原理，她跟我说，你想装个锁吗？你就必须把那个木门打个洞，打个洞的话，你要靠钻，多大钻才能一下子钻那么大的洞？不可能的，她说你这样打了一个突破口以后，哪怕是钉子钉的小洞都可以，然后把这个穿过去，锯出一个能装锁的圆洞，把这个再装在那个把上，你就可以锯了嘛，按照你设定的方向锯嘛。

田　原：钢丝锯恐怕很多人没见过。这个针进入到人体之后，也会有这种圆弧度的锯，锯周围？

施安丽：不是，从底下，你只要找到了位置，就是黏连起点，从黏连的底部进去，你要摸得准确，要有经验，针进去以后，从阳面出来……（从肩膀处前向后穿透）

田　原：就是把黏连的地方给锯开了？

施安丽：对，锯开了，在别的地方再补几针，补几针马上就精神了，当场可以大幅度活动了，因为他买的第二天的飞机票就走了，就做了一次。

田　原：这一次做了多长时间？

施安丽：一个多小时吧。我还给他走罐。让他的邪毒从别的地方出去，从肩周围及臂，甚至是环跳穴，邪都出去。做完以后，他一看到我这针法，因为扎别的针，我都是斜针，他一看就说，你是道家针法。所以后来他们道家活动便叫我参加。

田　原：我在几年前采访过满针传人王修身，他的针也非常长，也是从膝盖内侧穿透出去，来回拉，还用针扎眼球……看上去很神奇，但真到治疗的时候，恐怕很少人敢尝试，看上去就很疼。

施安丽：如果是阴面进阳面出来，不疼。我在自己身上练过，如果说是从阳面进去，阴面出来，疼死了，特疼，受不了。芒针太长，出针难（透针难），要把握针的特性，钢针的弹性，人体肌肉的特性，病人还要配合，有点难度。

田　原：内阴外阳？

施安丽：自己试试掐自己，用手掐你这个地方疼，还是掐这个地方疼？这个疼多啦！阴就是疼，阳就没那么疼。这一掐马上知道了。我前面讲过的。

所以就这里进去，哪里出来呢？大腿阴面进，阳面出。

进针的时候这里很方便，出针的时候呢，因为你这个斜跨度大了以后，你靠这个钢的力量很不好用，你比如说我要从血海穴进，我要从风市穴出来，要从这出来，出来的时候，你看这个跨度这么大的时候，你这个针，姑且不说它碰到骨，就说直的话，你这一进的时候，要把握钢针的弹性，比较难，那么一次出不来，两次出不来，三次出不来的时候，疼极了。

为什么在中国掌握这个针的人不多，我也不愿意太多推广，我只是说哪个学生肯学，我一定教他。我有几个学生在学，他们也有在我身上练的。

田　原：学生来扎您，能忍受吗？

施安丽：可以，有的人就是有点笨嘛，扎针出来进去的，太困难。我最多的还是要求他在自己身上多练，我的针几乎都在自己身上练出来的。

比如说看，就说这个针教给我的时候，我真的不太行，然后我现在对它解剖清楚了以后，我从这进去，我又从这里出来，出来的时候有时候针会弯，怎么叫它不弯？我在这里压着，压着到时候就是有说用止血钳子，用手压着，然后到这个地方的时候，这里有个止血钳，往这里，看到了以后，往这里拔出来。我自己身上练我才知道怎么进最疼的，怎么进是不疼的。

田　原：都在自己身上练？

施安丽：在自己身上练，数不清了，就没数了。就是每逢一个新的穴位要去做的时候，一定要在自己身上先练过。

就是背后之所以到现在还没有做，就是从下去，一直到底下，因为我自己练不了，就没做过。

就有人一米二的针，咬着牙，从脊柱，一米二上去，这个我自己做不了，不能在自己身上练，从脊椎的两旁，串"糖葫芦"，但是这个我没做过，不会做，做不了，自己没法做。但是这个针法很重要。

大脑属于血屏障，药进得去吗？血脑屏障是最严密的屏障之一，一般的药进不去啊，进脑袋的药一般都是要最毒的药才能进去，要开窍。大脑的血屏障叫血脑屏障，属于人体五大屏障之一，五大屏障包括气血屏障、滤过屏障、血睾屏障、胎盘屏障和血脑屏障。

"自古华山一条路。"我现在就在干这个工作。但是还有一句话：腹深如井，背薄如纸。

这个针啊，练到六十年代的时候，60年代已经提倡快针了，快针就是很多人看病，你就是拿着凳子，脱了衣服，夏天的话，几百个人，就是"嗖——"下去，到点以后就有一个人收针。很快，一天就可以治很多病人。

本来扎针最疼的，其实就是皮肤进针疼，进针只要速度快，不会疼的。所以不是给你讲因为飞针不疼，不对的，是因为你的速度快才不疼。

田　原：完全看不见穴位，可以用手摸吗？

施安丽：摸，当然可以摸！

有时候你就摸得那么准吗？摸什么呀？所以基本功要练到这份上，就不是那么好玩了，在自己身上不练，不行。

对骨头要清楚，对人体解剖学要清楚。骨头位置是不变的，可以摸，可以作为穴位的参照物。肌肉脂肪的位置是不太可靠的。

9. 中风有迹象，三角掌纹能识别

田　原：咱们谈谈具体的病？肺癌如此高发，面对环境污染，我们怎么给肺一个保护？

施安丽：大环境没有办法，小环境，平时吃杏仁儿，吃白色的那个鱼腥草。鱼腥草是利肺的，还可以吃点猪肺。猪肺也挺好吃的，洗得干干净净的，白的。

当然也不是绝对说吃哪就补哪，但它也是一种补充。中医讲的是取象比类，从这一点上讲是有道理的。

田　原：对于肺家来说，避风寒尤其重要。

施安丽：对。三九天我从来不在外面，不过有一次，从广东省中医院去从化，来接送的车没有配合好，我有些生闷气。晚上住在温泉宾馆。别看那个地方，冬天其实也挺冷的，他们告诉我被子在哪儿，但我也没找出来，我就想着明天讲课的事儿。虽然做了 ppt，但是心里还是想明天的课怎么开头讲好。

我干女儿跟我住在一起，夜里两点多钟，突然头痛得不得了，醒了，醒了以后我说，你赶快看看，多少度啊，她说 19℃。那里的 19℃ 跟北京的 19℃ 还是不一样的，阴冷啊！我说你赶快开空调，就这样头痛、心悸。我也没带放血针什么的。就硬挺，挺到早上五点，挺不下去了，就打电话，叫一个学生上来，让她给我放血。就这时候，几个小时，手上的掌纹就变了。变出了 19 个三角。在生命线上，密密麻麻就多起来了。

田　原：掌纹变化反应身体变化？这些三角形意味着什么？

施安丽：就意味着轻微的中风啦。舌头底下的两根静脉血管已经很高啦，快到舌尖啦。两根血管叫金津、玉液。我叫他们赶快在舌头下的经脉放血，还每个手指放血三滴，放血以后，头就不痛了，也不心悸了。当天就照样讲课，一讲就是十天，每天不少于七个小时。

田　原：中风也是常见的疾病，怎么预防中风？多观察自己的掌纹？大家总说了如指掌这个成语。.

施安丽：什么叫了如指掌？我对自己的掌纹非常了解。它的变化我是经常看见的。这都没关系，关键是这个上来得很快，下去得很慢。像放血这种方法，先救个急吧，正常情况下，我治中风，要用综合疗法，要针百会和风池，舌下静脉放血 25ml 左右，然后十指放血，大椎和肺俞也要放血，先刺络后闪罐儿，双列缺，放血，出一点血就行了，然后还要用砭石啊，帮他启动先天经络、温补。

田　原：先救急，然后再用六艺治疗一段时间。吃中药吗？

施安丽：看情况，也吃，我可以给你说个方子，我常用的，白芥子 10g，甘草 5g，厚朴 8g，天南星 10g，生姜 30g，竹沥 20g，大枣 3 枚，枳实 10g。当然不同的病人后期还要具体分析，在这个方子基础上适当加减。具体问题具体对待，辨证治疗。离开辨证，是不对的。

田　原：手掌是身体一个全息，隐藏着很多的健康秘密，除了能看出中风的迹象，还能看出什么？

施安丽：腰痛，只要他痛了，他那个全息一定反应出来，手上也一定反应出来。手下也可以摸到，在这个位置（手第二掌骨），你自己摸摸看。这个掌骨往后推压，什么地方痛，就是你那个点。找到以后自己可以按，可以缓解。

田　原：也就是说腰椎的疼痛，在手上、脚上都能找到相应的位置，都能定位？

施安丽：可以。还有一个就是说，这个腿摔了，走不了了，但你现在又必须离开这个地方，就在肚子上，先天经络上，按这三个点，肚脐下方，阴交穴，斜对四寸，这是第一点；然后再往下找两寸，这是第二个点；然后这边再斜过去两寸，第三个点。你用力按它，这个脚，马上就可以走。

用手的话就是两寸，用针就是三寸。

田　原：什么道理呢？

施安丽：这是你在妈妈肚子里七个月以前的时候，你跟妈妈面对面的，是趴在妈妈肚子上的。所以这个点正好是膝盖的位置，脚的位置。我叫它"膝三角"。这个东西呢，说出来也不难，但把握它有一点难度。做的时候有没有耐性，力量够不够，时间够不够……这些上都是有讲究的。但是往往学会了以后，很多人浅尝辄止，不去认真做。

10. 爹亲娘亲，不如 40℃水亲

施安丽：有一个笑话，文化大革命时期，有一个中将，西安事变那会，他穿梭在国民党和共产党之间。

当时大家都在唱"天大地大不如共产党的恩情大，爹亲娘亲不如毛主席亲"的时候，他说什么最好？千好万好不如 40℃的温水泡脚最好，爹亲娘亲不如 40℃

水亲。

后来文化大革命的大字报提出来了，大家都说这个人真是找死呢。这样说话肯定要被游街、批斗。

他喜欢泡脚。实际上泡脚这个东西，要说起共产党了不起，历代都解决不了土匪问题，共产党解决了。

湖南、湘西，土匪多。可是我跟你们说土匪也好，湘军也好，他有一个传统，泡脚。所以带兵的人，让他的战士整休的时候，全部泡脚。晚上不泡脚你明天走不动嘛，可以提高战斗力啊。

还有一个例子，我们看戏里总演毛主席泡脚？他也是湖南人啊。

所以泡脚养生是很科学。

田　原：简单的总是最好的。那么腰肌劳损呢？现代医学也没有很好的方法，就是平时多注意锻炼，然后要静养。有一个男孩子，发病的时候，就在腰上放一个热水袋，还挺舒服，两三天就不疼了。

施安丽：这个要注意，腰上最高的耐受温度，40℃。

我们的肾脏很娇气的！所以一般来说，泡脚40℃，腰连40℃都不可以，38℃就可以了，不能超过40℃。

有的人，学了这个砭石以后，拿砭石给人敷腰，很烫的砭石。我说你这个温度器要定位，最多50℃，拿出来以后，降温，放到病人的腰上，不超过40℃才对。

我说这就是不负责任。虽然被做的人都说好，但是你把人害了，对不对？

上次去一家中医院，看见有一个病人，是个老头。糖尿病，脚不舒服，偷偷摸摸的，不告诉家里人去足疗，水烫了，把脚烫了，夏天，脚烂起来了，都臭了。后来到这家中医院来求治。

后来我把那个方子献了出来，是治糖尿病足的方，不少人因为糖尿病足被锯掉腿。糖尿病足用砭术综合疗法可以治愈。

田　原：我看到一个报道，有一个人，在农村里，到处给别人表演绝技，好像是用手去热油里捞东西吧，记不太清了，就是类似的，表演自己的手不怕烫的功夫。后来这个人受到媒体关注，大家都想知道他怎么能耐这么高的温度？结果送去一检查，是一个糖尿病病人，末梢神经反应不灵敏，他自己还不知道呢，以为有天生的"神功"。

施安丽：所以我现在每去一个足疗的地方，我就跟老板说，你们沐足的水千万不能烫，手一定要去摸一摸，慢慢加水，千万别烫坏了顾客。糖尿病脚烫坏了感觉不明显的，烫坏了他也不知道，出来以后都是泡泡，一起泡就破就烂了。这种事情，吃一个官司你这店甭开了。

11. 健康贵在自我管理

田　原：温度是一个很重要的健康话题。大家平时都不会关注体温，什么情况下会关注呢？一个是女性准备怀孕的时候，另一个就是感冒发烧了，才想起来量体温。感冒发烧常见，但是大多数人只当作是小病，并没有意识到自己处理得不正确，盲目退热，结果造成了很多后续问题。您的书中也着重提到了这一点，还将发热分成了3种类型。

施安丽：体温升高啊，超过38.5℃，这属于外源性疾病的共同特征。

什么是外源性疾病呢？用现代医学的话说，是生物病原体和非生物致病因素引起的疾病，说白了就是细菌和病毒。

外来的病原一进入身体，人体的五大系统，自组织性、自排他性、自共生性、自应变性、自贞一性，就要联合反抗。

一是发热的同时恶寒，二是发热不恶寒，三是恶寒与发热交替。

人体的正常体温，就是自贞一性的表现，正常的体温一般在36.5℃～37℃，当这个正常温度升高以后，通过汗液把热量放出去，体温就恢复正常了，一些异己物，也在汗腺分泌中排出体外。

发热同时恶寒时，虽然体温到了40℃了，盖厚被子还是发冷，这种情况，他肯定没有汗的，汗不出，温度就降不下来，意味着自排他系统出故障了，这个时候中医就要"顺势利导"，帮助他发汗。但又不能大量出汗，血汗同源啊，发汗过多就是伤阳，微微汗出就好。多次微微出汗，身体就慢慢康复了。而且绝对不允许用压制的方法，不能用冷水降温，也不能用退烧药，在中医来说，不可用泻法，否则后果严重。

发热恶热绝不能发汗。这是正气和外邪斗争的一种表现，是自排他性的阳性反应，只是，正邪之争不是趋向体表，而是向脏腑内部去了，所以很多这个类型的人，也不大出汗，但是会将大量的热量疏散到体表，用温差来散热，造成怕热的情况。就算出汗，也解不了热。

不管有没有汗，这个类型的发热，绝不能发汗，散失体液。

像这样的人，要看具体情况，他的自排他性系统是怎么反应的。

如果好几天都不大便或者大便干燥、困难，就要用下法，打通下路，让大便顺畅了，热就消了；如果有想吐又吐不出来的感觉，催吐法最好；有蓄血之状，用破瘀法……这就要具体情况具体再分析。

田　原：哪条路不通，就帮他打通哪条路。

施安丽：对。他表现出来的，系统的哪个部位出了问题，就疏通它嘛。

还有一个寒热交替的，汗腺肯定是他的通路了，出汗以后，温度就降下去了，按常理说应该是回到正常的体温，为什么后来又变得怕冷呢？内部的系统不和谐了，出现了障碍，这种时间，没汗也不能发汗，想吐也不可以催吐，大便不通也不可泻下，它的根因不在这儿，用了也不会成功。

田　原：要先调节内部矛盾。

施安丽：必须先将内部的不和谐问题解决，这个问题解决了以后，再根据情况下用汗法或是吐法等等。

当然这三种发热仍然只是一大概，人体哪有那么简单啊，在这种情况下还要再细分，比如说你是夜里热早上凉？还是出汗了，但热不退……等等吧。

田　原：仍然以和谐为大原则。健康的标准不在于是否强壮、高大，关键是保持一种相对和谐的状态。其实我们每一个人，都要学会自我管理的方式和方法，努力调节和维持自身的和谐状态。这是别人无法体会的，就算是医生也不能……

施安丽：对。其实找医生也是管理生命的一个手段，你可以借助他，但不能去依赖他。没有救世主，都得靠自己。你自己也要在饮食、运动各个方面去管理。

人这一生最重要的不是你的存款，是健康。

你把这个最重要的问题，轻易交到陌生人的手上……

我常跟别人说，你们不要随随便便把健康交给穿大白褂儿的。

我说你为什么不把银行的存款密码交给医生，反而把自己最宝贵的东西交给医生啊？所以我说这是很重要的问题。

我说中医啊，在我们每个人的骨子里都有。中国的医保，既不要学美国，也不要学英国，中医的理念、思想、技术，如果能够回归到家家户户中去，就能解决中国最根本的医保问题，最大限度减轻国家医疗费用方面的压力。

田　　原：将中医的理念推而广知，实践"自我生命管理"。最后大家如何理解您的学术思想？

施安丽：我将"施氏砭术综合疗法"的学术思想概括为："天人合一，辨证施治；传统六艺，贵在综合；自身调节，谋求平衡；扶正祛邪，旨在于'和'。"

田　　原：好！希望您推崇的中医六艺家喻户晓。

番外：
_____

施氏砭术综合疗法要点及病例分析

施安丽

1.

老祖宗只说阴石和阳石，灵璧石是阴石，泗滨浮石是阳石。我们国家官方命名的第一块岩石是泗滨浮石。所谓的浮石并不是在水里浮起来，而是它在地上一直在最表面，它不会往泥里沉，敲起来当当响。灵璧石也响，但它为什么是阴石呢？

为了验证阴阳石之别，我曾经在十几年前的一个五一节，冒险做过一次试验。将一组用阴石——灵璧石做的石磬，放置在太阳底下奏乐，奏乐不到 5 分钟全哑巴了。与此同时，阳石——泗滨浮石做成的石磬却仍然响当当。此后，这组灵璧石石磬，无论是放置在室内还是室外，无论是黑夜还是白天，都敲不响。只能等到冬至的子时，由阴转阳的关键时候，阳冲起的时候，这组阴石做成的石磬才终于敲响。但是阴石仍然不能在太阳底下敲。

所以阳石——泗滨浮石做成的砭石，刮痧时，出痧快，消痧也快，一般两天就消痧。一些人用砭石在脸上刮痧，周五刮痧，周日晚上就消痧，周一正常上班。

2.

人类为求健康与长寿付出不懈的努力，但总是有两种医学思想在同时斗争，主要表现在以下方面：

一、医学目的是什么？

一种思想认为是医学与病人关系，病人听医生的，医生自己则认为其责任就是针对疾病施展各种诊断手段和利用各种仪器，千方百计地在病人身上寻找疾病。两只眼睛盯着病人的病，从疾病到疾病。

患者、政府、专业部门、行政部门，眼睛盯着医院水平（医生水平、仪器设备），所谓的诊疗往往是找到病在什么位置（病位）、什么性质（病理）、什么原因（病因），然后针对这个病因去研究如何用特异性的对抗手段去清除病因。对病理变化如何去纠正，对病灶如何去清除，就是医生必须追求的根本。其实，这应该是绝大多数中西医都做的事及追求的医学思想之一。

从近代医学史看，以青霉素、磺胺等抗生素为代表，针对病因——细菌、病毒的对抗治疗出现到现在，人类看到医学发展并不尽如人意，很多旧的疾病卷土重来。美国现在有 40% 的结核病人的病是耐药性的，细菌、病毒、肿瘤细胞对杀伤它的药物产生抗药性，而且出现了多源性抗药，也就是你用了一种药以后，他对许多种药都产生耐药性。这是主流医学面临最难的事。

人类曾寄希望于一种药物去杀灭细菌、病毒及癌细胞，但越来越糟，看着药物与疾病关系上的变化，真是道高一尺，魔高一丈。

另一种思想是非对抗治疗，是顺势利导，是扶正、扶正、再扶正。

中医作为中华民族的传统医学，尤其是它自身有着独到之处。

中医治病讲究治病求本，治疗疾病在于抓住疾病的根本，针对其本质去治疗，而人体之本是正气，所以要扶正正气。

《黄帝内经》讲"正气存内，邪不可干"，"邪之所凑，其气必虚"。所以我们强调的是扶正，增强人体的抵抗力，恢复人体本源的平衡稳态，从而达到"邪不可干"或"邪气可服"。因此治病必求其本，以正为本，邪为标。扶正、扶正、再扶正。

笔者经常治疗一些被大医院推出或者是自己跑出来的患者，下面举一个常见病例：

陈××，女，12 岁，身高 1.67m，睑肿，黄暗，从 ×× 医院出来（已住院 4 个月），体温一直在 38℃左右，低烧，而且不定时地发烧，不规律地发烧。孩子经常很难受，全身无力，恶心甚至呕吐，大小便也不正常，更难受的是全身疼痛。

家长叙述其求医之路，孩子从小身体不好，常发烧感冒，总是吊瓶子，越吊量越大，越吊品种越多，什么抗生素均用过。2 年前一次感冒没有控制住，发展为肺炎，治肺炎，西医办法用尽，自己又偷偷看中医吃了许多中药，我看他的药方也是对抗炎症的寒凉药。多方求医没有彻底治好，全身发黄，浮肿，一查急性中毒性肺炎。为了治肝炎，又用许多激素药，但一直没有好，每年低烧。医院认为不是肝炎引起的低烧，是无名烧，没有办法，时间拖很长。前 2 个月，看过其他中医，又吃了两个多月的药，一点儿也不见效，真急死人！

笔者看到的是患儿，精神不好，睑黄浮肿，舌暗，齿印舌，舌肿胀，唇竖纹多，脉细数，掌纹乱（见下方手纹图）。

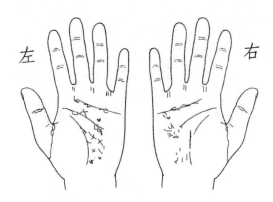

所见有肝、胆、肾、心、肺、胃，五脏在不同程度上受到损伤，肚脐有半个外翻。乳晕淡色。在脊柱看到，颈椎第 3、4 节有阳性物，胸椎从胸 3～胸 9 肿，手指压上一点劲就叫疼，并且有多节（胸 3-4、胸 6-7、胸 7-8、胸 9-10）均有错位及压痛。

骶骨水肿，但肝区表面温度反倒低，与身体其他地方有 2℃ 的落差，当时测体温，舌下是 37.8℃。足心涌泉处肿（水肿），可见五脏不同程度的损伤，孩子又是在发育期。笔者认为只能用非药物疗法，而且要用各种手段治疗，要把立足点放在发掘与促进患者自组织性、自共生性、自排他性、自应变性、自贞一性的主体开放自主演化上，以调节动力，发动、发展起来。应施法自然、呼吸自然、超化自然，游刃而有余的化整。必须辨证论治（论养、论治、论化），"化不可代，时不可违"。特别注意的是"谨守其气，无使倾移"；"无盛盛，无虚，无邪，无失正！"密切注意其"形、气、神、意的变化"。把病人和环境相互作用（观控于天人之间）的作用面界定在人体的整体边界（皮肤、黏膜器官），也就是口窍及皮肤、八百多个汗毛孔上。由此来认识：其内环境与外环境，环境作用必须是通过整体边界屏障的主体性的选择和作用至主体性反应。人体的整体边界的出入信息和全息效应，是要从认识的时间出发，对患者观控得当。由此发展，主要应用于整体边界以实现间接调节的施氏砭术综合治疗法。用砭、针、灸、推拿、整脊、点穴、刮痧、药物保留灌肠。这是通过作用于整体边界、利用其体表内脏相关调节机制的全息效应。利用气血津液流这个中介，以五脏阴阳经络调节机制为目标对象的间接性调节和动员，或称其促进疗法。经过 27 次的治疗，一切归于正常，愉快地上学了。

施氏砭术综合诊疗法，是以发掘人的自我的本源系统论认识人与疾病关系，发掘与促进人体自我保健的能力为目的的。

在 1992 年和 1993 年，西方几个发达国家，发起了"医学的目的"的讨论，讨论医学到底是干什么的？它能干什么？世界卫生组织专家建议并邀请中国参加。为什么要对医学目的进行反思呢？问题面临当代医疗危机，其最主要突出的问题是和病人、政府的命运相连了。医疗费用不断上涨，如美国 1993 年一年的医疗费用是 9300 亿美元，导致美国 3700 万人缺医少药。所以，世界卫生组织在一篇迎接 21 世纪挑战的报告中提出：21 世纪的医学不能只是把疾病作为研究的对象，而应该把增进人群和人类健康作为它的主要研究方向。这是一个重要的呼吁。这里我们可以清楚地认识到中国为人类做贡献的机遇到了，中国传统医学的魂就是发掘人生命体自我健康本源。尊重天、尊重地、尊重人、尊重大自然，促进天地人大自然一切生命的本源。

二、认识非药物疗法：

在《黄帝内经》中看到，药的治疗地位与作用，只为六艺之一。为什么药后来发展之快之多呢？笔者认为，这与董仲舒有关，与"三纲五常"有关，与后来的"唯有读书高"有关。难道不是吗？他把皇帝代替了天道，把文字与劳动代替了人与器的关系，看病显示读书高，肯定是中医只有甩方了。更有甚者，把药方做成诗、词、歌、藏头诗、缩尾诗。可谓学问大了去啰。中国农耕社会 95% 的人要求则是民间医生，民间医生继承的是六艺，是今天讲的铁杆中医，学问不大，甚至没有文化。大家知道北京双枪老太太的故事，是真的，就真的大字不识几个，可她的接骨真是最上层的，一接一个准。民间中医大多是父传子，甚至不传女，因为女儿会出嫁，便成了外姓人，不外传。所以中医的外治法少，特别是近代，曾经或多或少把中医当迷信打击过。当今中医，有多少用甩方子的不会针，会针不会用灸，会灸不会用针，与现代接轨，单行之。连一个出名养生堂都这样，一房间是刮痧，一房间是做针的，另一房间是做灸的，熏蒸是熏蒸的，整脊是整脊的，按摩是按摩的，踩背是踩背的。去一个养生堂只能做一种。医院里分得更细，中医甩方，不用针，针与灸还放在两处，太细。所以难找到几个真正会做六艺的，这是一个问题。任何方面都有它独到之处，尺有所短，寸有所长。中医分科室，妇、内、外……所以老年人进医院不知找什么科看中医，因为老人病绝不是单独某一个病，这是一个很实际的问题。中医不应分科，中医应该会六艺。既会用药又会非药物疗法才好。

作为医者尽可能少用药。笔者认为药物今天可控制性差，种药不应用化肥农药，可农民能听你的吗？中药需种几年，收获时间，炮制的工艺，你能控制吗？煎药时间足够吗？先煎后煎药区分吗？我喜欢用非药物疗法，我对来看病的人说："我给您看病是一时的，我教给您及您的家属才是受用一生的。"健康本源——是自己管理自己，自己养生为主，就是病了，也是自己发掘、促进自己的自稳、自主调整能力为好。

三、医者宣传健康问题是个自我管理问题：

一个医生不能总是亡羊补牢，而是要教给众人如何管理自己健康，不同阶段，不同疾病，如何防其发生合并症；要教给患者，对自己健康要重视，不可太依赖白大褂（医生），需要注意、明白健康问题是自我管理问题，包括如何寻求医生，如何明白健康本源，如何未病先防……医者应该是助人为本的，应以仁心仁术为根本才是。要教给患者："虚邪贼风避之，恬淡虚无，真气从之，精神内守，病安从来，养生重于治疗。"

四、从做"加法"到做"减法"

人们过去往往都在做加法，每每去门诊或医院要提许多药回家，拉医生关系，多开药，开"好药"，开贵药，反正公费医疗。甚至每家有许多过期药，大街上可以看到怪现象：有人收购药。什么成药（都是小广告都不治人），多少人吃了多少不该吃的药，特别有不负责的医生，有自己糊涂的人。一次去看病，医生一量血压是 145/90mmHg，就说您血压高，得了高血压，从此后，每天吃降压药，一吃几十年。这种现象太可怕了。

"减法"，人是大宇宙的生物，天与人、与地直接发生着关系，人体难免会生病（外源性疾病），人随着年龄增长也会产生内源性疾病。无论什么疾病总是可能发生的，一旦病了找中医，医生会给您做减法。外治法就是通过九窍，通过人体整体边界屏障的主体性选择，做出主体性反应。人的整体边界的出入信息和全息效应，是通过中医的外治法来观控及完成的。施氏砭术综合疗法，砭、针、灸、药、导引、按蹻，全是应用整体边界以实现间接调节的外治法。

五、界面医学（界定在人体皮肤）

施氏砭术综合诊疗法，作用于人体皮肤是最主要的部分。人类皮肤通过不断进化，把人包装起来，人生命的最大屏障，在此界线为体内与体外，大宇宙的运动影响小宇宙人，两者总是息息相关的。笔者在长期临床诊疗过程中，目睹了人生命体皮肤、汗毛孔的运动与内外环境有关。内外环境都必然会通过皮肤和黏膜发生主动地有选择的吸收，和有选择有限度的治疗，而且会导致毛孔大小的变化，从局部毛孔增大的倍数可以诊断其病程长短。

例：蒋××，女，72岁，腿疼，右腿外侧疼痛很长时间，一直不愈，笔者通过观察掌纹发现老人有情志上的问题。

感情线上出现三条线，证明患者多愁善感，情绪不稳定，中间一条如链条，多有横线，更证明情感被情绪所左右，挥之不去。

不愿意与人沟通，会长时间影响自己情绪，疾病也不易痊愈。

再又看到疼痛右腿上的汗毛孔扩大了5倍，笔者当场对她说："您的腿疼有25年左右时间，而且疼的面积越来越大，有超过五倍的面积，这与您一直不开心有关，与情志有关，有一思想之节未解开。"有个人低声说："这老人一辈子了，不可能没有不高兴的事情。"说这话的是其女儿。当时的治疗效果较好，老人也说："不痛了，一点儿也不痛了"。当晚患者女儿给我打电话："不好意思，向您道歉，我母亲就是生我的气，25年前我实习时，学了针灸，回来在她足三里扎针，留针后就自己去玩，好久没回来拔针，她生气自己用脚砸床板。后来我回来给她拔针，她一直认为针断在里面，所以一直疼，一直没有和我说……"

这个病例说明神志与皮肤的关系很密切，也说明一点，这个人生命体边界，皮肤这个屏障还有排泄功能。人体的代谢废物大概有400多种，通过呼吸、小便、大便、汗腺、口腔、鼻腔、耳道、眼泪、乳腺……构成生命体的自排他性系统。这是人体自排他性系统，是健康本源的组成部分。生命体废物或毒素、邪气是否能及时排出，能否正确地因势利导排出体外，是直接关系到人体是否能健康的关键所在。这也是外治法能得奇功的原因。

人体排尿、排便、排汗三大排泄途径，排出物质都是臭的。如果某一排泄出现困难那就是病。皮肤这系统的边界，如同细胞一样，外面的调节手段和营养都不可能直接进去，都需要通过它的通道，通过它的泵或受体。一个细胞作为一个生命体与整个人体是一样的。中医的辨证论治就是把整体边界作为医者观控对象，这是从陆广莘老师那里学来的界面医学。大家都见过界面物理学、界面化学，甚至界面结构学，当然中医也可以借助界面物理学、界面化学、界面结构学来研究我们中医界面学。界面医学提出一个重要研究课题，就是一个间接调节和前体诊疗的问题。施氏砭术综合诊疗法并非直接插手身体局部的疾病。也正如《黄帝内经》所说的："此病彼治，彼病此治"。笔者通过界面实行客观调节，不是直捣黄龙（直至病所），不是包打天下，不包办代替，而这保证了身体自身调节的主动性。人体的自稳系统是自己的序，人体总是尽可能促进其序的稳态。医生工作是发掘与促进患者的自稳能力。比如感冒，最快的办法是用砭刮，在背的脊柱上（督脉），在膀胱经上刮拭，将毒素、风寒刮出，很多问题当场就能解决。

经常有家长带着孩子来我这里，孩子感冒就发烧，为了不影响考试更是半夜敲门求助。刮出痧，第二天不影响考试，身体学习两不误。砭具刮痧的优势在于出痧快，彻底，痧消失也快；一般工具刮痧，退痧快则三天，慢则一周；可是砭具刮痧二天即消失。刮痧是作用于皮肤，刮在皮肤，将病变部位呈现于皮肤，通过在皮肤上的刮拭，疏通经络，促进了血液循环，排除了毒素或废物弃物，对全身的健康产生了效果。

六、施氏砭术综合诊疗法是内病外治法

如今由于空气污染，特别是城市里汽车尾气排放出大量毒素，在阳光下，变为光化合物，含 200 多种毒物，其中有 20 多种致癌物。特别是妇女在马路上行走或乘车，城市大气污染导致如今较多的子宫肌瘤、卵巢囊肿、乳腺增生甚至癌症的发生。当然，导致上述疾病的还与生活、学习、工作、紧张、忧郁症等相关。病在腹内，施氏砭术综合诊疗法均在界面施术。

总之，施氏砭术综合诊疗法，是因"五脏之道，皆出于经隧，以行血气"，而"五脏安气，血脉和利，精神乃居"；"阴阳和而血气淖泽滑利"，而"阴平阳秘，精神乃治"。人生命体整体和谐的自稳态，这是防病治病必求于本的根本目标。"正气存内，邪不可干"；"精神内守，病安从来"，是目标达成式。这从根本上决定了"治病之道，气内为宝"的中医认识论。从虚者补之，盛者泻之，寒者热之，热者寒之这些拮抗性治疗，从阴虚补阴，阳虚补阳，气虚补气，血虚补血的医者去扶正，从寒者热之和热者寒之的医生去祛邪，都是医者进行拮抗纠正的治疗学上的外因决定论。

如今通过"疏通血气，令其调达，而致和平"的"治病之道，顺而已矣"中，我们实现了治疗思想上一定的飞跃。因为"未有逆而能治之者，夫唯顺而已矣"。什么是"顺"？顺就是顺乎自然，当然与听其自然有区别。也不是西方医学征服自然。"顺"有因势利导，和通为顺这两重意义。治疗必须以机体的抗病反应和调节机制的具体传变时序之势，作为治疗的依靠对象与服务对象，因为它才是实现愈病转化的内部依据。只要能顺乎其势，因势利导，才能有助于机体抗病反应的努力获得成功，使调节机制的负担减轻并得到改善。

　　前例 12 岁女孩的医源性疾病是最好的证明，即使是"牛溲马勃，败鼓之皮"也能化腐为神奇。这就是为什么良医能够"兼收并蓄，聚而为用"的道理。

　　治病求本，本就是阴阳，就是把阴阳自和、整体稳态作为治疗的追求目标，就是把机体阴阳自稳调节（包括由它发动的主体性抗病反应，如发热、发呕、发紧、发痛……）作为转化的动力机制，作为治疗的依靠和服务对象，同时也是具体识别毒和药的科学依据，因此在诊断上必求其本，从而提高疗效，最大限度地防止手段药物转化为治病因素，绝不制造药源性和医源性疾病。

找到生命的节奏——对拍打和砭术的一些思考

在亲眼见证了施安丽的拍打法后，我积极地在自己及身边人身上尝试，有那么几天，基本见谁拍谁，尽管没有系统地学习过，但也算有模有样的。拍之前，屏气凝神，五指扣拢，手腕轻提，深吸一口气，憋住，然后就开始一气呵成，以腕带手，拍打一侧肘窝九次。

几次试验下来，紫痧是出了不少，但是感觉有些不轻松，累。原来我们如同江湖大夫，照猫画虎地把动作学来了，远还没能领会拍打时，呼吸之间的奥妙。

施安丽擅长"中医六艺"，在临床跟诊的时候，也发现她的病人很多都被针、灸、砭、按蹻、中药、拔罐——"伺候"过。但不管是做针灸还是砭疗，她都强调呼吸，甚至给自己的施针方法起名"呼吸针法"。她也强调医者和病人之间，气的这种交换。所以施氏之"砭术综合疗法"，恐怕关键不在于使用了哪一种方法，而在于她对气，对呼吸的了解和掌控，或者说把持了一种生命的节奏。

砭石最准确的说法，是"泗滨砭磬"。

在其他关于砭的记载中，只知道砭一定是石器，但是不是今天我们所熟知的砭石呢？只有"泗滨砭磬"，用地理位置准确了、定位了这种石头，只有泗滨才有，山东，泗水，河边。

只不过，它不是"针砭"，而是一种在电影、电视剧里都能看到的乐器，质地敦厚细腻，敲响时清脆震撼，空灵唯美。

天然砭石具有律感，在古人看来，这种轻轻击打，就能奏出音调的石头是神圣的，它的声音能让闻者心情开阔愉悦，经络畅达，气血调顺。

这应该是最古老的音乐疗法。

然而究竟是什么样的原理，让石头的内质，与人的精神层面和肉体层面产生共鸣，并鼓舞了我们的气血？

也许，对拍打法的进一步思考，会让我们找到答案。

为什么拍打能够通畅气血，起到排毒、排堵的作用？

这种拍打，不是盲目地，随便拍拍就管用，它极其强调节奏感，这种节奏感不是用肢体、手掌来把握，而是由呼吸来控制。

深深吸入腹腔一口气，蕴在里面，轻提手腕，微扣五指，以腕为轴心，如舞蹈一般上下摆动，就让整只手，自然地垂落在肘窝，那种力道，不会让皮肤生疼、发痒，但却并非没有力道。

如果此刻有一个镜头，能放缓所有动作，我们就能看到手掌落下时，所引起的震动，汗毛、表皮层、真皮层、基底层、脂肪、肌肉、筋膜、血管……都在振颤。

从"震动效应"的角度来说，人体及其各种组织与器官，都有其自身的共振频率。即便在我们保持静止的时候，人体器官的每一个部位，也保持着一种微妙的震动。就算是一棵树，它看似坚挺的树干，也无时无刻不在发生震动。

身体的不同姿态，不同部位，共振频率也不一样。所以好的汽车生产商，在设计车辆和座位的时候，必须要考虑到人体的共振频率，想办法减振。

汽车生产商们如此在意震动频率的大小，是有原因的——过于剧烈的震动，会对人体造成不同程度的伤害，严重一些，长期接触震动，能够造成手部骨质变形、肌肉萎缩、感觉减退、血管收缩以至肌力下降等伤害，并让大脑觉醒水平下降、注意力分散、思维难于集中、空间定向困难、疲劳……

这种现象可以理解为，剧烈的震动，迫使机体过度使用，它不是生命自然的频率和节奏。

生命和身体自然的频率和节奏应该是什么样？

中医常常说"天人合一"，这个现在很多人看来，虚幻不实用的词汇，不妨从物理学的角度理解一下：大到行星，小到原子，几乎都能以一个或多个固有的频率来震动。

共振现象并不单单是一个物理学的名词，它也是宇宙间最普遍和最频繁的自然现象，某种程度上甚至可以说，共振产生了宇宙和世间万物，没有共振就没有世界。

就连《易经》也说：万物出乎震。震，东方也。

虽然这只是震卦的卦辞，但为什么这一卦被命名为"震"，并代表日头初生的东方？是否因为不同的生命，都产生于宇宙间不同的震动频率呢？

这种微妙的频率，从音乐当中也能够感知。

抛开个人的喜好，佛教、瑜伽等古老的乐曲，能够让每个人都安静下来，获得暂时的心灵宁静，从因为压力、不快等情绪导致的身体和精神的快速"震动"当中安静下来，不需要做任何动作，就让绷紧的精神和身体得到舒缓，宽松了气血，这是否正因为古代的智者，早已探知到了一些乐器在这个频率上的震动，与生命的节奏是如此契合？

现代科学用各种手段，正逐步发现砭石与生命之间的神秘联系。

砭石的超声波，能够引起身体机能的共振反应，像一个高明的调音师一样，强迫身体进行共振，增加体温，宣导气血，让已经"变调"的身体节奏，回到正常态，不适和疾病，自然就会得到治愈。

好的砭石不易得，但操作简单的"拍打法"，在某种角度上，与砭石的超声波，倒也有异曲同工之妙。

"拍打法"，细腻地改变着皮肤、肌肉等身体组织的震颤节奏。

在拍打时，要遵循节奏和呼吸的频率，因此这种拍打，最好用手掌来做，如果借助器具，则缺少了一种"肌肤之亲"的亲和力。

自己给自己拍最好，只有自己才能体会呼吸间的节奏感，这种节奏感与生俱来，直接贯输手掌，驭气而行，从而引起被拍打部位的共鸣。

让亲爱的人来拍打也有益处，人与人之间，注重的是气机的沟通，友爱的"气"，会随着对身体的拍打，传递给被拍的人，增加治愈的力量。

当然，从施氏拍打法的角度来看，拍打并非越疼越好，毕竟按摩师在拍背的时候，也从来不会让客人感到疼痛，但是拍打结束同样会很舒服，这是因为好的按摩师，就像太极高手，会让力道渗透进内里，而不是浮在表面，打疼了皮肉。

从我自己的体会来说，自己在家拍打的时候，最需要注意这一点，刚开始拍打的，可以轻轻的来，体会手腕自然落下的感觉，体会"震"的感觉，闭上眼，体会扣起的手掌与拍打部位之间，那种只可意会不可言传的感应。

这种闭目参悟的过程，不但能够帮助找到拍打的感觉，并且有助于感应自身的气血走向，感应呼吸的节奏，也是一个调整气息的好方法，是一个很好的"瑜伽"过程。

另外，拍打是一件很耗气力的事情，不宜久做，每天不宜次数太多。如果觉得疲劳，还是要停下来思考一下，是不是方法不对，呼吸乱了？

总之，每个人的身体节奏都是不一样的，所以尽管大家都可以拍打，但是找到自己的呼吸节奏，量力而行，才最重要。毕竟就连调音师也要考虑到琴的品牌不同，新旧程度不同等，根据具体情况，有的放矢地进行调试，更何况是我们的身体呢。

话说，现在人的病，与其说身体病了，不如说得了节奏错乱症、失律症。

快节奏、高压的生活，让生命失去了从容的步调。将"拍打法"视作一门为身体"调音"的功课，慢慢体悟和练习，将身体和精神都从"重金属摇滚乐"中解放出来，体验恬淡、安然的"田园风"，重新回到一个秩序的、健康的节奏上来。

附：拍打法入门知识小贴

拍打原理——通俗说法，拍打是道家养生治病的秘法，原本叫"调伤"，是通过拍打身体，将体内因跌打损伤和风寒暑湿形成的瘀堵垃圾，清除体外，从而达到排出瘀毒，疗伤治病的目的。

拍打位置——人体有八个大窝，又称八虚，据说道家拍打，主要就以这八虚为主。它们是双腋、双肘、双髀（大腿外侧凹陷处，风市穴附近）、双腘（腿窝）。在寒冷冬天，这八个地方是人体最暖和的地方。

早在《黄帝内经》中，已经有了关于"八虚"的记载：

"黄帝问于岐伯曰：人有八虚，各何以候？岐伯答曰：以候五脏。黄帝曰：候之奈何？岐伯曰：肺心有邪，其气留于两肘；肝有邪，其气流于两腋；脾有邪，其气留于两髀；肾有邪，其气留于两腘。凡此八虚者，皆机关之室，真气之所过，血络之所游。邪气恶血，固不得住留。住留则伤筋络骨节；机关不得屈伸，故病挛也。"

如果将人体看作大自然，经络就是大江、大河，那么八个窝，就是这些河流所必经的山谷。

心肺经途经肘窝；肝经途经两个腋窝；脾经途经双髀；肾与膀胱经途经两个腿窝。

正如同风气与河流容易在山谷汇聚，虽然别有风光，但难以像江河那样畅快奔流，在小气候不好的情况下，容易泥沙俱下。而邪气恶血，也容易在人体"八虚"停留下来。拍打"八虚"，有助于帮助改善"山谷里"的小气候，使得气血运动开来，邪气恶血便不能积聚。

施安丽观点辑要：

★有人说我这头发，我就不想让它白，容易，他实在在乎我可以告诉他个办法，挺好，用那个扇贝，煮完了以后，你吃完扇贝的肉，剩下煮扇贝的那个水，你就拿来洗，放一点点生姜，最好不要用什么洗发水，就在最后用点护发素，要不然有腥气味，是吧，一个月以后，你的头发跟镜子一样。但你要损失的，可能是别的。过去的人为什么说人有一定的定数？就是强调爸爸、妈妈给你的那一点儿火，那点儿气，它是父母给你的阳气，这个是有一定限度的。

★大家都知道董仲舒，是"天人合一"这个理念的创造者，但是董仲舒他恰恰是继承了另外一点，他把最原初的天、地、人，把自然、阴阳的关系有所变化了。谁是天？皇帝是天，君为臣纲，夫为妻纲，父为子纲……所以这一变，就有了阶级的变化，人与人之间关系，天地之间的伦理道德，都有变化了。

★大家经常谈中医的"阴平阳秘"，就是太极的图中间的这个反S线，它在一个标准值上，基本上人体是一个健康模式。这个时候邪是成不了气候的。但并不代表它进不来，生命是个运动态，邪怎么会进不来呢？只是不会让外邪成为气候而已！

★现代医学说这些运动是神经主宰的，那我要问，谁来主宰神经呢？说到底是自组织性运动，没有人去主宰他，这是一种天然的生命规律。这种规律是不可替代和不可违背的。长期使用激素类药物，人为取代自组织性运动，导致很多严重后果就是最典型的例子。

★比方说糖尿病人总是出现三高，血糖高、血脂高、血压高，免疫功能也差。而且往往是血脂、血压一高，血糖就上去了。这是一个常见的代谢、分泌、免疫三系统自共生性关系受损的结果。所以在治疗的时候，不管是治糖尿病还是高血压、高血脂，总是能治愈了一个病，其他两个同时痊愈。

★家里开窗，空气是流通了，灰尘也会进来，封闭不好，苍蝇、蚊子也要来的。在人体来说，外界有毒、有害的物质，随时随地都在入侵。所以为什么自身要强壮，即使有邪来袭，但在人体内也不会形成大气候，即"邪不可干"。

★为什么每天要排大小便？看中医的时候，都要问，你的大小便好不好？人为什么要出汗？要有耳屎、眼屎？受凉着风的时候，为什么要有痰？甚至微血管都可以作为人体排异的通路。这都是自排他性系统在排除异己。除"邪"物，包括邪气。

★你的体质状态，自我修复能力，抗击打能力，你和周围环境这种相互协调的功能等等，都和别人不同。为什么移植器官的人，会有排异反应？这是明显的自贞一性系统反应，虽然是救人一命，但不可否认，同时也人为地打破了原来的协调和平衡。

★就是归位了，就像这杯水（指着桌子上的一杯水）。把这杯水倒出来，杯子和水一共占用了两个杯子的空间，但是再倒回去，它仍旧占用一个杯子的空间。水又回到细胞里去了，归位了。

★我父亲说，人字怎么写啊？一撇一捺那么简单，从小教的你，要"戳住"很难，就是你一定要立命，你要性命双修，不容易。对我来说，性命双修的这个印象最深。他说性命，你的性和命，说是两个字儿、一个词儿，其实不是一个词儿，命是命，性是性。你要修"性"。

★血脑屏障是最严密的屏障之一，一般的药进不去啊，进脑袋的药一般都是要最毒的药才能进去，要开窍。"自古华山一条路。"

★就这时候，几个小时，手上的掌纹就变了。变出了 19 个三角。在生命线上，密密麻麻就多起来了。这些三角形就意味着轻微的中风啦。

★这是你在妈妈肚子里七个月以前的时候，你跟妈妈面对面的，是趴在妈妈肚子上的。所以这个点正好是膝盖的位置，脚的位置。我叫它"膝三角"。

★腰上最高的耐受温度，40℃。我们的肾脏很娇气的！所以一般来说，泡脚40℃，腰连 40℃ 都不可以，38℃ 就可以了，不能超过 40℃。

中医：爱与救赎

引言：

李克强会见艾滋病患者座谈摘要

2012 年 11 月 28 日新华社北京电

在世界艾滋病日到来前夕，中共中央政治局常委、国务院副总理、国务院防治艾滋病工作委员会主任李克强 26 日下午与防治艾滋病民间组织、有关国际组织的代表座谈。

以下为网媒报道摘要：

李克强说："民间组织、'草根组织'了解艾滋群体最真实的情况和最细微的诉求，在国务院召开防艾工作会议之前听听你们的意见，会使我们的会议更有针对性。"

"今年防治艾滋病的口号是'全民动员'，就是要动员全社会的力量。"他在前后两个会上都反复强调："在防治艾滋病领域，社会组织的作用特殊、不可替代；而在很多其他领域，也同样需要发挥好社会力量和社会组织作用。"

在防治艾滋病工作过程中，"重视听取民间社会组织和患者的声音"，是李克强一贯恪守的信条。

民间防艾人士和患者"诉求和建议"，不断被李克强在总结讲话时所提及。他要求国务院防艾委员会的有关职能部门"加以研究解决"。

"民间组织不仅需要政府的支持，也需要联合国和慈善组织的资助。"如何让非营利的民间组织减轻负担，他请国务院防艾委员会牵头，财政部参与，调查研究，率先在防艾领域突破，逐步试验推广。

"经济发展要更多地发挥市场作用，而社会发展就要更好地发挥好社会的力量。"他指出，"很多事情都靠政府包办，办不了，也不一定能办好。我们应该更加鼓励发挥好民间社会组织的作用，通过社会体制的改革来加强社会建设。"

李克强代表国务院，感谢在座的民间防艾组织负责人对防艾工作作出的"不可替代"作用。

第一章 盛血的保温瓶

凌晨 4 点半，寂静的北京西客站，广告牌右转 100 米，一个高个子男人隐在矗立的柱子后面。他穿着陈旧的黑呢子大衣，站得有些僵直；石柱两侧，旅客们疾速行走，行走的速度与他的心率相吻合……大衣里边，贴近心脏的位置，七管新鲜的血浆随着心跳起伏，那是七管艾滋病病人的血，暗红色，在黑暗里静谧而令人不安，以与身体相适应的温度，在玻璃试管内等待着……

1

——寂静的地下停车场里，浑茫的灯光，被一阵突如其来的马达声划破了，一辆黑色奥迪轿车冲了进来，急速转弯，停进车位，车轮与地面磨擦出一声刺耳的噪音。

一位小个子男人从车子里跳了出来，看了一眼手表，反身锁上车门，然后快速跑上楼梯，奔向地面。

他迟到了，他必须在限定的时间内拿到东西，然后赶紧离开。

天刚蒙蒙亮，旅客们三三两两地分散在广场上，小个子男人急速的脚步停了下，把手插进大衣兜，浅浅地做了一个呼吸，昂着头，脚步仍然有些急促，焦急的目光，有些飘乎地在人堆儿里搜索着，腊月时节，内里的衬衫竟微微汗湿了。

终于，视线定格在广场东南角一个石柱后面，那位高个子男人，佝偻着宽大的背，两手环胸，尽可能地靠在石柱后方。他快速走到高个子男人的身边，轻声问："东西呢？"眼睛仍不安地盯着广场上的人群。

男人小心翼翼地从怀里掏出一个红色保温瓶，递了过去，操着一口浓重的河南方口音回道："这是七个人的，还有两个人明天才到日子，俺明早再给你送来。"

小个子男人接过保温瓶，同样小心地裹进大衣，紧紧夹在腋下，另一只手从内心儿口袋里掏出皮夹，抽出一张火车票，塞到高个子手里："十点钟的，我得赶紧把东西送走，就不能送你走了。"

再晚一会儿，超过了有效时间，这批花了大价钱弄到的血浆就废了。

"中啊，最近风声很紧，你要小心一些。"

"我没事儿，你也要保重，没有人找你的麻烦吧？"

"莫有。就是前天医院里又来了个闹事儿的，家属还把艾滋病病人的尸体给抬到医院来了，坐在候诊室的地砖上就不肯走，说是赵主任乱给吃药，把人给害死了，县领导都给惊动了。"

"艾滋病病人心理变化很大。也很可怜，总想找个依靠。"

"是呗，你可千万要小心，万一给人知道你到处搞艾滋病病人的血……"

"放心，没人查到我这里。下一步给他们抽血的时候，你要多做些防护措施。"

"中啊，中啊，你赶紧走吧，别让那边等急了。"

拍拍高个子的肩膀，小个子男人赶紧向停车场的方向走去。尽管面部表情还算松弛，但只有他自己知道，紧张和兴奋的混杂感，让他的脚步有些发飘。

这些血，关乎他的实验进度。

他叫佘中一，男，52岁。北京京诚中医院，主任中医师，教授。

2

十几年前，村里开始有人出去，进城卖血，所得的收入令人羡慕，于是出去卖血的人多起来了，后来，采血车也开到村里来了，农民们不晓得也不想去知道这些车是从哪儿来的，他们只知道卖血就有钱拿，于是排着队，一个个争先恐后地钻进车里，卷起袖子往外抽血，由于卖血的人太多，抽血的注射器不够更换，甚至也顾不得消毒，就从"她"的手臂上抽出来，扎进"他"的血管里……当注射针头像插秧一样，插入一个个农民的静脉血管时，悲剧的种子，也同时被种在了这些人的身体深处。

7小时之前，张和平坐上了从河南新乡开往北京的列车，抱着刚刚采集到的、装在试管里的 7 个艾滋病病人的血液样本，从窗口挥别忧心忡忡的女儿。

这 7 个艾滋病病人都在服用佘教授研制的治癌药物"重归片"，28 天一个疗程下来，就由他采集血样，以最快的速度护着去北京，交到佘教授手里，供他做进一步的临床和科学检验。当地没有能力做这个检验，也没有人、没有医院敢做这个检验，所以必须送到北京亲自交给佘教授。

车上人很多，过道里都挤满了乘客，坐在边座上的张和平用手护着保温瓶，不让任何人碰到它——艾滋病病人的血液和健康人的不同，更复杂，更脆弱，也更需要保护。在主人身体里时，它们每分每秒都在承受艾滋病毒的肆意攻击和吞噬，现在离开了血管，其中每一颗红血球蛋白，都像菜篮子里面的鸡蛋，幅度过大的晃动会使红细胞破裂，导致它的死亡，这样，也就没有任何实验意义了。

一个满脸青春痘的男孩子正试图跨过坐在地上的一个旅客，列车突然晃动了一下，男孩儿趔趄着朝张和平倒了过去，张和平没有防备，直觉地护住怀里的保温瓶，弯下腰用后背挡住男孩子的"袭击"。男孩扑到了张和平的身上，老张闷哼了一声，男孩赶紧从他背上爬了下去，又一脚踩在地板上另一个男人的背上，"啊"，地上这个男人猛地跳了起来，怒目圆睁。

男孩一边踉跄地爬了起来，一边惊慌地道着歉："对不起，真是对不起，没踩疼您吧？"标准的京腔，是个北京孩子。

一阵小骚乱过后，车厢又平静了下来。老张挺了挺后背，将保温瓶裹进大衣里面。——真的不敢想象，万一这些试管碰碎了，万一又扎到哪个旅客的身上，这趟列车会慌乱成什么样子，艾滋病毒将会从这里蔓延开来，全世界都将为之震惊……想到这里，老张的心一阵紧缩，身上唰地冒出一身冷汗——而且，他出事不要紧，关键是佘教授几年来舍命投入的艾滋病中药攻坚战也毁于一旦……

看着车窗外面不断被速度刷新的景色，张和平觉得时间太快了。一晃一个月又过去了。昨天晚上他去抽血的时候，村东头的刘玉凤正在吃晚饭。而在一个月前，这个女人都快死掉了，吃了东西就吐出来，连同胆汁、胃液什么的。

刘玉凤才 23 岁，虽然不是卖血狂潮里的牺牲者，但她嫁给了王涛，一个 32 岁的艾滋病感染者。这事儿刘玉凤在嫁进老王家前是不知道的，否则说什么也不会嫁给这个男人。不过也不能说是老王家骗了婚，王涛也不知道自己会染上这么个病。

王涛是家里的独苗儿，但因为家穷，混到 30 多了还没娶上媳妇儿。上个世纪 90 年代，听说卖血钱不少，他也去卖了几回，后来听说很多人得了艾滋病，没敢再去了。这些年出外打工赚了点儿钱，总算把媳妇娶进了门，接下来，就等着抱儿子，为老爹老娘传递香火。可这玉凤儿嫁进来两年了，肚皮也没得消息。老王家心想，该不会娶进个不会生养的吧？连说带劝地，让玉凤儿到县里的医院去查一下。

玉凤儿可不是一般性情温软的女人，她父亲就是村儿里出了名的偏牛，她也自小就要强得很。公婆和丈夫都劝她去检查，她还不乐意呢，生娃是两个人的事儿，凭啥就把责任全赖在她身上？要去也行，王涛得跟她一起去，看看到底是谁的毛病。这一检查可不要紧，俩人生育倒没有问题，却化验出一个啥 HIV 病毒，说是患上了艾滋病。

老王家的人一听，有被雷劈了的感觉，死活不相信家里的独苗苗得了这么个病，开箱撬柜子地把这几年攒下那点儿钱都拿了出来，送两个人到省城大医院又检查一番，结果还是没变。

玉凤儿爹听说这件事儿后直接晕了过去，醒来以后，整个村儿都能听见他连哭带吼，说自己对不起女儿，一个好端端的大闺女被他送到老王家给糟蹋了，苍天有眼，把他这条老命跟他女儿换换吧！

想到老刘头那双老眼，深陷的皱纹里涌满了自责的泪水，张和平的心就不能平静。

河南是中国的艾滋病大本营，最出名的"艾滋村"就在他生活了一辈子的小县城附近，自小儿，他就常跑去跟小伙伴玩耍。村里的艾滋病患者，绝大多数是因为卖血传染上的，于是一个人传给另一个人，一族人传染给另一族人，一辈人传给另一辈人。但是这些从土里刨食、世代贫穷的村民们，仍然无法抵挡 500CC 血能卖几十块钱的诱惑……

说实话，直到今天，他还不能相信，儿时记忆里曾经那样平静的村落，竟发生了这样的巨变，每天都被恐惧、迷茫、猜疑所笼罩。贫穷让他们感染上了艾滋病，艾滋病又使他们陷入更深的贫穷和被病毒吞噬的绝望之中。这种畸形的轮回，什么时候才是头儿呢……如果佘教授的治艾中药研制成功，不就能将他们从绝望的泥沼里解救出来吗？

想到这里，张和平的信念就更加坚定：不管遭多大罪，冒多么大的风险，他都要协助佘教授，把治癌药物研制出来。

送他上车时，女儿闷闷地问他："爸，你这是图个啥嘛，要是你出点啥事儿，咱家这日子还咋过呀？"

一开始，通过北京的朋友介绍，他认识了佘中一，才知道这位貌不惊人，个性尖锐的南方人，是个中医教授，铁杆中医战士。在中药治疗免疫系统疾病方面很有一套。而且除了正常出诊看病，研究新药，还在秘密地开发、研制治疗艾滋病的新药，这些药物经过在南部非洲艾滋病营的临床实验，已经收到了明显的疗效。但是他知道：这种开发和实验是冒很大风险的，因为国家相关部门早就明令禁止：未经国家权威部门批准，任何个人或民间团体不得私自开发和研制此类药物，更不能以任何名义用艾滋病病人的身体进行临床实验，否则承担法律责任。

那天，大家都喝了点酒，佘中一不喝酒，只是饭桌上的东西都会吃到，然后极其善谈，而且不谈别的，都是中医中药，攻克艾滋病等等。张和平问他为什么冒这样的风险，佘中一说，中药历来对付病毒就很有办法，艾滋病也是病毒感染。还有，全世界有多少人看不起中医中药？我就想用事实说话。

接下来很长一段时间，这两个男人有了交往，时间久了，张和平动心了。经常是在佘中一谈治疗艾滋病思路的时候，他就想到第一次近距离接触艾滋病病人的现场，看着他们瘦得皮包骨头躺在绝望的角落里，两只深陷进去的眼睛带着最后的一点儿希望，盯着他不错眼珠地看，他就愈发有一种刻骨铭心之痛：他要为图个啥而去帮这个忙，那真是良心都没有了，想一想，自己都五十好几的人了，临退休前能做成一件有意义的事情，这辈子也就没算白过了。

抱紧怀里的保温瓶，张和平用自己的体温温暖着7个艾滋病病人的血液，必须让这些血液保持住正常温度，否则温度低了，或者超过了时间，血液就要凝固，一旦凝固了也就前功尽弃了。抱紧怀里的保温瓶，他像怀抱着一个个生命，更是怀抱着拯救生命的美好的希望，他前所未有地感到：一个个艾滋病病人的生命与自己的行为紧紧地连在一起。在嘈杂的人声里，在温暖的气息中，他沉浸在回忆和这种对生命的希望当中，但是他提醒自己，绝不能睡过去，他必须时刻都要保持警醒。

3

"从现实意义上来说，我只是一名中医，我做任何一名中医生应该做的事情，治病、救人。但是区别在于：我不仅是一名中医师，我更要做一名战士。我研制治疗艾滋病的药物，虽然并没有得到法律许可，虽然比我想象中难一百倍。但是我认准的目标，就一定要战斗到底，在战场上面对凶恶的顽敌，你能够退却吗？"

——佘中一

　　7点整，佘中一的车子停在通州平安医院的门口，他拿出保温瓶，走进医院。现在还不到上班时间，药房的值夜人员听到门响，开了门，看了一眼来人，就又趴到桌子上补觉去了。

　　来到三楼化验科，王齐正坐在里面等他。佘中一大步走上去，一番的热情握手，说："王科长，你好啊。"

　　"佘教授，您可算来了，我还以为您今儿兴许不会来了呢。"

　　老佘还是热切地笑，心里却想：开玩笑，钱都给你了，我怎么可能不来。

　　王齐是化验科科长，佘中一通过朋友的朋友终于才找到这么一个胆子大的人。要知道，做这么冒险的"事业"，不是给点小钱就能搬得动的。

　　王齐戴上胶皮手套，打开保温瓶的盖子，七管暗红色的血液在暖瓶银色的内胆里折射出一圈艳丽的红。

　　"这么多样本？佘教授的路子够宽的啊！"

　　"哪有什么路子，都是朋友帮忙。"

　　艾滋病病人从化验到治疗，都要经过政府批准，到指定医院进行。像佘中一这样私自拿着病人的血液来寻求合作，绝对没有人敢给他做化验，当然，除非是走后门儿，对方也免不了一定会问他：从哪儿弄来这么多艾滋病病人的血液样本？化验的目的又是为了什么？

　　2个小时后，王齐科长从化验室里走出来，一边摘口罩，一边把检验报告交到了佘中一手里。佘中一尖锐的目光在报告上扫了两遍，折了两折，塞进衬衣口袋。"谢谢了，王科长。"

　　"佘教授客气了。对了，前阵子东北出事儿了，您知道吧？"

　　"知道，新闻报了。"

　　　　新闻：东北某医院内科主任私下拿艾滋病病人实验新药，病人知道后将医院告上了法庭，法院责令医院在控诉期间不得营业。这件事在全国引起很大反响。这一事件引起政府部门的高度重视，严禁任何单位或个人私下给艾滋病病人服用没有经过国家许可或没有药准字的药物。

　　"我们昨天开会还说这事儿呢，我当时很紧张啊。"

　　"真是辛苦你了，这事儿还得劳烦你多费心。我不会亏待你的。"

　　"嗨，您说哪儿去了。咱可是朋友，日后有一天研究成功了别忘了我就行。"

　　"哪能呢。先这么着，我还得赶紧回医院去，过几天我再跟你联系。"两人握手道别。

出了医院大门，阳光已经很充足了，佘中一不适应地闭了下眼睛。

化验结果不理想，白细胞的数量还是不够高，这一批有 9 个病人使用药物，明天老张会把另外两个人的血样送过来，然后再把整个化验结果跟之前的化验单对比，可能就会发现问题出在哪里。

钻进车里，发动车子，马达响了两声后，黑色奥迪箭一样驶出医院大门。

4

坐在返回河南的火车上，张和平恍如隔世，全过程和一个月之前的那次完全一样，不，准确地说，是 28 天时间，也就是 28 天前，他以同样的方式，同样的时间和车次，去北京面见佘教授，送去了第一批服药之后的艾滋病病人的血液样本，供佘教授化验研究，并"领"回了第二批实验药物"重归片"，发给同样是那 9 位艾滋病患者，同样 28 天的服药期。

今天早上送去了第二批血液样本，这第二阶段的实验就算告一段落了，下一步怎么走，要看今天这批血液样本的化验结果，也不知佘教授拿去化验的结果怎么样？

火车快到郑州时，车厢里响起女列车员甜美的声音：河南省，历史悠久，是中华文明最重要的发源地……

中华文明的发源地？这对于如今正被病毒虐杀的那些艾滋病病人来说是个多大的讽刺，他们无法让生命延续下去，又不知怎样去抵御生命消亡的过程，正在备受煎熬……

张和平揉了揉眼睛，坐直了身体。

佘教授瘦了一些，想起来他经常说的话，这些药的效果还不够好，提升免疫力的速度远不及病毒的复制速度快。他就想：佘教授是不是太激情了，也许艾滋病就是绝症，没有解药？是他在盲目地追求完美？

昨天，他跟玉凤爹说：这批中药暂时要告一个段落。

老刘头低着头闷了半天，问他：告一段落是啥意思？是不是就不给免费的药了？那我们花钱买中不？

张和平对老刘头说：老刘啊，不是钱的问题，是教授觉得这批药的效果还不够好，他想进一步再研究，做出更有效果的药。

对外，张和平一概称老佘是教授，不提名，不提姓。将来万一"犯事儿"的时候，只要他不说，佘教授就不会受到牵连。从良心上，他想保护佘中一这样的人。

老刘头儿叹着气说：唉，俺看这药就挺好了。俺闺女都能吃饭了，脸色也比以前好看了，以后能好到啥程度啊？俺就想她活着的时候遭太多罪呀！

说着说着，眼泪又顺着眼角的皱纹淌下来。他对张和平说：你救人救到底呀，跟教授再弄点儿来卖给俺，我明天就去张罗把房子卖了中不？

张和平只能对老刘头儿说，再等等，再等等，教授已经在着手研究了，用不了多长时间就会研究出更好的药。你也别总那么悲观，让玉凤看了心里难过。

老刘头瞅了张和平一会儿，干裂了的老手抹了把脸就不再说话了。

回到家里，妻子做了一桌他爱吃的菜，端到餐桌上："这批血样送走以后就算是脱离苦海。"一边说一边看张和平的脸色。

张和平嘴上呼应着，心里挺不是滋味，菜放在嘴里，有股苦涩的味道。这件事不能就这样拉倒了，那些病人还在盼着呢，自己的心里好像也较上劲了，重要的是他对佘教授有信心，也相信中药的疗效和潜力。可是治疗艾滋病，之前没有人成功过，也就没有一个界定——到底达到一种什么样的效果才算是成功了？

正吃着，电话铃响了起来。

"老张，到家了吧？"

"哦，佘教授，到了，正吃饭呢。化验结果怎么样？"

"……还是不行。"佘中一的声音显得疲惫。"我觉得我被别人给拐跑了，走错路了。我就算再提升他的免疫力也没有艾滋病毒复制的速度快，就像东方人跟西方人赛跑一样，能赢的几率才百分之几啊？"

还是这些话。这的确是佘中一的困惑：当初老郑告诉他重归片可以降低艾滋病毒的时候，他把近几年中西医关于治疗艾滋病的研究过程和科研成果都翻了一遍，如果大家都是通过提升免疫力来对抗艾滋病的话，那他的药就肯定是对路的。现在看来艾滋病毒没有那么简单。

"但是病人的反映都还不错，俺说他们这次实验暂时结束了，他们都还说要跟你买这个药吃呢。"

"是有效果，但是太慢了，我不满意。"

张和平没有出声，他能做的，也只是协助性的联络和抽血工作。他不知道佘教授能想出什么更好的办法来解决这个问题。但愿有更好的方法。

"老张，我有一个想法……"佘中一停顿了一下。

"啥想法？"张和平这边也眯起了眼睛。

"你说，咱们把重归片做成针剂注射液怎么样？做成针剂，直接打进血液里，直接攻入到病毒的老巢里去。"

张和平愣了一下："针剂？你一个方子那么多味中药，咋做成针剂呀？好像还莫有人把中药的复方做成针剂的吧？"

"我也没听说过，就是突然有了这样的想法。怎么样？"

"那效果肯定会更好啊，直接进入到血液里边啊。但是……"

"行了，你也认同我这个想法，那我就开始准备。你跟病人简单说一下，还得让他们理解，会有更好的机会的。老张，你好好吃饭，我找技术人员商量一下。"佘中一有些兴奋地挂断了电话，老张微张着嘴，拿着话筒站在原地，自顾自地嘟囔着："中药针剂，怎么做呀？"

第二章 县医院里来了艾滋病母子

思想更像一个回音室，由其外，到其中，一个思想的返回就像经过
几次空气的过滤，留不下任何痕迹。一个独立特行的探索者，要的不是
思想，而是情感，是没有任何犹豫的情感行为。于是，情感升华到最高
点的同时，存在便决定了价值。

1

6年时间一转眼就过去了。老刘头又一次找到了张和平。这次不是为了他女儿，
而是为了一直未曾露面的女婿王涛。

去年，王涛的病情过了潜伏期，爆炸性地发病，口腔严重溃烂，皮肤表面已
经出现各种破损症状，一米八几的大小伙子，瘦得剩下不到100斤了。尽管这几
年国家对艾滋病病人的关注越来越多，无偿提供各种抗艾药物，对艾滋病家庭还
给予适当的经济补贴，但王涛的病情却没有丝毫转机。万般无奈，老王夫妻俩把
儿子后事都准备好的同时，去找老刘头。毕竟他家玉凤现在可好，说不定王涛也
有得救呢？

这事儿老刘头本来不想帮忙，要不是那老王家，他一个好好的闺女能嫁个好
人家，过幸福日子，咋会遭这些个罪！可是看到比他年纪还大的老两口哭得一把
眼泪一把鼻涕，都快给他跪下了，他还死偏就不算是个人了。所以他送走了老两口，
就直奔张和平家去了。不单单为了王家小子，也为他那苦命的女儿探问一下"教授"
的消息。

送走老刘头，张和平拨通了佘中一的手机。

他知道，过去这几年时间里，佘教授一直在研制"重归针剂注射液"，其他
还算顺利，最难解决的就是沉淀问题，其艰难程度是他和佘教授当初都完全没想

到的。

中草药都是由一些植物、矿物、生物、乃至树木根茎花叶之类有机物质组成的，硬是把它们变成稀溜溜的液体，还要保证针剂里面的有效药物成分要达到标准，首先就面临着工艺技术这个大门坎，人的血管是身体里的河道，有一点儿杂质混进去了，就要病变，就要死人。

他曾经跟佘教授提过：要不还在原来要做的口服液上下功夫，看能不能加减几味药，把疗效再提高一步，就相当不错了。佘中一说：根本就不行，必须做成针剂，这样才能直接打进血液里，才会有更好的疗效，否则还是斗不过病毒的繁衍速度。

听老佘说最近又换了一家制药厂，这里的工艺技术很高明，初步接触，对方说有把握解决沉淀这个难题。

"那可好了，俺这边的病人可都等着你的药呢。"张和平高兴地说。

"再等等看，6年都等了，也不差这几个月。" 佘中一对可以解决沉淀的问题也很高兴，但是经过几次的失望之后，他也不敢抱有太大期望，只能说再实验一次。这几年为了攻克这一个难关就搞得他焦头烂额；一想到针剂制成之后，还要找人、找地方、找医院做一系列动物实验，他就又一点也不敢掉以轻心。

"佘教授，你还记得俺上次跟你说的那个女病人吗，被他丈夫传染的那个？"

"……叫什么凤是吧？她怎么了？"对于病人，名字可能会忘记，但是症状和病情发展老佘是从来都不会忘的。

"叫刘玉凤，她倒没事儿，控制得还不错。但是她丈夫发病了，皮肤破损已经非常严重了。玉凤他爹来跟俺说，能不能再给他拿些药吃。他们家出钱买。"

最后一句话，张和平说得有些急切。他知道，老佘完全是自己投资研究艾滋病，这些年出诊挣的钱基本上都搭进去了，表面上看他挺风光的，每天一堆堆的病人找他看病，好像是很有钱，其实已经"弹尽粮绝"，做好了卖房子的准备。佘中一却痛快得很，想都没想就说："什么钱不钱的，我明天给你寄一部分过去，先给病人吃上。不过病情要照你说的那么严重，吃这个药也是杯水车薪，追不上病毒。先缓缓吧，等我把针剂研制出来就好了。"

说了一声有患者来电话，老佘就把电话挂了。

2

"重归针剂注射液"的沉淀难题终于解决了！想想自己这一年多来，我把心力全放在了动物实验上，幸好结果很顺利。今天，当看见中药汁变成了清澈的液体时，我瞬间觉得自己年轻了十几岁。虽然为了做完这一系列实验四处举债，包括为了省钱自己动手做老鼠夹子，但是却解决了艾滋病病人治疗的最大难题，自己花钱做了共和国的事，仍旧让我觉得十分快慰……

——佘中一

2007 年 9 月 14 日，张和平到北京"提货"。第一批"针剂注射液"即将被他带回河南去，进行第一期的人体临床实验。

为了这一天，佘中一苦苦奋斗了 8 年，张和平也苦苦等了 8 年，今天终于等到了。临行前，佘中一把张和平拉到了自己家里。

佘中一的书房，三面墙排满了书柜，张和平抽出一本小说，是《亮剑》，这部电视剧他看过，还很爱看。正在抽屉里翻东西的佘中一看到老张捧着《亮剑》，就笑着走过来说："你也爱看？我可以跟你交流一下，但是书不能给你。"说着就把书拿过来塞回了书柜，转过身又笑了："我再给你买本儿新的。"

张和平憨厚地笑了笑："不用，看过电视剧了。"

佘中一拿着一个纸包，坐到了老张对面，一边拆纸包一边说："老张啊，不是我小气，我真是很喜欢李云龙这个人。我是越看越觉得自己生错年代了，要是我也生在李云龙那个时代，我也拿起大片儿刀，先不砍小鬼子，先把贪官污吏杀干净，还老百姓一个干净的社会。你说是不是？"

他生平最大的愿望除了当个优秀的中医，就是当个劫富济贫的大侠。

老张被他逗乐了。佘中一一寻思自己的异想天开，也乐了。

笑够了，佘中一把报纸包着的三摞钱推给了老张，张和平愣了下，问："你这是弄啥来？"

佘中一说："拿着，买点东西。你平时跟卫生局的局长、副局长关系不错嘛，你给他们送送礼。"

"咋？佘教授，这可不像你的风格。"

佘中一站了起来，隔着桌子把钱硬塞到老张怀里，带点儿不舍的神情看了一眼那捆人民币。他买实验用的老鼠、兔子，都不觉得心疼，一想到是给人送礼的，最让他从心疼到肝。但他不能不为张和平考虑，为下一步的临床实验考虑。比起8年前，这一次的实验危险性更大。他的重归片批的是临床药，也就是实验药。没有权威部门的批准是不能随意给艾滋病病人使用的。

这几年，国家对艾滋病群体更为关注了，如果哪个病人因为扎了重归针剂出了问题，或者发病死亡了，你甩都甩不掉，重了是死刑，轻了也得关上几年。他出事不要紧，但是他首先要保护老张。要替老张把当地的关系疏通好，毕竟是他生活在那座县城里。

"拿着吧，再请他们吃顿饭，把事情透露一点，试一下他们的态度。"佘中一想了想，又说，"当然，能取得他们的支持最好不过了。"

张和平闷着头没出声，盯着那捆钱又犹豫了一下，才把钱塞进了背包。

说起来几乎没有人会相信，这些年来，张和平配合协助佘中一攻坚艾滋病，一分钱都没要过。佘中一提过几次，都被他拒绝了，说自己只是义务帮忙，做这种事情，万一走漏了风声，命能保住，后半辈子也就毁了。张和平都快退休了，如果只是为了钱，犯不着冒这么大的风险。

回到县里，张和平把钱分成三份，装进了三条软中华香烟里。

第二天，张和平带上中华烟，约上县卫生局的赵局长和两位副局长，中午，四个人在明珠酒楼要了一桌很丰盛的酒菜。酒至半酣，张和平试探着聊起了在当地使用"重归片针剂"的事。没等他说完，三位局长立刻从半醉状态警醒过来，站起身，推说有事，半途离席了。张和平一再挽留也留不住。他坐回椅子，看着一桌子的菜肴，心里感叹着：佘教授啊佘教授，这事儿给钱也没人敢干呀。

第二天，三条软中华原封未动地送回张和平的办公室。赵局特意打了个电话过来："老张，咱俩认识也有年头了，你都快退休的人了，别给自己找麻烦。你知道现在要上关于艾滋病项目的有多少人吗？有投资几千万，上亿的，我们都没同意。香港的，东北的都跑到河南这里投资，都不敢接受，这是冒大险的事儿啊。"

看着窗外来回穿梭的同事和病人，老张默默地在心里想：这事儿既然说出去了，以后更得加小心，万一犯了事儿，这些官长们肯定推个一干二净，不可能给他们半点保护。他得给佘教授打个电话，把这事儿说一下。

3

老佘忘不了孩子那双干枯瘦弱的手臂，皮肤紧紧地裹着肌肉，那肌肉也已经萎缩似的，整个人看上去，像是风干的人形肉干儿，连死亡也不能强迫他闭上眼睛，两个暗色的瞳孔看着未暝的方向，如同生前一样迷茫无助。那一瞬间，同情和恐惧像是两只巨大的手，十指纠缠，把老佘困在了一个狭窄的空间，这个空间里，只有愤怒，同时只有连绵的黑暗，稀薄的空气。

按下挂机键，佘中一点了一根烟，隔着烟雾的桌子上，摆着一张全家福，照片里，他乐呵呵地站在中间，手臂被夫人和女儿一左一右地挽住……香烟有点呛，他闭上眼睛，把头仰靠在椅背上，突然觉得累，身心俱疲。

……不过也不能怪人家，凭什么冒着那么大的风险帮你？可话说回来：每天有多少从国外进来的新药被拿去给中国艾滋病病人试用？凭什么西药就能那么顺利，而自己人研究的中药想给病人吃就那么难？没办法，他只能把这种情况理解为"过渡阶段"，中国人对中医药不自信，中国人对自己的智商不自信。

烟灰越烧越长，慢慢地被一点暗红色的火光分裂，折断，掉到了地面上。

不管怎样实验还要继续进行。老张说得对：以后行事就得更加小心。

其实他也能理解，这几年艾滋病病人的生活有了依靠，不像当年了，把你给他吃的药当成救命仙丹一样；现在，可能他就觉得你想拿他们当实验品，像实验室里那些耗子一样，像实验场上的靶子一样。你是真心想帮他们，他们也不会领你的情，不反过来管你要钱就不错了。

用拳头揉了揉太阳穴，他的思绪回了8年前。

那时候，他刚跟老张认识，想要在光明县的艾滋病村做一个定点实验，找几个艾滋病病人试用他研制成的治艾新药"重归片"。于是他从北京启程南下，到河南新乡光明县，实地考察当地艾滋病病人的具体治疗情况。

老张先带他到自己工作的县医院转了转，两人正在办公室聊着，外面突然起了骚动，两人互相看了一眼，张和平先站起来，打开门走了出去。他的办公室就在一楼，开了门，就是候诊大厅。佘中一随后跟了过来，看到大厅里的景象后，他的胃像被人打了一拳，止不住地阵阵痉挛。

大厅的地上躺着一个男孩子，身体佝偻成一团，干瘦的身体，像是风干的腊肉，骨节从各个角度向外支棱着，随时要刺穿皮肤的样子。这是一个已经死亡的艾滋病患者……

死亡男孩的出现，让候诊的病人们慌张地向四周散开，尖叫声、脚步声，还有医护人员维持秩序的无力的喧嚷声……恐惧随着空气迅速弥漫，医院，这个拯救生命的地方，此刻变成了死亡之所，人人避之唯恐不及。

佘中一穿过人群，来到大厅的中央，喧闹已经散去，只剩下一位孤零零的40多岁的妇女，低垂着头，趴伏在男孩儿的身上，僵硬的背部肌肉，让她此刻看上去像是一面盾，牢牢护住那已逝去的年轻生命。

"刘院长来了。"张和平在佘中一耳边说。

一个精瘦的高个子男人面色沉重地小跑下楼梯，后面跟着几个穿白大褂的医生。他向一旁的护士看了看，示意她们先把女人扶走，但两个年轻护士稍有动作，女人就猛地抬起了头，如同一潭深水的眼，死死盯住刘院长的脸。

那目光阴冷绝望，让刘院长的脚向后挫了一小步，才又坚定地站住，试图用目光传递一种理解、一种抚慰。

尽管不是第一次面对这样的艾滋病病人家属，可是作为医生，他仍然觉得内疚，不知道用怎样的语言，给他们哪怕一点点的安慰。

突然，女人凄惨的哭叫爆发出来，尖利得让佘中一脊背发凉。

几个护士鼓足勇气走上前，使了吃奶的力气才把恸哭的女人拉离孩子的身边。另外几个男医生找来担架，把男孩儿的尸体轻轻放在上面，抬走了。

……老佘觉得那股凉气从头顶一直窜到脚底板。恍然之间，空间发生了变化，他看到自己家的门被打开了，两名公安人员走了进来，向他出示一张逮捕证，他在家人的哭喊声中被公安带走，到楼下时，小区的居民都挤在了过道两旁，在他眼前、身后，戳着他的脊梁骨：拿艾滋病病人当活靶子，做实验，该抓。忽悠间，他又站在了法庭被告席上，面对法官和一屋子来听审的老百姓、媒体，还有一个坐在他对面原告席上的艾滋病病人家属，声嘶力竭地控诉着他，闪光灯不时地晃着他的眼睛，让他看不清站在法庭角落里的夫人和孩子们……

……手指一阵疼痛，佘中一猛地醒过神来，急忙按熄了燃尽的烟头，然后像是呼吸困难似的深深吸了一口气，再用力地吐出。

用手搓了把脸，他告诉自己别想得太多，这样不利于实验进展。他现在只期望患者们能够配合，千万不要有人起来生事，找麻烦，让他能在有限的时间里赶紧把注射液研制出来，就算东窗事发，他也于心无憾了。

第三章 生死瞬间

一位文学家说过："友谊是一种最神圣的东西，不光是值得特别推崇，而是值得永远赞扬。它是慷慨和荣誉的最贤慧的母亲，是感激和仁慈的姊妹，是憎恨和贪婪的死敌；它时时刻刻都准备舍己为人，而且完全出于自愿，不用他人恳求。"

1

这两天耳根子发热，佘中一总觉得有什么事情要发生。给老张打电话，他说做实验的病人和医生都已经找好，挺顺利的。

这些人大多是老张通过复杂又绵长的亲戚关系找到的，大家互相都熟悉。但是佘中一这几天就是心神不宁，忽然想去光明县看看。

自从 6 年前去了一次光明县之后，就再也没有去过了。一是没有时间，另外老张认为他还是不要轻易在光明县露面，县城很小，走几步就能遇到熟人，小县城的人对外地来的人都很敏感。

这次正好在郑州有个中医免疫学术会议，未等开完会，他径直打车去了光明县城。

接他的是老张的爱人李香芹，她说老张下乡去给病人打针了，要晚一些才能回来。

"打什么针？非得他去打吗？他说已经找好了几个乡村医生的？"

"就王涛他们家，老张一般都亲手给熟悉的病人扎。"

不安的感觉一直纠缠着佘中一，他又不好表露出来，只好随着李香芹先回了家，老张的女儿也刚下班回家，她刚毕业，和父亲都在县医院里工作。

时针指向夜晚9点半，一桌子菜都凉了，张和平却还没有回来。李香芹也开始着急了，不停地看墙上的钟。

佘中一说："我去看看吧，你跟我说老王家怎么走？"

"佘教授，俺先给老张打个电话。"三通电话，每一通都以"您所拨打的电话暂时无人接听"收尾。

佘中一坐不住了，拿了外套，就要往外走。

老张的妻子也有些慌，就对佘中一说，俺带您过去。

女儿张好拦住了母亲，说："我带叔叔去吧。"便领着佘中一出了房门。

正义村是个著名的艾滋病村，地处县城西南郊，由于惧怕艾滋病，村人们自动聚合，其他村子都抱团似地挤在一起，只有正义村孤零零地被撇在原野深处，与其他村子之间隔着一片空旷的荒地。

出租车停在村口——也只给停在村口，坚决不往村子里面进。于是俩人只能下车，自己走进去。

上弦月已经升得高了，可村色还是一片暗淡，月光好像没有质量、也照不透彻一样，只是漂渺地笼罩在小村庄的上空，如一层淡淡的白雾。

乡下人还是按照老理儿走，睡得早，不知起得还早不早？大部分房屋只是呈现出黑幢幢的轮廓，只有少数窗口亮着微弱的灯光，隐约传出电视剧里的几句对白。

刚下过雨，佘中一跟着张好深一脚浅一脚地走在坑洼积水的路面上。原来寂静的村落，一只狗从最边缘处叫了起来，然后传染似的，所有的狗都跟着一阵狂吠。

张好有点害怕，一边左右扫视一边往佘中一的身后躲，步子越来越快。

老佘也有点心慌，每走一步，就觉得离危险更近一些，——老张到底怎么了？

来到老王家门口，三座小棚屋孤零零地戳在稀薄的月光下，昏黄的灯光从窗口投射到院子里。

张好上前敲门，一个苍老的声音问："谁？"

"大爷，我是张大夫的女儿。"

院落里的某扇门吱纽一声打开了，一阵细碎的脚步，佘教授从木头门的缝隙里，朦胧地看到一个老头儿披着外衣正往院门这儿走。

这老头儿走路很有特点，猫着腰，两只手游泳一样向后甩着。

拉开门闩，大门开了条缝儿，老头儿看了张好一眼，又紧张而警惕地望向她身后的佘中一，从头看到脚，也不说话。

"大爷，……我爸今天来给王涛哥扎针，现在扎完了吗？"也许是紧张，张好的声音有些颤抖。

"噢，俺不知道，进来吧。"

佘中一和张好从打开一半的门扇挤进去，又跟着老头往后边那座棚屋走去。

老王走路姿势虽然不正确，但是一点儿不影响速度。

靠近后院墙的地方，有间屋子的灯光亮着。

走近了，隐隐听到里面传出说话声。老佘心急，迈步越过张好和老王头，耳朵贴在门板上，听着里面传出的动静。

"……你的心情俺理解。"

"理解个屁，你也得艾滋病了？你烂得全身没一个好地方了？你也被老婆嫌弃了？"

"说啥傻话，玉凤也是这病，她怎么能嫌弃你？他爹还特意到县城里跟俺要药，说是要给你用的。"

"都他娘的假的，你也在装好人，给俺打这针，说什么不花钱，其实就是他娘的拿俺当实验品。"

一声哭腔从门缝里挤了出来，老佘听着有点儿心焦。这个病人情绪很不稳定，不能让他们俩单独呆在屋子里。

老佘推了推门，发现门从里边锁上了，连忙回头让老王头快点儿把门打开。

老王头探头往门上瞅了瞅，跟老佘说："张大夫告诉了，今天打针不让外人在场，也不让任何人进去。"

话没说完，啪地一声，屋里的灯灭了，紧接着传来咚咚撞墙的声音，还有类似于打斗的闷响。

老佘急了，开始用力撞门。

"砰"，单薄的门板被撞倒了，老佘一个踉跄，刚稳住，就看到黑暗中，一幅令人毛骨悚然的场面——

靠窗户的床板上，张和平脖子被一个干瘦的男人狠狠摁着，那男人手里举握着一支针管，钢制针头在月光的放射下，闪着阴森的光。

针管里，是老佘再熟悉不过的暗红色，正与针尖辉映着，折射出微弱而妖艳的光芒，一滴血威胁着要从针尖滴下来。

那是王涛从自己身上抽出来的，一个艾滋病病人的血。

2

见了眼前的情景，老王头腿一软，一屁股坐在了地上，张好扶着门框，嘴唇抽搐，瞪着眼睛看着被王涛压在身子下面的父亲，快要哭出来了。

"别过来，过来俺就扎死他。"王涛握针的手抖着，把针尖挨近老张的太阳穴。

"不要过去……"老佘及时拽住了想往里冲的张好，声音也有些颤抖。

黑暗里，他看不清老张的脸，也听不到老张的声音，也不知道老张……还活着？从他决定要在河南做一个药物试点的那时起，他就设想过各种最坏的可能：也许，有人把他私下给艾滋病病人用药的事捅出去，警察会来抓他——他已准备好把方子委托给老张，让他帮忙继续做下去；也许用药期间，艾滋病病人出了事，闹得不可开交——他做好了赔偿的准备；也许，出事的是老张，他被当地人举报，在县里待不下去了——那就把他接到北京来，或者送到别的地方去，他会用自己出诊看病的钱保障老张的后半辈子……

但是此时此刻，他却没想到会发生眼前这一幕，一时间有些手足无措。

"滚出去，都给俺滚出去，不然俺就捅死他。"王涛的声音虚弱而凶狠地又响了起来。

"你把张大夫放开，有什么话咱们好好说嘛！"

老佘虽然什么风浪都经过，但是这样的事情还是第一次遇到，他只剩下一个念头：他可以出事，老张绝对不能出事。

"没啥说的，让他也尝尝这滋味儿！"王涛声音绝望。

"你想传染给张大夫吗？他要救你，你却想杀他！？你杀了他就连惟一的活路都没有了。"老佘忽然吼了起来。

"都他娘的不是人！柱子就是这病，他死了，那个王八蛋洋鬼子说吃了那药就能活，结果他死了，俺也要死了。"

柱子全名叫孙柱，跟王涛是同学，两个人从小学到初中一直念同一个班，因为家里没钱，他们只上到初中，但是感情好得可以穿同一条裤子。

王涛那年卖血尝到了甜头，就跟孙柱说让他也去卖，知道自己是艾滋病感染者那年，他猛地想起孙柱会不会也是未发病的感染者？但是他没有勇气跟孙柱说，只能把一份愧疚堵在心眼里。

果然，王涛发病的前一年，孙柱也发病了。

不久前，一个德国人经过熟人介绍给柱子送去一种新药，说是对艾滋病有奇效，让他把政府发的药停了，先用一个阶段。

他还记得孙柱好久没有那么精神过了，亮着一口白牙，在老娘搀扶下过来告诉他："哥，有药能治咱这病了，等俺吃好了，想办法给你也弄点儿。"

结果没过多久，孙柱死了。闻听柱子的死讯，本就绝望的王涛觉得自己脑袋都要炸了。如果说在此之前，他还有那么一丁点儿希望，尤其眼看着玉凤儿好多了，老丈人儿又找来张大夫给他免费用药，那么此刻，他觉得这世上一切都是假的，艾滋病就是绝症，不仅在余生里要遭这世上最大罪，还被有心人拿来做试验品。与其这样没有尊严地活着，他宁可死了算了。

老佘安抚好情绪稍微稳定一些的张好，对着王涛说："你把老张放开，我们去县医院检查化验，看你现在是缓解了还是更严重。医院的数据不会骗人吧？到时候如果没好转，你想做什么我都不拦你。你没想过有好的可能吗？你还这么年轻，你能恢复成一个年轻力壮的男人，但如果你现在想不开，那就什么都没有了。"

王涛的犹豫，让老佘有勇气慢慢地向前挪步，一直走到离王涛一米左右的地方，直视着他的眼睛。

那是一双孤独无神的眼睛，嵌在干瘪的眼窝深处。

"俺……俺……"握针的手，离张和平的太阳穴远了一些，但掐住他脖子的力道依然没有放松。老张快透不过气了。

佘中一指着王涛说："好，你不信我的话，你不是说他给用的药是要害你吗？那你就往我身上扎，药是我研究的，你扎我。"

王涛用狐疑的目光扫视老佘，问："你是谁？"

"他是北京来的教授，他为了研究治艾滋病的药，已经快要倾家荡产了！"老张艰难地说。

王涛愣在那里，松开了钳住张和平的手，老佘从王涛身下一把扯过张和平，连拉带拽地拖出了门口……

走出村子，张和平对老佘说："他听别人说，太多人想借着研制艾滋病药品这事儿升官发财了，不要怪王涛情绪上有这么大反弹。"

怎么会怪呢？他太明白这些艾滋病病人苦处。他只希望张和平不要出任何事情就好。

3

时间过去了一个星期，老佘也早已经赶回北京。

这一天下午，张和平躺在平时休息用的床铺上，一只袖子撸到手肘上方。一只蓝柄的针头，被医用胶布服帖地按在手背上。胶布下面，针头深深埋入手背的静脉，和着血液流动的节奏，将上空悬吊着的大半瓶透明液体输入身体。

2分钟前，他跟宋护士说身体有点儿不舒服，让她帮忙给挂个点滴。点滴是他早已准备好的，不是普通的葡萄糖、抗生素，而是佘中一研制的抗艾滋病中医药制剂，"重归注射液"。他要亲自体验。

这里是河南光明县医院的主任办公室，除了木制的桌椅和蓝色的窗帘外，一切都是白的，墙壁、窗棱，还有老张躺着那张床和堆在身旁的被子。这间他呆了十几年的办公室，竟然白得让人心慌。不知道是不是心理作用，平时有些热的办公室，现在却有些阴冷。老张扯过被子，胡乱搭在自己的身上。

恐惧这东西，有时候并非附着于某物，它常常在思想徘徊、游离时，偷溜进来，扎根于此，操控着人的思维。在决定要给自己注射"重归注射液"，甚至把药剂配比好，打进吊瓶的时候，他都没有什么感觉，既不害怕，也没有紧张。但是现在。太安静了。以至于所有感官都变得异常敏锐。他躺在床上，眼睛盯着天花板，夏天打杀蚊子时留下的斑驳血迹，映着白色的墙壁，突兀又扎眼。药水从高高的塑料瓶中掉进输液管时发出的嘀哒声，还有手表秒针不断前行的哒哒的声音，都像是一种折磨。冰凉的液体，正在迫不及待地钻进他的身体，跟血细胞相拥融汇，顺着血管奔淌到身体最细微之处。

一种莫名的恐惧一点点渗入到张和平的心脏，咚—咚—咚，心脏跳动的声音越来越大，逐渐盖过所有细微的动静……

视线离开天花板，张和平扭头瞅着枕头边的手机，瞅得那么仔细，像是看什么稀罕的物件。

终于，他松开了拳头，抓过手机，拇指按了137，停住，怕自己后悔似的，一口气按完剩下的数字，嘟……河南上空隐形的网络线中，多了一条，通往北京。

此时，刚刚出诊完毕的老佘正在开车往家里赶，北三环上的车流堵得厉害，急性子的老佘气得直骂，最近实验进行得不顺利，走路也添堵，下一步当心喝水也要塞牙了！

正恶狠狠盯着红绿灯的老佘，裤兜里的手机振了起来，老佘一把将手机拽出来，有些凶恶地对着手机："喂喂。"

"佘教授，俺给自己用上了。"

老佘愣了一下，问："用什么了？"

"你的那个'重归注射液'，俺给自己注射进去了。"

反应了片刻，老佘腾地从座椅上弹了起来，幸亏有安全带的绑护，也顾不上看绿灯已经亮了，也听不到身后汽车发出的喇叭声。

老佘没心思理会身后的慌乱，连声对着电话说："你怎么不提前告诉我一声，都做了什么准备？你……现在有什么感觉？"身后阵阵催促的汽笛声更加急促，他才有些清醒，开动了车子。

电话那端，张和平沉默了。这间屋子越来越让人气闷，他想说这批针剂，虽然在动物实验中效果良好，却到现在也没有经过人体实验，仅仅一个王涛，就差点惹出大乱子，还没有注射成。如果他不在自己身上实验，也就没有把握，或者说不敢用在哪个艾滋病病人的身上，不怕一万，就怕万一，他太了解这些艾滋病病人了，没事还有要闹事的，更何况这么个大的事情……到底，这些话张和平没有说出来。不跟佘教授商量是怕他阻止他——张和平，一个医生，一个健康人，此刻将治疗艾滋病的药物打进了自己的身体，药水不停地滴入他的身体，融进他的血液，药物会在他的身体内产生什么样的反应？只有老天爷才知道。

此时，老佘感觉到张和平的沉默，似乎听到了他想说的话，鼻子有些酸，他控制一下情绪，缓了一口气，又问道："你现在有什么感觉呀？"

"快扎完了，还莫有什么感觉。本来不想给你打电话的……"

"老张啊，旁边有人看护你吗？"

"在医院呢，俺让院里的护士帮输的，抢救设施我也都安排好了，莫有事。"

"……"一向快人快语的老佘此时竟然不知道还应该说点什么。

老佘太了解老张了。这是一个既诚恳敦厚，又心思周密的人。他敢把"重归注射液"——这种未经证实的治疗艾滋病的药物打进自己的身体，就证明他早已想好了一切后果，这个男人的果敢与无畏，让他肃然起敬。

张和平听老佘半晌没出声，以为他还在担心，又说："佘教授，我对你有信心。你也得对自己有信心，俺不会有事儿的。"

老佘的心脏一阵抽紧。他不是那种容易动感情的人，但此时此刻，包括朋友对自己的巨大信任……就是铁石心肠也无法不感动了，全部感激，一下子涌到了嗓子眼儿……

4

晚上 8 点半，拨通张和平的手机，两个人又聊了一会儿，这一夜就再也没有通电话。

佘中一当然睡不着，他连卧室都没进，就躺在书房的沙发上，想着远在河南的老张可能发生的种种问题，想着报告上那些复杂的药方和数字。安静的夜晚，老佘的大脑像马达一般运转着。他努力了 8 年，现在，老张又在用自己的生命帮他完成最后的实验，——他有种感觉，虽然人体实验还没有结果，但他已经有了胜利的预感，因为这里面注入了他和老张太多的心血……届时，他将骄傲地宣布：中医药治疗艾滋病已经取得了奇效，谁要再说中医药没有疗效？就让他变出翅膀当鸟人去吧！

突然有人敲他的头，夫人的声音响了起来："老佘，你上午有门诊，怎么还不起来？"

刚进办公室，正想给老张打电话，手机就响起来。是老张，这难熬的一夜，他终于熬过来了。老张的声音里有掩饰不住的兴奋，他告诉老佘：夜里 10 点半的时候，心脏跳得发慌，但是很快就过去了，他跟自己说，要镇定下来，不能让心理因素干扰实验效果，结果，什么问题也莫出现，这一宿真的很平静地就过来了。"

老佘叹了口气："老张啊老张，你怎么比我还倔呢。幸好没事，要是出了什么事，我这一辈子都不安啊。"

"不付出也不行啊，你不也一直在付出嘛。再说了，为了人类的生命事业献身，也是很壮烈的嘛，对不对呀？"张和平嘻嘻地开着玩笑。

老佘却一点也笑不出来。

不是尾声

　　终于，两个阶段 28 天的人体实验结束了。参加实验的 7 个病人，有两个病情较轻，体质基础好的，已经能够下地干农活儿了。尽管血管壁里仍旧残留有艾滋病毒的血液，从外表上看，他们已经与正常人一样。其余 5 个严重皮损的病人体重也在一点点增加，破损的表面开始有了愈合的迹象。其中就包括王涛。

　　佘中一把药物送去做体外实验，其实他一点儿也不觉得这个什么体外实验有什么重要的，他又不想申报什么课题。他就是想通过各种实验、检测，验证自己研究的方向到底是不是正确的。但是没有体外实验的效果证明就相当于没拿到毕业证书，他将来想要发表论文就很难。

　　所谓体外实验，就是把"重归针剂"滴入到用来培养艾滋病毒的营养液里，然后再检验一下有没有杀死病毒，杀死了多少。营养液的培养环境、温度等等跟人体都不一样，可是国际规定标准的药物研发程序就是这样，那你就得做。结果在老佘的意料之中，"重归针剂"体外实验的效果并不好。对此他并不在意，药是给人吃的，又不是拿来化验玩儿的，只要病人用了有疗效，那就是硬道理。

　　张和平的阶段性任务完成了。那段"地下生活"成了往事，成了只有少数人知道的秘密。他的日子，又重新回归了平静。

　　他知道：佘中一的"重归注射液"虽然取得了阶段性胜利，虽然已经把中草药变成了针剂，从浓稠的汤汁变成稀薄的液体，但是以目前的技术能力，又必然会丢掉许多珍贵的成分，老佘正在想方设法找更高端的科技手段，将这些丢失的药物成分一点点还原回来……

　　2011 年 3 月，一家来自南美国家的医学权威机构找到老佘，对他研制专治艾滋病的纯中药制剂和科学配伍而成的"重归注射液"很感兴趣，希望能够深入了解，最终可以为它提供临床实验……

老佘有些不甘心接受洋人们的青睐，但是他在想，这枝"红杏"出不出墙？如何"曲线救中医"？

截至4月8日，双方已签订意向性合作协议，对方已经发出邀请，等待佘中一教授去大洋彼岸去做实地考察……

中新网2011年12月1日电：

今天是第24个世界艾滋病日。经过多年努力，中国艾滋病防治工作和消除歧视工作取得显著成效。除了官方努力外，中国民间防艾力量也日益受到重视。日前中国政府高层首次看望防艾民间组织和志愿者，并对他们表示鼓励和支持。

……

前不久，在世界艾滋病日到来前夕，中国国务院副总理李克强就艾滋病防控工作进行调研。李克强此行专门看望了从事艾滋病防治的民间组织和志愿者，值得注意的是，这是中国政府高层首次接触防艾民间组织。

李克强指出，防治艾滋病是一项复杂的系统工程，需要全社会的共同参与。要逐步建立和完善社会力量参与艾滋病防治的工作机制。

李克强同时要求，官方机构要与从事艾滋病防控的社区、民间等各类组织加强沟通，对民间组织和志愿者提供必要的支持帮助。加大技术培训力度，更好地鼓励、支持和引导他们参与防治工作。

高层此举，也凸显出政府对民间防艾力量的肯定与支持。卫生部部长陈竺日前在谈及"十二五"期间如何推进艾滋病防治工作时也表示，要建立和完善社会组织参与防治工作机制。有官方和民间共同努力，中国的防艾工作或将呈现新的局面。

……

在农事里体验医事

对话民间中医钻研者陈光华

陈光华，退休物理教师，使用现代知识研究中医药，并有所得。3 年前开始断断续续与我们联系，几次来北京。

1963 年，他高中毕业回乡务农，用科学知识改良育种、提高亩产，并自学中医典籍，替村人治病。恢复高考后被师范院校物理专业录取，毕业回乡任教，其间培育出蕲春县优质水稻品种"水葡萄三号"。

因在农事工作中"自我救治"的需要，重新研究中医，并自学现代医学知识，使用现代知识解释传统中医，自成一套新的"气血阴阳"理论体系，并依此创有多种医方，其心血用于"现代知识与中医"的思考与探索，在学术上有所创见与创新。

经过 3 年的书信与电话沟通，其在农业、物理、中医方面，以及在与疾病斗争中的思考与探索，一直在感动着我们。多次访谈，他确实提出了一些与其他中医人不同的精彩观点，令我们无法拒绝。

在此，我们有意将他的声音发出来，为我们看待疾病、看待生命，看待生活和生存环境，提供一个新的视角。他在几十年的写作过程之中，其理论也在不断地系统完善，我们也在持续的关注之中。至于他的观点对与不对，我们希望将其声音书写出来的同时，能有更多的同道一起来探讨，也希望有识之士能够提供更多宝贵的意见和建议。

以下访谈，问话者为本社编辑，答者为陈光华。

采访现场：

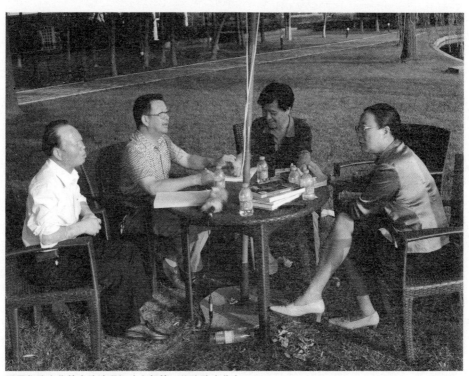

田原与陈光华等人访谈现场（左起第一位为陈光华）

1. 很早就与《内经》结了缘

问：陈先生，您是什么时候开始接触到中医的？

答：1963年吧，那时我高中快毕业，在新华书店看到一本《黄帝内经》，翻开来看着看着就入迷了！打开《内经》第一篇，"天人关系"就说得让我非常折服。后来春节去广济走亲戚，在亲戚那里看到一本针灸方面的书，那就更感兴趣了，我后来都带到学校里去看。高中的时候我成绩很好，班主任担心我看这种书会影响学习，对我提出了批评，可是我确实喜欢中医。

问：高中快毕业，十几岁的年纪，看《内经》能看明白？

答：也能懂一些，我家虽然不富裕，但四五代人都读书。

我们蕲春的文人多，清朝末期，我们那里出了个姓田的教育家，我的叔祖父就拜在他的门下，他教的有十个学生，结拜成了兄弟，都参加了辛亥革命。这其中有我的叔祖父，也有田桐，还有广济的居正。田桐后来做了孙中山的秘书，居正当了民国司法院院长，叔祖父因为看不惯当时的政府，没有做官，但他的字写得很好，便在北京卖字，钻研金石文字。我们蕲春还有一位名人，就是国学大师黄侃，他是章太炎的学生，与我叔祖父意趣相投，后来成了亲家，我姑姑嫁给了黄侃的儿子。

到我父亲一代，军阀混战，开始打了仗，一家人颠沛流离，地产也都没了，土改的时候划分为贫农。但是因为前述的原因，我高中毕业时，大抓阶级斗争，就将我的家庭成分说成是地主，我就没上成大学，只好回去种地，后来文化大革命结束，我才去师范学的物理，当了老师。

问：出身书香门第……当时高中的知识有解释这些古书吗？

答：有高中的基础知识，但要深入理解，却很难做到。那个时候的高考是分三科，理工、医农、文史。像生物课到高二就不开课了，虽然学的理工，但我对孟德尔定律这些遗传学规律特别感兴趣，就自学了生物。后来回家种田，我又自学了"作物育种学"。当时我那生产队，生产环境很差，我就想办法改良农业技术，提高了产量。生产队的产量上去了，他们都挺佩服我。

问：怎么改良的？

答：那时，农村种田缺少化肥，我就采用了合理密植，再加上管好水和科学育秧，单产就这样上去了，我们生产队比别的生产队产量都多。当时他们都把我当做技术员。改良了基本技术后，如果还要产量上去，就得改良品种，就要自己去育种。

问：育种有什么特别的心得？

答：必须要先学理论吧，关键还要实践，要善于观察。我当时搞了一个新品种，产量更上去了。那个品种相当好，我是用的系统选育法。因为我是技术员，经常打药，所以能观察到变异的植株，然后将变异的植株育成品种。

从种子的变异来说，有正变异、负变异，正变异的品种就非常好，穗子大、子粒多，还有籽粒间的结构好。因为我所在的地区叫赤东区，他们后来就管我育出来的那个水稻品种，叫"赤东一号"。

问：这些是您自己观察到的，还是书上学到的？

答：都有吧。之前我们地区种植的都是高杆，后来人们主张矮杆了，而我主张的是矮杆类型的稍高植株，这种品种潜力大。关于水稻中的高杆、矮杆有形态学上的区别，如果是高杆的，谷苞中骨节就会露出来，矮杆的是在里面，这是它的区别。还有稻株的类型，一般我是用穗型法去选种，稻株上面结实的饱满度最好。还有分蘖能力也要综合考虑。

问：有点儿像给植物进行简单的体质归类，判断了植物的"体质"，挑拣出有趋同性的种子进行栽培，基本能预测到未来的长势等情况。能看得出来，您是一个很生活化的人，善于观察和学习。陈先生种了多少年田？

答：种了 15 年，其间培育了一些水稻品种。文革结束后，恢复了高考，黄冈师专就录取我到物理专业，读了 3 年，毕业后就分配到家乡教书了。这时候作物育种这方面的知识我还不想丢，当时杂交水稻正在推广，而又开始转向优质稻，我就开始优质米的育种，还真被我育出一系列的优质米品种，其中有一个品种后来被蕲春定名为"水葡萄三号"。

2. 一边种田一边琢磨中医

问：真正"琢磨"中医，是从什么时候开始的？

答：原来种田的时候当然也看关于中医的一些书，像《中医针灸学》、《温病学》、《伤寒论》、《五运六气》等等，《伤寒论》根本就没法进到里面去理解，囫囵吞枣。

后来自己有一些小病，我就去看药书自己治，而且草药用得很顺手。比如说被蜜蜂蜇了，我就用新鲜的花搓成汁，或者用丝瓜上面的水滴擦在被蜇的地方，马上就不痛了，可以消肿；还有各种鲜花的汁液，芋头的叶子和块根，这些都可以治，方法很简单。中医除了草药还有针灸，我没有银针，就用手掐穴位，比如腰痛就在委中穴掐，按照中医的经络走向来，效果都是非常好的。

当时因为没有条件去学习处方与配药，顶多用点草药给村里的人治病。还自学了一点推拿，村里有人需要急救的时候，我就用手去按摩穴位，有类似针灸的效果吧。但总的说来，当时只有一般的中医知识，还没有质的飞跃。

有质的飞跃还是中年以后的事。那时，我和孩子他妈身体都比较差，看病后需要去买药，为了省钱，买药都去的药材市场，那里的药材比较便宜。我当时已经有老年哮喘症，可能因为在种田的时候接触农药太久，而且工作太劳累，身体就慢慢垮了。哮喘发作后很难受，哮喘也是很难诊治的病。除此之外，我还常常感觉到心慌和心悸。我妻子身体也比较差，容易疲劳，表现出来血虚的症状，因为她是妇女，我就觉得用中医的方法治疗可能比较好，就按照经方给她用的四物汤。我自己呢？针对心慌、惊悸就用的生脉饮，结果两个人喝下来效果都比较好。

有次她的四物汤我也拿来喝着试试，感觉很不错，心慌有了更明显的改善，哮喘也似乎好了一点，然后我就把两个方子综合起来用，再加减一些药物，效果更好了。于是开始慢慢学习配用中药。

后来我买了张学文的一本书，叫《疑难病证治》，他书里的观点有很多我很赞成，如治病要活血化瘀，我学了他的方法，在综合了药方之后，又加了活血化瘀的丹参。同时，我又在《方剂学》里面看到了补中益气汤的功能，其中有两味重要的药，陈皮和柴胡，鬼使神差的我也把这两味药物加了进去。

还有陈皮，书上说了，如果用枳实替换陈皮效果会更好，我就不用陈皮，加了点枳实，就这样组成了个方子，就是四物汤、生脉饮、丹参、枳实、柴胡，一共 10 味药。

用这个方子配的中药，我自己吃了五六剂后，哮喘很快就有改善，症状基本消失了，心也不慌了。第二年心又开始慌，我还是用这个方子，基本治好了。

我有一个叔父，他在其他县工作，也患有老年哮喘症。为了给他治这个病，我去看望他的时候，就用陈皮（没有用枳实）按这个方子配了 10 剂给他，希望他这个病能有好转。他说你又没有正规学过医，陈皮也能治得好病吗？我也没话说，送完药就回来了。

结果他吃了 10 剂，情况很有改善。第二年他回蕲春时，非要我带他去药材市场按这个方子配药。因为当时药材市场上买的药不是很贵，等于是批发的，我们还可以去还价。这还不能说是第一个成功病例，但当时我就认为这方子很好，因为它能活血化瘀，应该能治好很多病。

问：开始尝试给别人"开方"了？

答：都是身边的一些熟人，如我的一个高中同学叫李光保，他当时 57 岁，比我大得多。有一天他看到我，就对我说："光华，我现在身体不好，恐怕快要走了。"我就忙问他怎么了？他说心绞痛。我当时告诉他这应该不难，书上说丹参对心绞痛的治疗有好处，就叫他买丹参煎水喝，还可以吃丹参片。结果他这样做了，但再次看到我的时候说，症状没得到控制，根本没效果。我说不难，就用了这个方子开了 5 剂药给他。

问：他当时具体有怎样的一些症状？

答：他当时的情况比较严重，有心区的疼痛，心绞痛经常发作，发作的时候，脸色黑晦，基本上不能劳动了，锄头举得快一点，就会心慌，心绞痛就发作，马上得停下来休息，没法继续干活；他推自行车上坡，速度稍微快了一点，心绞痛也会马上发作。所以他只得随身携带西药"消心痛"，发作了就迅速含在嘴里，等症状缓解了再动。结果他吃了我配的 5 剂中药，效果很好，心不痛了，马上又让我再配 5 剂。

他还是个酒鬼，原来很能喝，餐餐要喝，每次喝得很多，有七八两左右，现在因为心绞痛，只要是喝一点酒，就会绞痛发作，不得不戒酒，他老婆也监督他戒酒。这次他吃了 10 剂药后，身体基本没什么问题，心绞痛也没有发作，劳动能力也逐渐恢复了。后来他背着老婆偷偷在晚上喝了一小杯，居然没有引发心绞痛。他对治好这个病也有了信心，又叫我发药。

这次我在方子里加了山楂和血藤。我看到书里面说，山楂能治疗冠心病、心绞痛，并有活血化瘀的作用，讲到（鸡）血藤有活血补血作用，为了提高疗效，所以就加了它们。

其中，山楂加的是南山楂，南山楂的活血化瘀功能较强。加进去以后他吃了2剂，碰巧我有事到那边去看他，他本来病快好了，可是，吃了这个配方药后，心又有点痛。我就感到很纳闷，一定是南山楂和鸡血藤这两味药出了问题。他还有3剂没有吃，我就把3剂药中的这两样药一点一点地挑出来，结果再吃，就没有像这样复发心绞痛了。

选出这二味中药时我嘱咐他，吃完那个方子，把这两样药再一起煎着吃了，结果也没有心慌、心绞痛这样的情况再发生。由于这个药方对李光保的心绞痛极为有效，所以我很佩服这个药方。那时候，我和李光保之间，既是朋友，又是同学，又是同村，是为了帮他解决疾病问题，又因为之前有我自己用此方的体会，我才敢这样大胆去用。

问：您学中医是典型"摸着石头过河"。最后总结这个方子，山楂和鸡血藤是不能加进去的？

答：我虽然是摸着石头过河，但主要还是依据前人的经验和体会，像方中的这些药物的性能功效，书中都载得清清楚楚，所以敢用。至于这个配方的形成，也是实践经验的积累。后来还碰到一个74岁的老人，也得了老年性哮喘，是李光保介绍他过来的，我给他治疗，也是这个基本方，再加了一味中药枸杞。

问：为什么会想到加枸杞？

答：因为枸杞能滋阴，还能兴奋呼吸，有利于改善症状。

问："兴奋呼吸"似乎是现代医学用词？

答：分析疾病症状，处方用药，我觉得还是应用现代知识比较好，用这种方法讲，大家可能比较容易接受和理解。

再说到这个患者，他吃完了4剂中药时，还没有出现症状改善的情况，但吃到第5剂，症状减轻了，身体状况变好了，他有信心了，我也很高兴。当然，别人在我这里用药，我都要对他们再三交代，药如果不对症，就一定不能服用，有什么不好的反应尽快告诉我。那时的农村，都困难，不比城里面的人，中药煎了一两遍就扔了，我是叫他们至少要煎三四遍。结果有的人，他们煎了四五遍，喝下去也没出现问题，还有效果，这确实也节省了成本。

还是说这个方子，我特别崇拜它，我用它加加减减，还治过很多疑难杂症。有段时间我的体质变差了，阳虚，便在这个药方里面加了生川乌，治好了，这个方子又形成了一个补阳的基础方。生川乌开始时用 5～6g，后来有经验了，增加到了 8g，最后能用到 20～25g。

可以说生川乌有剧毒的，但也可以说，生川乌只要用得好，用得巧，又是没有毒的。为什么没毒？中药药理学书里讲得明明白白，生川乌所含的毒物是乌头碱，乌头碱容易水解，水解后生成的是乌头次碱，乌头次碱的毒力只有原来的百分之一甚至两百分之一。乌头次碱还能继续水解，最终生成乌头原碱，那时候毒力就只有千分之一到两千分之一了。若按两千分之一来计算，要吃 6kg 才有中毒的危险，有谁能一次吃下这么多呢？大米是无毒的，让你吃六公斤大米，不会毒死也会胀死啊！所以生川乌按药用量使用，只要久煎，基本是没有毒的。

问：这又是化学里的方法论了，你看的书涉猎面挺广的。

答：我一生可以说所学博杂，学无常师，什么都学，各门类的知识都掌握了一点。

问：那时什么症状让你想到要加生川乌？

答：阳虚很严重的时候，才要加生川乌的。当时我 58 岁，可能由于一生辛苦的缘故，身体出现了早衰，体能急剧下降，和一年之前的状态大不相同了，一天写个一千字左右的文章，就会感到疲倦不堪，只好停笔，二三天才能恢复精神；走路只能缓缓地走，如果像原来一样走，也是气喘吁吁，心还会发慌。迫不得已，才想到了使用生川乌，最后这个方子加了生川乌起的作用。

这个方子还有很多应用，当时我们学校有个老师，也是个民间中医，他有个兄弟得了肺结核，在医院治了很久，用"雷米封"、"利福平"这类的西药基本上是治好了。肺结核病的治疗，必须要用现代的药物，比如"利福平"这类能够进入到细胞里面，杀死结核病菌的西药，这个方子按说是没有这种作用的。可是那些西药有副作用啊！它会导致人体的生理状况下降，西药就没有办法解决，这个患者当时基本上丧失了劳动能力，只能在农村放放鸭子，放鸭子的时候，经常在树脚下坐着休息，一坐就垂着头犯困，脸色很差，自己也觉得没有生的希望了，总想着生命快结束，精神状态也相当不好。我说这容易治，还是用了这个方子，多了1味中药黄芪，变成了11味药。

那个老师看了方子，说这些药我都用过，还说要加一些别的药，我说最好不要加。结果让他兄弟喝5剂试试，他兄弟用完第4剂还没效果，到了第5剂时，身体就发觉有了改善，精力恢复了，于是也有了生的希望，身体各种不良状况基本都调整了过来，整个人感觉有力了很多，面貌也变了，我们大家都很高兴。实质上那个西药已经把结核杆菌杀死了，只是摧残了他的身体，我知道，那方子是帮他恢复身体的。

3. 一个方子变着花儿地用

问：杀死病毒和细菌，本身也不是中医的思维，但像这个肺结核病人，我觉得您这个药主要还是起到两方面作用了，一方面不断增强他自身的抵抗力，用中医的话说就是培补养护他的正气；另一方面，也是为长期以来的虚耗给了一个补充，慢慢地体质就变好了。这个思路还是比较清晰的。

答：方子加减药物进行使用，中医在这个方面有丰富的经验。我的这个基础方，再加上黄芩、黄连、黄柏、栀子、野菊花等，又配成一个方子，还要神奇。我的一朋友的大嫂，80多岁了，阴虚牙痛，痛了半个多月，住院打针，中医、西医，单方、偏方，都用到了，怎么也治不好。我就用那个方子，配一剂中药，她煎了七八遍，喝完就好了。当时是怎样想到的这么配方，现在都忘了，但确实是我自己发明的。用这个方子还能治疗五心烧，这确实是中医药的难能可贵之处。

问：给人治好病了，越来越感兴趣，开始成天琢磨中药了……

答：感兴趣。再举一个例子，我们村的，我的一个族姊得了胆囊结石，那时候她的孩子都在外面打工，她得了病后，先在医院诊治了五六个月，花了相当于现在的五六万元，钱花光了病还没有好。最后回来，棺材都办好了，待在家里面准备等死。

因为她和李光保是一个塆的，跟我都是一个村的。我给李光宝治好了心绞痛，她就想到了我，特意叫她的孩子去找我来给她看病。我去的时候，她睡在床上6个多月了，就是等死。朋友亲戚都来看她，心里想的恐怕是临别看看她，在深圳打工的孩子也都召回来准备后事了，全村都以为她不能活了。

这个时候叫我来给她看病，我也没有多大的把握，看到她在医院吃的那些中药，里面有大黄、延胡索，还有很多我不记得了。我看了这些成分以后，现在也忘了当时自己怎么想出来的处方，只记得原理是按照书里面看到的要补血活血，给她开了一个方子，这个方子不是原来的那个经验方，是个新方子，配了2剂中药后我就走了。

当时我在镇里的高中教书，正好赶上开学，要回去上课，忙得根本离不开，但还是要来看婶娘。五六里路，骑自行车也要来。第二次来我又带了药，她家没有其他人，丈夫在外面干活，就只有她躺在床上，她原本就不想吃这个药，就跟我说："我马上就要死了，吃了这个药不等于是丢了吗？我没有钱，也不要浪费药了。"

我说药都配好了，拿回去也是丢。没有钱不要紧，你可以赊着吃了。她说我死了怎么办？我说，你是我的婶娘，就算死了我也不会问你家里要钱，算是送你药吃。然后就不断地说服她喝药。后来她还说肝有点痛，我看她的眼白都是黄的了，这是胆汁有余流。她当时的结石是6mm，人的胆管直径也就7mm不到啊！为了止痛，我又去给她买西药，西药是2粒复方乙酰水杨酸和2粒阿托品，叫她一次一起吃下去。中药还是要喝，给她配的2剂中药，放在那我就走了。

过了几天我去那个塆，就先到李光保家里去，向他打听这位婶娘的消息，光保说她没有走，我的心里面稍微好过了一点，然后慢慢向她家那方向走过去。

走过去后我是大吃一惊！她人已经在门外树下坐着纳凉了。原来一直在床上躺着不能起床的，现在能够在门外坐着了。看到我去她非常高兴，说一直盼着我来，告诉我药吃了之后就好了。我也观察到，她原先浑黄的眼白，现在变得很清澈，说明胆囊结石已经排出。

问：您觉得这次治疗主要是什么在起作用？

答：应该是中药和西药同时起的作用。当时她完全好了之后，整个塆村的人都把我当作神医。后来给她调了一下身体，她家里穷，我就没有要她现钱，只是赊着，又开了3剂。我所用的中药都是去药材市场买回的，等于批发，加一点价钱把药材卖出去，基本不贵，看病就不要钱。

问：您辨识药材的功夫怎样？

答：我年轻的时候到大山挖过药，认得了很多中草药，也源于早年学习了《本草纲目》，还交过很多草医药的朋友，所以辨识中草药的经验还是不错的。对于用药，主要注意药物的质量，首先不要用发霉变质的药，不要用假药。中医里面有一句话："挖药的人有两只眼，配药的人有一只眼，吃药的人没有眼。"说的是挖药的人最清楚药材的真伪，配药的人虽然认得药，但挖药的人通过一些特殊方法造假出来的药，配药的人有时也是难以辨清，而吃药的人根本不知道药的真假，给他什么样药他吃什么样药。所以我们要对患者负责，必须注重辨识中药材。

问：当时给村里人看病，具体怎么看？望闻问切？

答：以问为主吧，当然也要把把脉，以作为辨证的参考，再结合望与闻来确认病证。切脉这个东西啊，我是比较赞成清代医家陈修园和江笔花的观点。

陈修园认为只要掌握8种主要的脉象，大小、长短、强弱、快慢就可以了。江笔花说得更透彻些，人的病很多，三指之下想探到五脏六腑所有的病很难，主要是问诊结合望诊，自己再去分析，当然现在我也有了些经验。

山东大学张颖清教授，他写有一本《生物全息诊疗法》，让我很折服。他最早发现的是掌骨里面包含全身的穴位，以及疾病能在这些穴位上有所反应。第二指掌骨，远心端对应的是头，近心端对应的是脚。中间的位置对应的是胃，头、颈、胸、胃，顺下来到肾、肝，在掌骨上对应的穴位跟人体器官排布方向是一致的。

如果某个脏器发生了病变，在对应的掌骨穴位的地方掐下去就会有酸麻胀痛的感觉；要治疗这个疾病，就在这里扎针，扎完针基本能减轻症状，或者将其治好。他的观点，治病不宜多取穴的，一个疾病只取一二个穴位就可以了。

这个方法确实很有效，我在实践中很有体会。大部分人都有这个感觉，比如肚子痛就可以在上面找阿是穴按压，就能减缓疼痛。这就等于是针灸，他在针灸方面发现了全息法。开始是掌骨，接着又发现了机体上许多相对独立的部位都对应有这样的一些全息穴位。全息诊疗法用于治疗，我在实践中只发现有两个人没有出现酸麻胀痛的感觉，多数人都有，这也是一个检测疾病的办法，既科学又实用。

4. 器官像植物一样有极性

问：您曾经说，在农村的时候还研究过遗传学？

答：是的，就是通过对田里面作物的生长发育变化的观察，发现一些规律性的东西，但由于种种原因，没有继续钻研下去。但作为研究方法和观察到的现象倒可以说一说。

在自然科学中，所有的学科都有联系，我是学物理的，物理研究的是现象，所有的现象都有本质的东西在支配。作为现象，我们首先要承认它的客观存在，对于那些偶然出现的现象，对我们尤其宝贵，因为偶然现象中肯定有必然规律，而且这个规律是人们还没有发现的。对现象的研究还必须要深入下去，这才是我们说的科学研究嘛。

问：您给说说，在田间地头儿，怎么研究这么高端的科学项目的？

答：简单地说给大家听听，以能够听懂的例子来说吧。像你们看到的高粱、玉米都有节，在下面的节上有隐形的根点，能够长出根来，节点上面的节旁边，也能够长出芽来，也就是说，一个节既能长根又能长芽，是一个全息个体的缩影。又如杨柳枝，如果你把一段杨柳枝切断、扦插、培养，原来的上面那部分总是长出芽来，下面那部分总是长出根来。那如果把切断的部分倒过来插呢？结果居然还是靠原来上面那个部位长芽，靠原来下面那个部位长根。

这个现象不是我发现的，书上说这个现象叫"极性现象"。也就是说，器官的每一段有极性，其一端长芽、一端长根，这个性质绝对不能够改变。这就跟张颖清发现的全息法顺序是一样的，这个地方是头、这个地方是脚，人体的器官也是极性器官。

问：也就是说一节一节都是有方向性的？

答：这个顺序性不会打乱。如果你再深入观察植物的这一现象，比如高粱或者其他的，植株上的节，越到下面的，越容易长出根、芽来，到上面就难了，变成了隐性。这个现象说明，器官有极性，极性会随着生长逐渐减弱。

极性减弱了以后，会发生什么现象呢。再仔细观察又会发现，会发生植物的性繁育现象，出现开花结实。也就是说，极性减弱是性发育的基础，是必要条件。植物不经过这个阶段，就不能进入性繁育，一切生物都应如此。如果再来看雄性花器官与雌性花器官的形成与出现部位，雌性器官总是出现在花的中心部位,或者是在花序的下端部位,而上端的部位大部分是雄性的花。

这个现象的出现也可跟极性联系起来,说明植物的性繁育跟它有关。那么植物是生物,替换到动物、人,也应该跟这有关,因为生物有共同性。

再还有,在生物界中,还有一个世代交替的现象。这个现象可以用草履虫繁殖来说明。草履虫表面上看是无性繁殖的,但是生物学家们观察到了,草履虫在无性繁殖的时候,一个繁殖两个,繁殖以后个体比原来小,继续繁殖更小,小到一定程度以后,它再不能进行无性繁殖了。然后就要进入有性繁殖阶段了,其内生出雌雄配子,然后雄性配子和雌性配子结合在一起,形成一代有性繁育后,然后才是无性繁育,就这样世代交替。

如果我们把每个细胞看作一个生命体,你就可以看到,它首先是细胞的一个一个的无性繁殖,到了一定时间后就变成了有性繁殖。那么在有性繁殖中,单独的精子和卵子也可以看作是一个生命体,不能说它们没有生命;不能说它们不受世代交替规律的影响。这是我的观点,但是再往下推理就很难实践研究了。

5. "气"虚,是"神经调节功能"的异变?

问:对其他生物的生命现象和规律的观察、分析,再将细胞、细胞活动能力和气、血、阴、阳联系在一起,去想象、探索和实践,这个思考过程,可以说是您的一个特色。

答:对,您理解得很好。比如讲中医里面阴的实质,中医中关于"阴"最早的定义是在《内经》中,"五脏主藏精者也,不可伤,伤则失守而阴虚,阴虚则无气,无气则死矣"。那么中医里,阴的实质是什么呢?要找出它,就需要结合现代知识,进行比较、分析,再用假设推理,然后实践验证,这是科学研究的过程。

现在来仔细谈这一问题。在中医发展史上,对"阴"作出专题研究的最早应是金元时期的刘河间,他研究的是发热性的疾病的原因与治疗,认为六气皆从火化,化了火以后再来伤阴,这里面就涉及到了阴。

在他后面对研究作出贡献最大的医家是朱丹溪，朱丹溪受火热论启示，吸取众家之长，认为能够耗阴伤阴的不只有火热，还有类似火热的更多因素。"天主生物，故恒于动，人有此生，亦恒于动，其所以恒于动者，皆相火之为也。"连人体进行的各种活动、运动都要耗阴伤阴，这是为什么呢？弄清楚了这个原因，就等于接近找出了阴的实质。

拿现代的医学知识来比较，明显地看出，人体的运动、活动，消耗最多的当是体内的能量物质，其次就是调节活动的调节物质，这些物质就是属于阴的物质。

一比较就得出这样的概念了。这个概念如果进一步深化，中医里具有生理功能的"阴"的实质其实就是参与细胞代谢的一切内外质液。

问：您什么时候开始会从这方面去思考这些东西？

答：因为我最先剖析的是中医中"气"的实质。最早是从气来入手的，血液的功能基本相似。然后就涉及到阴。阴、阴虚，阳、阳虚这些东西挺枯燥的，要深入理解才能记住。

问：最早研究"气"的时候，您多大年纪？

答：大概 40 多岁。开始我想的是与"四君子汤"治疗的疾病有关。四君子汤补气，也能治痰，我便想到这个"气"是不是跟痰有关？结果此路不通。一个偶然的机会，我想到气应该是神经的调节功能。由于我原来种田的时候有中医基础，年轻的时候又研究遗传、作物育种，教书又具备了一些物理、化学、生物的知识，对人体解剖学、人体功能比较熟悉。

中医的"气虚证"里有一个"气陷证"，气陷证里面包括器官下垂，我就想古人怎么把胃下垂跟"气陷"联系到一起了。从物理知识的角度看，自然界的所有物体都要受到重力的作用，物体只要有质量就要受到地球的吸引，这个重力要使物体下垂。人是站立的，人体里的所有器官都要受重力影响而下垂。但为什么正常的人没有感觉到这个下垂？那很明显，体内的器官有相互牵引，正常的人长期以来已经适应了，感觉不出来。

问：什么人会下垂，这个力不够？

答：脏器既然能够下垂，当然是因为相互之间的牵制力不够，而产生这个牵制力的有神经对脏器的调节作用。神经对脏器的调节作用如果发生了松懈，这个力减小了，就会出现器官下垂的气陷，这样就联系到神经调节的作用。对其治疗要用到"补中益气汤"，补中益气汤是治疗器官下垂症比较好的方剂，但方子按我的思路来调整，也因此将中医里具有生理功能的"气"与神经调节功能联系了起来。当然这仅仅是我个人的学术观点，形成时还不知道准不准确。

后来，在长期的实践中，逐渐认识到"四大致病因素恒在，气血阴阳虚而不衡"，这里面的四大致病因素，包括神经调节功能异变、血液功能异变、细胞内外质液异变和细胞活性减弱，它们对应于传统中医里的概念，分别是气虚、血虚血瘀、阴虚和阳虚。血虚血瘀只算一种。这四大致病因素在每一个人身上都是同时存在的，只是不同的人，这四大致病因素各自危害所表现出来的程度不同。

问：是什么契机让您突然想到用神经调节功能去解释中医里具有生理功能的"气"？思维上是怎么联系的？

答：开始这样联系起来可能有些牵强附会。是这样的，我年轻在家务农时，曾外出打工，那时，遇到一个也是喜欢学中医的人，他精通于中医的痧证和跌打，和他交了朋友。他跟我讲到跌打中的急救，比如说缢死的人，在解开绳子后怎样施治？如果是男的，就用膝盖顶住肛门，在急救的时候不能使肚子里面的气体逸出来。如果是女的，就用脚尖抵住肛门和下阴，然后施治。假如施治中间过程出现了气体逸出，这个人就没法救活了。这是他传授给我的，我没试过。

现在的外科手术中好像也有这类现象，病人在手术结束后不能吃东西，要等到排了气，顺畅了就可以吃。从这个气我就想到，气的实质是神经调节功能。其道理是，这个气很明显是有形气体，它在肠子里没有排出来的时候会压迫肠子，使肠产生一种生理上的紧张感，这种紧张感又通过肠神经反射到大脑，使大脑不能够发生松懈，大脑没有松懈就要工作，就能指挥机体去组织恢复，于是人才有救。如果说这个气放了，肠子懈惰了，它不强迫大脑工作，大脑也松懈了，这个人必然也就没有救。

问：肠子与大脑的关系又是怎么联系起来的？

答：在现代生理学里，肠与大脑中间的联系已经弄清楚了。胃肠里面有很多的神经内分泌细胞，能分泌多种类的神经调节激素，胃肠又受控于自由神经系统，还有肠神经通讯系统，胃肠又称之为人体的"微脑"、"肠脑"，能对机体发挥出一些像大脑一样的调节作用。这些都能说明它们之间的紧密联系。

问：在农村，有接触到兽医方面的知识吗？

答：农村有兽医，但我没有跟兽医交成朋友，没有深入关系。但听闻过农村的兽医有相当神奇的医术，这也是属于中医知识。

比如说，我们那个地方有一个很高明的兽医。我村里还有一个老师，他家是半边户，要种田，因为种田养了一头牛。在春天的时候，田里那时候种了红花草，是一种做肥料的草，这个草牛很爱吃。春耕时候将牛放在田里吃草，牛一下子吃多了，腹胀，肚子逐渐增大，里面又产生很多积气，跟人的积气差不多，不能排出来。牛就会被这个积气胀死，于是，他先后找了好几个兽医来给牛医治，这几个兽医都束手无策，最后找到他。

他儿子也是跟他学习兽医的，他听了这个情况，知道这类情况出现极少，机会难得，为了传授儿子技术，夜晚迅速将儿子叫起来，跟他一起去，学习手艺，长长见识。就这样，把他儿子一起带到那个地方。不知道是他在牛身上什么地方针灸扎下去，牛叫了两下子，一会儿就大量排气，屁不断往外排，牛的肚子松了，牛救下来了。如果不是这样，牛就没有救。这个人的兽医技术很高明，祖传的兽医本领。

问：您今天谈到了很多精彩的观点，您是否思考过，为什么您会有这样的一些发现？

答：其实我的这些发现，本身就具有一些方法科学的东西。我的一生崇尚科学，获得这些，其中有幸运，有机遇。但幸运和机遇往往眷顾的是那些有心钻研的人，在科学史上这样的例子还有很多。

比如说从事遗传学研究的孟德尔和他的遗传定律的发现，孟德尔是僧人，他的实验材料取得好，用豌豆做实验，而用于做实验的豌豆恰好是具有相对独立遗传的材料，所以能够成功，如果换了别的材料，可能就很难成功。

再比如说我们现在有饭吃，靠的是袁隆平的杂交水稻。他是根据生物学当时最前沿的信息，国外的洋葱已经发现了雄性不育，他就认定水稻也是有雄性不育存在。他想到了如果水稻远源杂交，后代必然会产生雄性不育，他将这个工作进行十多年，没有多大的进展，但一直没停。每年冬季到海南岛，夏季回到湖南，就这样两季水稻繁殖其实是相当辛苦的。

也许是上天的眷顾，有一天傍晚，他的学生李必湖收工后在沟渠边洗泥巴脚，恰好就发现沟渠旁边有一棵野生的水稻具有天生的雄性不育性。这只有有心人才能看到，之后才有了我们的杂交水稻。

这就是机遇，很多东西都是源于机遇的。我的研究与发现其中也有很多是由机遇得来的。

问：谢谢您今天到来，有机会我们接着聊。

陈光华观点辑要：

★气、血、阴、阳的异变——古人发现疾病发生的四大罪魁祸首？

①如果"气"＝神经的调节功能，那么"气虚"＝神经的调节功能异常变异？

②如果"阴"＝细胞内外质液，那么"阴虚"＝细胞内外质液过度耗损，或（和）比例失常？

③如果"阳"＝细胞活性＝代谢能力＋活动能力＋抗环境异变能力，那么"阳虚"＝细胞代谢能力不足，或（和）活动能力不足，或（和）抗环境异变能力不足？

④如果"血"＝血液，那么"血虚"＝血液功能低下、"血瘀"＝血液黏度过大而瘀滞？

★中医虽然没有"微脑"、"肠脑"这类名词，但很早就对"微脑"、"肠脑"的生理功能和病理变化有研究。其研究者是金元时期的医家李东垣，他所发明的"补中益气汤"是改善"微脑"、"肠脑"功能的最好方剂，是治疗这一系统病理变化的基础药方。

★睡眠能降低能耗，令疾病速愈

人体在睡眠时，可以使较多疾病的病情发生好转。这是因为在睡眠中放慢了呼吸速度，也放慢了整体的代谢速率，细胞内的能量消耗降低，有利于细胞对代谢物质的摄取，制造和储聚，使减弱的细胞活性、异变的细胞功能得以恢复。使用一些中药或中药方剂，也能实现与获得上述一样的效果。

★器官下垂，是因为神经调节功能松懈？

民间医生施救跌打和缢死将绝之人时，总是以足抵肛门，女子则抵下窍二阴，勿令气出，再施术治，若有气泄则无活机。这说明什么？"气"生于肠道，储于其中。肠所以能储气，必须依赖肠肌紧张，肠肌紧张便会反过来刺激大脑，令脑紧张而不能松懈，脑不松懈则有神存，机体便可依赖神来得到修复，"神"便是"气"的实质所在。

我们用现代的知识分析：人处于直立姿势，各处器官组织受到地球引力的作用，都有下垂之势。人们未感其势存在，是脏器周围组织的神经调节作用，令人体适应。今感脏器下垂，是肌肉牵扯力量减小，神经调节功能松懈，所以"气"有神经调节功能。中医补气的药有黄芪、白术、人参、甘草、党参等，治疗气病的主要方剂是补中益气汤，补中益气汤能治"气虚证"，也能治"气陷证"。因此补气的药能调节神经功能异变。

★ "血的颜色反映疾病"的光学依据

古人认为：如果肤色红活滋润或肤下隐隐透红，是血液濡养正常；如果满面红光之下有红色血丝隐约可见，亦属血瘀；如果肤色苍白、惨白、萎黄、晦暗，则是血虚或体内缺氧的表现。

我们可以用现代光学知识来解析这一现象：我们看到肤下隐隐可见的红色是空气中漫反射的白光透入肤下，微血管吸收部分色光后再漫反射，经皮肤透射出来，微血管的血色红，通过红细胞吸收再反射、折射出隐隐现红的色光。如果微血管中血量过少，则被重新透射的红色光减少，肤表便显苍白；如果微血管中血量少还缺氧，则色光萎黄晦暗。

我们在生活中常常发现，血瘀有一个重要特征是"色晦"，即脸部的"色晦"，多见于鼻部附近，老年人尤甚。这是因为，此为微循环毛细血管血瘀，组织需要用血，建立的动脉侧枝循环；因为瘀阻的缘故，此类微小动脉管不能伸直，只能曲折盘绕；颜面耗血较多，鼻部附近皮肤牵扯运动幅度小，故多分布于鼻部附近；随着年龄的增长血瘀逐年加剧，故多在老年人身上表现。

★ 血虚可使人提前衰老？

我们可以在生活中发现，同龄人中血虚者衰老显著，疾病发生率高。

我们同样可以用现代物理学知识来解析这一现象：造血功能的下降与脑细胞的衰老有很大关系：脑中的神经元在出生后便停止了分裂，通常二十岁后数量开始减少、萎缩，脑体积减小。人的骨髓与血液的关系最为密切的是促红细胞生长素，它与脑神经元的功能有关，因而可以推断：血虚与衰老有很大关系。

★ 古代所说的六淫——风、寒、暑、湿、燥、火，究竟对人体的"血液生态"产生了怎样的影响？

①湿，把人体的细胞隔离了起来？水湿物质渗入组织，潴留于细胞间质中，阻碍水液循环，形成水瘀，使之组织变性，再对微循环构成障碍。

②寒，降低了人体的细胞活性？血遇寒则凝，凝则成瘀，瘀则细胞活性降低。

③暑和火，加剧了细胞的衰老？高温的作用形式使人体丢失水液，加剧阴虚而致生血瘀，还可加剧细胞衰老而致生血瘀。

④燥，让体表和肺泡失去了水分？燥邪为害有燥热与凉燥之分，燥热致

生血瘀与暑热相似，凉燥致生血瘀与寒邪相似，但又各有不同之点。

⑤风，一切邪气的同伙？风通常不是单一的因素，常伴随着其他五淫，形成如风寒、风热、风湿、风温、燥风、风寒湿、风湿热等综合病邪，引起包括血瘀等一系列危害。

★ "阴虚"，过快的热运动造成了细胞的坍塌？

热运动中，组成机体的物质分子受到猛烈的撞击，一旦从分子中撞击出外层的电子，分子结构便会迅速瓦解；机体为了保持其结构完整，会动用人体内的一些物资储备予以修复，以维持结构的平衡；长期处于这种状态，或者细胞维持结构平衡的能力不够强大，机体便会发生物资储备的短缺，这便是阴虚。

★ "阳虚"，细胞的提前衰老引发的链式反应？

我们发现，"阳虚"的人常常提前老化，血液环境变差也促成了机体细胞的衰老。细胞活性可以简单地理解为细胞的生存能力，神经调节功能异变的长期存在是细胞活性减弱的原因，细胞活性减弱的症状就是"阳虚"的症状。

★ 下午，注意保护虚弱的神经。

神经调节功能异变有昼夜波动的规律：清晨，神经调节的功能状况最佳，上午次之，下午更次，夜眠后基本可以得到恢复。所以清晨异变程度小，上午异变程度有所增加，下午异变程度比上午更剧。

★ 科学，不是"实验"，而是"实践"

近代很多名人都提出要否定中医，梁启超、陈独秀、鲁迅、周作人、傅斯年、梁漱溟、郭沫若等，他们都是从不同角度，对中医提出否定意见的杰出代表，而中医传人余云岫之类，更是竭力要铲除中医，他们最大的武器，便是"科学"。

什么是科学？在科学体系中，很多人是在总结实践活动之后，用逻辑推理、假设的办法，以"假说"的形式产出的。像"分子运动论"、卢瑟福的"原子核式结构说"等，这些"假说"，也必须用实践才能验证。

在科学中，更有一些"经验性"的东西！它们只有科学规律，人们只知道如何使用，对其本质，仍不知其所以然。可人们也从未否定，它们属于科学的范畴。例如，构成物理力学中的"力"，它究竟是个什么东西？科学所给出的定义，"力是物体间的相互作用，是产生加速度的原因"，也只是告诉了人们它的性质和作用，这也远非它的本质。不知道力的本质，人们就因此不使用力了吗？

针灸与中医文化

主　办　中国哲学史学会中医哲学专业委员会

　　　　　中国针灸学会腹针专业委员会

协　办　广东省中医院

时　间　2011 年 11 月 26 日

地　点　北京德胜饭店

召集人　薄智云（中国针灸学会腹针专业委员会主任委员，薄氏腹针发明人）

主持人　赵中月（中国医药科技出版社，中医文化策划人，作家）

赵中月：在座的大多知道，我们第一次谈的是"中医的哲学困境"，这个话题谈出来之后，应该说引起了相关方面的一些共识，但是内容比较散，不深入，新鲜的亮点不多。应该说，"中医哲学沙龙"这个题呢，立起来很容易，实际做起来却并不容易。

　　这段时间薄老师、张南教授、超中博士等几位，一直为这个沙龙怎么能谈好、能够有质量地做下去，费了很多心思。5 天前我们几位还专门开了一个预备会。经过一段时间的酝酿，这次中医哲学沙龙的话题就叫"针灸与中医文化"。

　　关于针灸，中医从业者有自己的理解，但是这种理解大部分还是局限于传统针灸范畴，作为技术层面的一种治疗手段而已。随着时代发展，生活方式转变，疾病谱的衍变，乃至现代人生活和生命观念的变化，我们觉得，可以从中医哲学角度，重新审视针灸经络与身体和生命的关系，以及传统针灸如何与时代衔接、能够解决更多现代病等问题。希望大家能够围绕这个话题展开探讨，各抒己见，自由发挥，把问题引向深入。

　　首先，请薄智云老师做主题发言。

薄智云：经络大家都知道它是一种生命现象，当刺激穴位的时候才能产生这些现象，而这些现象仅仅发生在敏感人的身上。我们要想研究经络，必须以穴位作为切入点，通过穴位的刺激慢慢地、越来越多地看到许许多多的经络现象，这个可以在动态过程中间观察到这种现象。如果你要在静态底下、剖刀下能不能看到？答案肯定是：看不到。其实对于中医来说，说起来复杂它也很复杂，说起来简单也很简单。一共四个字：理、法、方、穴。它的最基础东西是穴位，没有穴位就不可能存在处方，没有处方就没有治法，没有治法就没有理论。研究的过程是一个反向的。

我们说穴位在针灸中，它是针灸的核心技术。因为穴位是针灸实施的部位，所有针灸研究都是在穴位知识基础上开始的。首先是新穴位的研究和开发，如果没有穴位就不存在手法，更不会存在处方，所以一切针灸治疗和研究基础知识的核心都是穴位。

传统针灸对穴位的理解建立在四个条件下：

①经脉是运行气血的通道，取穴时可以离穴，不离经；

②穴位是一定面积的针刺部位；

③取穴是否准确，以能否取得酸、麻、胀、痛的针感进行判断；

④针刺穴位的状态以针感向病变部位传导为佳。

腹针的研究也是围绕这四个问题开始的。腹针的研究一开始是对穴位的深度把握，掌握到什么度开始。深度之后还有角度问题。为什么要研究深度和角度？就是在1972年的时候，当时有一个病人腰椎间盘突出，病人疼得出汗，我着急得出汗，所有的办法都没有解决。当时采用了两个穴位气海、关元。扎下去以后病人不疼了，医好了。当时我就觉得我对这个病找到了小窍门，找到了小绝招，治疗有办法了。结果没高兴几天，又来了一个病人还是扎这两根针，一扎好了，结果第二天病人来了，肚疼得受不了，后边的治疗是治肚疼。所以，后来就开始研究怎么样既治理了腰疼，又不让肚疼。一两年后深度问题解决了，有时候扎上去效果好，有时候效果不好，怎么办呢？往上、往下、往左、往右，争取通过调整角度找到一个比较好的疗效，有的时候也能解决一些问题。所以在深度掌握好的基础上，展开针刺角度的研究。

从我们穴位来讲，穴位有没有标准化？在宋代王唯一的《针灸铜人模型》就是当时针灸考试用的。其实每个穴位都有相对的特异性，这是我经过多少年的研究以后在上世纪八十年代末期对我们现在教材的一些基本理念进行了否定之后，才推动了我们进一步的研究。所以我们针灸的标准化构建在宋代，我们中医标准化构建于什么时代呢？如果从罗希文先生讲，他说阴阳就是中医的标准，那是两千多年了，那是定性标准，为什么用到现在都离不开它，因为它把疾病性质分了两个大类，那就是最早的标准。所以不是说中医没有标准，我们中医设定标准比西方医学早得多。

《伤寒论》里边有很多处方，每个处方里边有几味药，每味药是多少量，都描述得很清楚。如果说中医没有标准，大家可能对自己国家的文化太陌生了，所以没有这样的底气讲这些话。

我到祝总骧教授处参观，他认为，经络是立体的空间结构。他把不同深度的研究图像展示给大家，让我一下就傻了。从祝教授那儿参观回去我就开始进行腹部的分层研究，经过五年时间发现腹部经络就是立体的，有三层。

通过这些把过去传统针灸方法进行了很多校正。传统针灸在当时情况下疗效都还是不错的，但是后来随着疾病谱的转变就不行了，这是因为我们思维没有根据疾病的变化而变化，影响了针灸的发展。我当时发现，针灸这个学科必须随着时代进步不断调整自己的方向，因为疾病在变化，研究的方向必须把握好。因此，提出了腹针与时俱进的理念。

赵中月：下面请社科院的邢东田老师发言。邢老师要去参加另一个会议，时间比较紧。需要说明的是，上次沙龙邢老师说没有准备，会后专门发过来一篇文章，我们看过之后，很感动，邢老师对中医哲学发展的责任心令人感动。请大家欢迎。

邢东田：（中国社会科学院办公厅，研究员）

我这两年关注中医理论，以前也关注发展问题。比较两种文化，中国文化它是顺势而为的文化，西方是逆势而为的文化。如果放在技术层面，各有所长，有时候很难争论。但是如果放到一个道的层面，人类生存和发展层面来看，顺势而为就是人和自然的和谐，天人合一，社会需要和谐，人体自身也需要平衡，你不能打破这个平衡。这个平衡可能是自然界几亿年，人类几百万年才达到这么一个和谐状态。

目前的西方文化，是一种掠夺性的、一种抢劫性的文化。这种掠夺性的文化表现在两个方面，一个是掠夺自然，现在自然界已经受不了了，一方面环境的问题、一方面资源的问题，都很难支撑；还有一个就是消化文化多样性。我们的文化是不是也有一些问题呢？肯定也是有的。但是总体上来说我们这个文化要比西方文化优秀。因为我们强调的是整体和谐。

针灸这个问题其实我不懂，我觉得针灸它很好地体现了中国文化。它强调整个人体的和谐。那天薄老师跟我谈这个事情，人口这么多，哪儿有那么多中药吃？

现在大家都吃中药的话，底下的问题就非常大，会有转基因问题、农药化肥问题。针灸体现了中国文化的非常根本性的东西。它在技术好在哪儿呢？它体现了治未病原则，而且非药物疗法比较安全，浪费资源很少，是非常可持续的。所以我觉得将来以针灸为核心的非药物疗法将作为主流的医疗方法。

目前按照西医化学药物，动刀动剪式的对抗式疗法，没有什么好处。我们应该提倡针灸，还要把医疗问题转到预防为主，不能像目前这种以医疗为主。医疗为主，GDP15% ～ 16%。根本没办法持续。我是一个外行，有点班门弄斧。先说这么多，谢谢！

赵中月：张南老师的专业背景是历史研究，张超中老师在社科院研究生院读博士时就开始研究中医哲学，都成为中医的铁杆发烧友，两位现在又是社科院中医哲学专业委员会的负责人，同时又负责中医药国情调研工作，应该说，对于中医药现状以及整体发展状况掌握着大量第一手材料，有着真切的了解和认知。

张　南：（中国社会科学院中医药国情调研组执行副组长研究员）

从经络这个问题看，经络是中医的基础理论之一，它是一个主要的载体。

针灸是中医药一个重要的组成部分，甚至它比药还要早。因此，从我们现在中国人恢复中医哲学的认识，再次唤起对中华文化的认识，经络这个话题它恰恰是我们全民族，乃至于学科的发展，它是一个重要的，甚至我认为是第一动力。为什么这么讲呢？我们长期受到主宰，分析还原论的，以物质为基础的东西，长期形成一个固定的范式了。但是到了中医层面来看，这种东西就不太适宜，中医本质是什么样的方法呢？我个人的感悟，经络某种意义它是中医里边，或者说中国人最反映本质的一种思维方式，就是象思维和逻辑思维，可以在经络方面高度统一。看病先看现象，有了经络这个载体，为什么彼此间不同，这时候进入到一个逻辑链的考虑。因此非药物疗法，现实人类对资源的、对地球的不公，这个是我们必须考虑的。同时在我们发展中医里边，恢复我们中国人对传统文化的认知和真正对它认识，不再处于一种萌芽阶段，中医它有自身的，自我组织、自我生成的能力。如何普及这方面的认识，就是通过针灸，非药物疗法的手段，这个路径对我们中医无论发展还是科普，或者说启蒙，可能是一个比较好的选择。

赵中月：张南老师谈到经络是象思维和逻辑思维的高度统一，这个看法很精当。接下来，请张超中老师发言。

张超中：（中医药国情调研组执行副组长研究员）

在上一次的中医哲学沙龙上，我说是不是大家要改一改以往忿忿不平的心态，要学会享受中医，享受中医哲学。话好说，但是事很难，要享受中医，享受生活，看似简单，其实需要一个"文化自觉"作为基础。

人的生命本是大自然赋予的，应当欣然接受，但是如何认识和对待她，很多人却不知道。对个人来说是这样，对一个国家来说也是这样，在整体上也不知道怎么办才好。

我刚才受张南老师的启发，正好今天周蔚华老师也在，感觉到需要对非药物疗法这个问题进行再认识。我们国家的医疗体系过于重视药物疗法，其他国家也一样，结果不仅大量作为养性延命的中药都被当作治疗性的药物来使用，而且抑制了非药物疗法的应用和发展。

考虑到药物资源的枯竭以及可持续发展的需要，我们认为国家应当在战略层面做出强制性的制度安排，即让儿童、年轻人，总之 40 岁以前的人，充分享有以非药物疗法为主的服务；40 岁以后则根据养生需求，逐步以药物疗法为主。只有这样，才能化解未来的资源和人口危机。

之所以有这个思路，这个看法，还是来源于中医药的理论。没有这个理论，这个结是解不开的。根据中医的道理来讲，年轻人精气亏损少，相对较强，用针灸和其他非药物疗法比较有效，一用就灵，一扎就管用，所以在年轻人里边应该大量普及，广泛使用。希望国家充分研究并采纳这个战略建议，这是我们在这个"沙龙"上才能提出来的一个比较好的思路。

我认为现在我们太不自信了，正因为不自信我们的文化就立不起来。很多科研方面的问题，花了很多钱，这个科研证明了什么？它不就是证明一个结果可信吗。但是这个流行的科研模式恰恰说明了我们对祖宗的文化理论不自信，因为别人怀疑，搞得我们自己也怀疑。结果怀疑成了一个时代风潮，或者说时代病了。现在这个风潮有所改变，但是这个根儿很深，已经渗透到我们国家各个层面、各个领域、各个阶层了，包括我们在座的每一位的思维方式也深受其影响。

有很多问题，根源就在于不自信，因为不自信，我们老祖宗的好多东西，你就看不出来，你就不会应用，宝贝就丢失得非常厉害，所以要保护非物质文化遗产。

回过头来看中医，中医经典本来是很精辟的，但是我们不自信，结果我们花了很长时间证明的还是那个东西。这是一个时代的隔膜造成的，要打破这个隔膜还要从文化入手，所以这一次沙龙的主题是针灸和中国文化。针灸的流派很多，传承也很秘密，科研也很兴旺，国家一直不断地支持，但是以往的支持多在科研投入方面，文化上的支持并不多。从今以后，我们希望针灸能够在中医文化的支持之下得到发展，在文化的层面上大家互通有无，技道并存，共同发展。把针灸真正的好东西继承下来，在文化上讲是需要缘分的。这个缘既有个体性，也有时代性，同时也是可创造的。从历史来看，针灸使用的工具是不断变化的，但是它的理论内核从确立以后一直是稳定不变的，把握上述"变"与"不变"的统一对我们整个针灸的事业发展都会取得很好的促进作用。

这次中医哲学沙龙就从这儿开题，希望在中医针灸申遗成功之后，我们能够真正找到一种向世界传播针灸、中医药和中国文化的一种方式。谢谢！

赵中月： 刚才超中博士说了一个中医思维问题，我觉得很要紧。上次他提到中医思维的问题，这次又提到。下一次中医哲学沙龙，这应该是一个着眼点，也是一个哲学如何导入生活、作用于现实的最具实践意义的理论抓手。如果能够把中医思维转化进生活思维，用以校勘人们的日常生活观念，这个贡献是很大的，比如中医思维里的辨证思维，完全可以用来辨识日常起居饮食的阴阳寒热属性等，这样就可以避免一些现代病。希望引起大家重视。刚才说了，中医哲学沙龙，咱们搞哲学的人有优先发言权，下面请中国人民大学的周蔚华教授发言！

周蔚华：（中国人民大学出版社总编辑、博士生导师）

我是外行，无知者无畏，说的不好希望大家给予批评指正。

我过去学的哲学，思维方式有时候偏向于用西方哲学观点考虑问题，偏差可能更大，但是有一些互补。西方从近代以来，德国古典哲学里边用科学加一些东西。它认为科学的认识是有限度的。在康德哲学里边把直觉、审美放在信仰领域。后来从这儿之后黑格尔发展到极端。黑格尔也想把信仰纳入哲学。他把概念、范畴到理念都想办法用科学解释。从那儿以后近代西方哲学，包括现代都延伸两条路子，对人自身的研究和综合性，西方人文科学，对自然科学的研究逐渐用分析方法，中医哲学不一定用西方哲学方法，这些方法可能会对我们有一定的借鉴意义。

第二点关于人的科学，和一般自然科学还是有差异。中医科学研究人自身，不管用针灸还是药物方式都是调节人的自身。中医首先是整体性的思维方式，这个是中国文化、中国哲学，这是中医优势的地方。任何一个学科都需要分析的方法，不仅需要个性、经验性，同时需要理性、普适性。这几年发生的争论，在这些方面大家有分歧。我觉得这个可能影响了中医发展。

我马上调到民政部，民政部有一个领导要到密云视察，说到"云经济"这个概念，我要去查询那位领导说的"云经济"是什么东西？我自己也不懂。后来看网上说云里来，云里去，大家都说不清楚。大规模集成方法收集和传播，现在把云概念普遍化了，转到很多领域里边。它的方法是综合性的，但是要把云概念具体化的，可能要用不同学科领域共同攻关，转化为实践。这可能是我们中医也要考虑的。经络是最符合系统思想的，另外它具有总体性概念。

第三点讲到文明的互补性，不同的文明没有高低层次差别，只有方式差异。我后来学经济学，过去我们很少讲量的经济学，过去我们都是政治经济学。

过去《中国经济》发表的文章一般人都能看懂，很少有模型和量的分析。这些年实际上受西方影响比较大，经济学一个非常小的问题，很简单说几句就能够说清楚的，弄了非常复杂的模型，弄到了极致。不同的发展阶段面临的问题是不一样的。过去我们经济学缺少质的分析，这些年经济学开始朝这些方向发展。现在西方到了极端，有了量的分析，反而没有质的分析。还原主义中西方都在批判，西方达到了极端地步，就像城里人过去吃白面现在要吃粗粮，过去农村吃粗粮吃惯了，希望吃细粮，所以不同阶段面临的问题和所要解决的问题不一样。中医面临的问题，恰恰是哪方面缺失，需要在哪方面强化或者补充。从哲学角度来说，任何的真理都有它的局限性，有条件性和适用性。不管中医还是西医都有这种问题，我觉得怎么吸收另外一方面的特长，弥补自身的缺陷，这是我们思考问题和发展中医哲学或者中医科学的基本方法。我是从自己的职业背景来讲，讲得不对请大家批评。谢谢！

施安丽：（施氏砭术综合疗法创始人、广东省中医院主任导师）

很多人不解的一点，中医为什么一个病人十个中医看会出十个方子。是这样的，一个病人可能会有十个方子。通俗一点讲，条条大路通罗马。正因为是这样中医包容性相当大，手段相当多。咱们简单说，《黄帝内经》里边讲的中医很少中药、中药方，比例相当少，大量讲的是经络，具体治疗方法讲的是六艺，砭、针、灸、药、导引、按蹻。现在的中医药大学，让大家把中医都理解成为吃苦药，其实不然。《黄帝内经》里边已经讲了有"六艺"，还不包括推拿、放血等。

其实我觉得取消中医这个事情，可能不是一百年，而是四百年。大家听着奇怪，其实是有根据的。清朝第一代皇帝就在皇宫里取消了针灸，因为他们的文化是马背文化，相信祝由，简单地说，其中就有跳大神。他们认为人的肉体是爹妈、祖宗给的，怎么可以用铁东西扎进去呢？所以他们第一反对的就是中医经络针灸，就在宫殿里取消针灸。

美国人有美国人的文化，美国人是物质文化。中国人有中国人的文化，中国人是生命文化，这就是祖宗传下来的哲学。

中国的哲学和文化，你妈妈早就带给你了，别看你是学西方哲学的。比如端午节的时候，你妈妈就把桃叶、艾草、大蒜挂在大门上，这些东西都是辟邪的。为什么能辟邪，是因为这些东西苍蝇蚊子都不找它，更不用说细菌、病毒了。其中的道理很多人不知道，所以就说是迷信，就要把它打倒。

我们现在把不懂的东西就归纳成迷信，这很偏颇。中医经历这么多，却还是大难不死。原因很简单，就是因为它实用，人民需要它……

人是一个整体，人有五个系统，自贞一性、自组织性、自排他性、自共生性、自应变性。比如说人的自共生性，比如，人肚子里的共生系统很多、很完善，有各种各样的微生物，各种各样的微生物和平共处。我们不能随便破坏它这个环境。但是前些年流行一个西方的观点，阑尾都被割掉了，甚至孩子刚出生就把阑尾割掉了。现在他们认识到这样做是错了。阑尾是人身体内微生物应急处理的一个系统，可以在必要时候释放出各种各样的微生物，是人体内自平衡的一个调节系统。

老膺荣：（广州中医药大学博士，主任医师）

上午张博士提到的 40 岁以前，咱们可以用一种制度规范，采用非药物疗法，可以对中医药资源起到很大的保护作用。这个可不可行呢？咱们先不讨论。但是这个是有理论依据的，理论依据在哪里呢？就是孙思邈，他是咱们的"药王"。他在千金方里边有一句话，意思就是说人过 40 岁，美药不离身。我们是不是可以延伸为 40 岁前美药离身呢。

孙思邈能够成为药王，很大程度取决于他的处事之道，他能够有这么好的处事，所以他修身的效果非常好。最年轻的记载都有 101 岁，甚至还有说 108 岁。他绝对是享受中医，是我们的楷模。

这个可能还是离经络或者针灸远一些，再讲近一点。在《千金方》里边有一句话"凡诸孔穴，名不虚设，皆有深意"。就是说这个穴位名字不是凭空而来的，都代表着很深的意思。这种意思我理解恰恰反映了中国哲学的思维和理念。

举个例子，刚才施老师提到急救的时候扎太冲，比人中还快。人中穴基本上中国人都知道，为什么叫人中？在座几位针灸大家肯定比我懂，我就用我浅薄的理解解释一下。因为它是处于鼻和口之间，它是在天地之气中，所以叫人中。病的时候用到这个穴位，它是可以循环天地、交通阴阳的。单从一个穴位能够反映出中医内涵和本质在那里，其他穴位更多的可以看到五行的含义。它是在阴阳以下这样一个层次，如果只讲阴阳不讲五行，相信它不是中医。

赵中月：说起人中这个穴位非常有意思，奥妙在哪儿呢？从人中这个位置我们往上看，是一对鼻孔，一对眼睛，一对耳朵，都是偶数，合起来看是一个坤卦；从嘴巴往下呢，下面的人体孔窍都是奇数，合起来看是一个乾卦；练气功的想打通小周天循环，都是在人中、这个任督二脉的交汇点上，为了接通这二脉，就要舌抵上腭——也就是人中的位置。所以昏厥了掐人中，是为了通阴阳，从八卦的卦爻组合来看，坤上乾下是泰卦，反之呢就是否卦，掐人中接通了阴阳，就导致所说的否极泰来。人中穴还有很多说法，总之，这个穴位很奇妙，有很深的寓意。

老膺荣：单独一个穴位就已经是这样了。刚才讲到五行，我们看志室穴，还有很多，比如说肺经的井穴，它同样是反映五行的理念。这种东西可能只掌握在针灸，或者从事针道这些人手中。我不是搞针灸出身的，我是用药为主的，我们的理解就很浅薄了。我们是中医人尚且如此，那么群众就可想而知了。

我之前做了一个广东地区的群众中医基础知识的调研，对中医一些名人、名方、名药、穴位都有一些调研。我们看到，总体感觉上国人的中医基础知识，如果说科普知识的话，那是非常令人担忧的，尤其是年轻人。我们可不可以利用，就是我们推广普及教育，即使我们医院三位一体的，它是广州中医药大学、广东省中医药科学院。我们可不可以在临床，除了教好中医针灸，包括经络之外，把这些理念也对学生进行加强，出来当医生的，以他们作为传声筒，然后普及到普罗大众去。因为他们可以用最贴身的教具，他们切身领会中国文化相对比较实际的、实质的，或者说相对比较本质的东西。否则我们总是说中医哲学、中国哲学，一般的群众都觉得比较遥远，而且讨论的东西偏于虚，如何形成一种抓手呢？

张超中：我们一直希望国家能够做出中医药人文社会科学发展规划，我认为这是中国人文社会科学创新的亮点。国家社科基金规划办对我们的提法非常认可，但是具体做起来的话，也需要国家中医局给予支持，从这里着手，能够促进中医药的理论创新。遗憾的是国家局对这块好像没有进一步的打算。当然，关键是看国家社科体制这块，能不能从一个新的角度切入，而这个"新"是纯粹"中国特色"的。比如说讲到理论问题，我觉得针灸里边处处皆是，像薄老师讲的腹针的"神阙"、"气海"，其他如"百会"、"会阴"等等，其中就蕴涵着中医理论，所以"穴位"从来就不是单纯的靶点。

薄智云：我在国外讲学的时候一直强调，现在很多中医现代研究把它变性了。讲穴位不是讲穴位，编号了。我跟他们讲，你们要想学好中医，要想学好针灸，先学好中文，因为每个穴位里边都提供了丰富的信息。但是我们前几年做国家标准的话都译化了，就是胃里边 12345，肺里边的 12345，有什么含义？什么都没有。做国际标准的话我也提到这个问题，这叫"去中国化现象"。在国外传播的时候，你想把这个系统恢复起来很难。所以我们的标准化，腹针的标准化两条路线，汉语拼音；你不懂不要紧，但是不要硬记 12345，我也有 12345，但是那里边还隐含着巨大的文化信息。

赵中月：最近在电视看到一个美国人，70 多岁了，他耗尽半生心力和财力在做一件事，因之贫困潦倒，却仍在坚持，做一件什么事情呢？就是要把《说文解字》出一本书，不是翻译、释义、训诂的那种书，他说了一句话，他说这几千个汉字的发生过程让我为之痴迷。

回到中医针灸，刚才超中说到神阙穴，我们最开始关注薄老师的时候，就是他围绕神阙穴发现了先天经络，也就是在神阙这个位置发现了一个生命全息图，做出了一篇大文章。昨天我们又听到，一位中医人在命门到尾骨这块又发现一个全息穴。由此我想到人体穴位命名的过程，也包括全部中医中药概念的产生过程，到现在为止好像没有人关注。

一件事物，在它被认识、被命名、到形成概念，中间经过了很漫长的演进过程。想描述这个过程，我发现我们是失语的，找不到相应的话语来描述和解释它，可能只有考古人类学能解释，不过中国的考古学一直是为历史学服务的，好像也没有关注到这个领域，中医药的这个领域，所以我说，应该有一个新学科，比如叫中医发生学，或中医学发生说，来专门研究这个问题。

张超中：原来我们做道教经典研究的时候遇到这个问题，内丹学的术语古人到底指的是什么？不知道。中国道教协会原会长陈撄宁先生有一本关于《周易参同契》的书，他是用训诂学的方法，把书里的这些词，能够考证到它的原意到底讲什么，然后会意过来，再讲内丹中的这个事应该是什么。中国古代对一个事物不是随便命名的。有这个名就会有这个实，现在对这个名不重视了，传统是什么也就讲不清楚了。

杨国利：（北京垂杨柳医院 副主任医师）

我在这儿之前，有一个算命的，周易术数算命，生辰八字＋名字算的命，那天特别问，你是繁体怎么写，简体怎么写，字变了，数就变了。我们古人造字，不是随随便便造的。那个人给我算的时候，他特别强调文字本身的信息量，如果你用西方文化的数字没法给你算。

张超中：是这样子，它里边带的信息，薄老师讲的先天信息，这个先天信息就没了。原来研究《庄子》，要确定哪些篇在先哪些在后，单纯靠理解有歧义。后来北大的刘笑敢博士确定从词这儿去研究。按照汉语发展的规律，以前的词都是单字的，后来才发展到两个字连起来。据此他考证出《内篇》在前，《外篇》在后。原来"精"就是"精"，"神"就是"神"，后面联系成"精神"，最后就把"精"的意义弄没了。所以古代的术语都是有特定解释的，不了解这一点，就达不到理解中医文化的内涵。

比如说像经络针灸里边讲的井、荥、输、经、合等五腧穴，我在读书的时候觉得非常严密，哪经从哪儿起源的，从哪儿归过来的，相互之间的流注又是怎么回事，另外还有奇经八脉的问题，这些系统非常精密，内涵深邃。

中国文化是非常讲究实际的，每一个穴位真正的功能是什么，针灸能不能达到这个"际"，如果它不和你生命本体联系起来，单从外表上理解它，就达不到针灸"通"的境界当中去，反之就可以把中医理论贯穿起来加以应用。

我们看到，《参同契》里边的气血满亏说，那些理论的原形，比如说人和太阳、月亮之间的对应问题，这个最早是在《灵枢经》里边讲的，实际上《参同契》是借用《灵枢经》的理论讲道理。所以不懂《内经》就不懂道，即便有技术也是僵化的技术。所以我觉得我们必须回去，回到经典的精神文化之中。那么我们怎么回去？能不能回去？这个要讲相应，需要文化上的对应。

赵中月：现在我们对概念的理解和应用确实有名不符实的问题。我想起一件往事。在上世纪八十年代的时候，当时在社科院的何新先生提出了一个"历史概念集合"的理论，大意是说历史概念群里很多概念是按类来集合的，比如蚕茧蛹蛾等都是一个类集里的，每个概念后边相应的时间性，都喻示着事物阶段发展的不同形态。他这个也是从黑格尔的辩证逻辑理论衍化而来的——当然我只记了一个大概，描述得不一定准确。我记得钱学森先生很支持他，发表了几封信，提出按照概念谱系建立一个"何新树"。后来接触中医药我也在想，这个历史概念类集，换一下位，集合到中医药这块儿众多的概念群——这一集合可不得了，从古到今的中医药概念何止万千？每一个处方都是一个概念类集合，每一个概念里边都含有特定的文化信息——都是指向本体的，可是都没有得到相应的关注，经络穴位更是这样，我们仅仅停留在概念的视觉实用层面，而对于每个概念的生成元素和发展过程都忽略掉了。上午我说的那位美国人就在替我们中国人做这样的工作，很令人尊敬，——可惜我没有记住他的名字。

现在比较流行说中医文化，但这个概念至今也没有一个明确的大家认可的界定。中医界内外的专家们，谈了这些年，谈中医文化问题，谈来谈去还是觉得不是特别清晰，没有边界，都是一些泛文化的东西，这个问题，我觉得可能就是个逻辑问题，因为中医有它的自组织性，是个自我生成系统，有它天然的客观逻辑秩序在里边，这个客观逻辑对于中医药一直起着主导作用，我们的主观思维所依附的概念体系只不过是它的反馈和反映，现在我们过于关注现象，而对于这个客观逻辑秩序——也就是本体，明显缺乏认知。说中医哲学也好，中医文化也好，好像只是作为中医这个概念的附属或外延，而没有找到自己认知的逻辑起点。

说到中医与文化的关系，我认为，文化是中医的本质，如果抽出这个本质，那么中医就沦落成和西医相同的东西，也无非就是一门临床诊病的技术而已！

这也就是中医常说的道与术的区别。道无疑是更重要的东西。

说到道，这个中国文化里极重要的概念，我有一点自己的感悟，道最先是从哪里来的？可能关于对事物命名的元初，也就是道产生的伊始。

比如说这段时间我经常玩味"道可道非常道，名可名非常名，有名万物之始，无名万物之母"这几句话。关于道和名，古今中外的论说太多了，姑且不去管它，我想说的是两者的关系，老子为什么把道和名先提出来，放到《道德经》开篇这样一个重要的地位？他老人家神神叨叨、绕来绕去的究竟想说什么？我就想，他可能就是想强调名对于道的承载作用，以及道对于名的唤醒作用。两者的关系颇有点类似黑格尔《逻辑学》里所讲的有与无，有即是无，有能生无，无中也能生有，名而生道，因道而名生。两者具有同一性。

当然我这里也是随便这么一说，也未必能说清楚。

再延伸一点说，西方人对语言的反省比较早，比如20世纪，在西方哲学中说是语言哲学时代，它的突出特点就是强调语言的重要性，像海德格尔的"在只是言说"，而不是别的什么，还有维特根斯坦的语言哲学，用一句话来表述，怎么说呢，赋予语言以决定性的作用，是语言决定论？

张　南：就是语言决定论。可以这么说。

赵中月：回到咱们经络和穴位这块，正如刚才所举《千金方》里的那句话，每个穴位名称的后边都牵动着一个体系，蕴藏着大量信息，这是一块文化宝藏，需要我们去重新认识它……这方面也没有现成的学科供我们来借鉴和运用，需要去深入探索。

下面我要请出一个洋中医，一个他者，李道安先生。有他在，我觉得会更有意思。因为他带来的是他者的眼光。如何以他者的眼光关注中医文化？

李道安：（美国学者、广东省中医院特聘外籍专家）

人的心和身之间关系是什么呢？90年代在美国刚开始谈到这个问题，就是身心医学，开了一个学科，那个学科叫心理神经免疫学。

我上大学就想学一种比较有整体观的医学。但是我们学校没有。后来学西方的心理学，我发现学西方心理学的时候有特别强烈的排斥感，这个东西不对，到底什么不对，不知道。后来我自己就去学中文了。后来发现了中医，中医把人看成一个身、心、神一个有机整体的人体模型。我想去学它。

如果我想学中医的话，其实我不用来中国。美国中医学校有50几所，国外很多。但是为什么决定要到中国学中医呢？刚开始的时候就是把自己搞清楚。来到中国多少年以后才知道不是这个原因，其实是为了悟道。就是我们身上有道，而且可以通过学中医而去悟道，这是我来学的目的。

我在中国呆了17年，在中医药大学里边呆了多年，我所看到的针灸效果真的是非常的不明显，我们说的中医针灸教材，看了那么多年了，真的觉得没有办法这样走下去。所以我很喜欢往中国文化学习。后来有幸认识薄老师，扎一针身体开始有反应。哇！我第一次感觉到经络是存在的。

学中医最大困难是什么呢？西方人的思维，我们非常想掌握某一种现象它的出现，它背后的本体是什么。某一种疗效要掌握它的机理是什么。所以我刚开始学的时候，说针灸是调气血，可以，什么是气？气是气啊。

"气是气啊"，不能满足我所要的答案，跟没说是一样。所以我的困惑就在这些方面。但是我有幸，有一位中医药研究生教我从西方本体论角度看中医。这有什么好处呢？它帮助我认识中医象和本体的文化。

我说西医更人性化，中医更人心化。

西医就是管你的身体，不去改变你。中医是什么呢？一定把人心认识清楚，人心不是你本来面目，这个本来面目是道。

西方科学是干嘛的？认为科学应该征服自然。牛顿的科学是建立在他的思想下，怎么用数学表达，我们怎么征服自然。而中医呢？东方文化呢？怎么去顺应自然。这是中医非常非常重要的观点。

我呢，费这么大劲学这些东西，因为我在美国找不到，所以我到中国来找这个东西。找到这个东西，我觉得回美国以后，可以通过这个术能够让人看到中医里边有那么好的方法。然后通过这个术，而且这个术好在哪里呢？它跟西医是整合的。比如说它是讲病，某一个病，某一个方，标准化、操作规范化、辨证条理化，相对来说它是西方人能够理解的，桥梁式的一种治疗，这是一个切入点。

如果我能够把它在那边做好的话，我能够让更多西方人对中医感兴趣。他们对中医感兴趣呢，意味着什么呢？他们会去了解它，了解之后才会喜欢它，喜欢它才会欣赏它。可以了解中国的传统文化，中国的国学，最根本的就是儒释道的文化。因为我觉得中国儒释道文化可以拿出来抢救人类的。

赵中月：前几天看到一条信息，北大、北师大的教授们成立了一个"生活方式"研究院。我感到这个眼光很了不起，因为他们关注到生活方式问题，当下大部分人都没有认识到我们的生活方式出了问题，因之带来了一系列问题，包括现代病，包括人地关系、生态危机等等。

生活方式这个概念本身是一个文化人类学概念，所谓生活方式，它本身是一种观念的结晶，后边又折射了全部的文化要素。我们注意到这个生活方式研究院，很感兴趣，后来看发表的一些消息，大多是迎合时俗或时尚类的东西，为消费主义做注解，这个让我们很失望。

这几年我们热衷于寻访和传播民间中医，在这个过程当中，我们发现了什么呢？其实这个中医已经完全内化成中国人的一种生活方式，或者说生活习惯。我经常说，要想看真实的儒家文化，不是去孔庙，不是孔子学院，而是到民间去，到传统中国人的生活方式和习惯中去，里面日常的细节都内化着儒家的伦理思想，都有着亘古不变的伦常标准，堪称是鲜活的标本和文化演示。

看中医文化也是这样，惟有在民间保留的还比较完整和生动，带有原型文化的显著特征，让人感到振奋，感到希望。而在都市里呢，由于舶来的生活方式的影响，很多人、尤其是年轻人已经找不到标准，完全被异化掉了。

中医不必用科学的范式来套自己，去削足适履，但中医必须要借鉴一些现代学科来重新认识自己，发现自己的更多价值。我们来看一株草药，这个草药什么东西呢？本草植物，绝不像中药学描述的那样单纯，一棵草在生态当中是一个有机的结构，这个结构通过中医师或者中药师的配方，拿来对应人体相应的疾病结构，这个过程，也就是客观逻辑结构与主观思维法则的一个对应过程，草药是这样，针灸更是这样，我们可以借助于结构学的一些方法，用结构眼光看它的时候，我们已经沿用整体论的视角，绝不是孤立、片面、静止地看待这个问题。

类似的出发点还有很多。

前一段时间我们研究蜜蜂，蜜蜂给我们带来的刺激很大，大家都知道，蜜蜂是地球生态的一个活化石，比人类的历史还要久远，好像是爱因斯坦说过：如果蜜蜂消亡了，人类最多还能存活 4 年。

就说蜂胶这个东西，是蜜蜂去采集树芽上分泌出的汁液而形成，奇怪的是，它采什么、不采什么是有它一个选择逻辑的，这个逻辑形成蜂胶的有机结构，这个结构又恰恰对应着人体的一个病态结构，如糖尿病等，有特效。也就是说，好的蜂胶，有它一个精当的配伍过程，像优秀的中医师对药物的组方配伍过程一样，有内在的逻辑结构的。这种事情在大自然之中无处不在。

可以说，自然万物有它自己的一个逻辑结构，都有内在的法则和秩序；我们的问题就在于是否能认识这些客观逻辑，发现并顺应它们。

中医药里面这样的例子太多了，如何认识和解释？中医学好像没有提供出这样的认知方法，所以我说应该建立一个结构中医学，以结构的眼光来重新谱测中医药——当然这只是我的初步想法，很不够，待成熟一些，也想写一点文章。

中医学不仅仅是一门医学，它其实更是人类学，因为两者都持有整体论的视野。而我们中医人恰恰沿袭了两千多年，始终没有跳出中医学，在里边打转转。

对现在的中医学我不感兴趣，仅在治病的层面上，它跟西医没有本质的区别，只是方法和手段不同而已。中医本质上是一个文化复合体，这一点已经被越来越多的人所认同。

我注意到梁漱溟先生在他的《东西方文化及哲学》里对中医的论述和评价，明显高出当代一大截。这是上世纪 20 年代的事，当时新文化运动诸位大匠都在鞭笞传统文化包括中医，而梁先生可谓醒世独立。远的不说了，当前文化社科界的一些人士对中医的论述，有中医人不及之处，比如北大的人类学家王铭铭教授，比如著名学者摩罗先生的文章，还有很多。而反观更多的中医从业者，基本上没有看到有什么新的东西。现在张南老师和超中博士，我们接触过程中，他们对中医的情感、他们的眼光、他们的实践勇气和理论热情，都很让人感动。

田　原：（中国医药科技出版社，中医文化传播人）

我想和大家交流一点寻访民间中医的感受。

几天前从重庆的渣滓洞回来，昨天我还去了一趟北京红庙那里的一个"渣滓洞"，经历了一番"严刑拷打"。这是一个北京民间中医小小集合了一下的地方。她们在我后背为我走罐的时候，很痛的，我说我不"招供"。为什么不招呢？不是这个疼我能扛住，而是一个对中医信仰的问题。这个信仰是从我探寻了十年、充满感恩的路上来说的，中医对于我带来的是一种对于生命的升华和彻悟。怎么样让中国人相信你生命里边原本就有的这份东西，这可能就是中医文化传播人要做的事情。

一个人在人生的每一个阶段，都会出现健康问题。这个问题出现以后，有人需要调整，有人需要大修，有人需要维护。

有人问我的身体怎么了，感到陌生，或多或少大家都会体验这样一个过程。这个境况来了之后，第一概念是什么？我的身体该交给谁处理，它还是我的吗？我没有批评西医的意思，试想一下，人在有病的时候，尤其癌症患者，或者一些重症之人，躺在医院里几乎是没有尊严的。这个不是别人不尊重你，而是来自你自己心灵深处的沮丧和自卑，当然也包括痛苦和无能为力。那么这个时候，生命文化就凸显出来了，在疾病没有发生之前，认识自己及其身体何其重要。

记得我在采访薄老师的时候，他提出一个非常有悖常理的概念，以生、老、死这样一个生命过程代替生、老、病、死这样一个大家约定俗成的规律。这个概念很大胆，但是更美好。所以我觉得养生堂这期节目《解开生命原点的秘密》做得非常好，主题非常好，揭开生命原点的秘密。后来我在这本书里写了这样一段话：随着薄智云教授，让我们重新观察我们腹部，我们轻轻对接的是前世今生的能量。这也是我理解的中医文化或生命文化，因为一枚小小的银针，不仅仅解决的是健康问题，她也许激活、开启了一个人能量原生态的线索和库存。所以针灸需要更多的研究和探索。

我觉得现在混淆视听的太多了，给予我们的知识太多了，而难以回归到一个简单的道理。

中医人经常说"大道至简"，可是这个大道究竟是什么？不是我们尊重天地，尊重自然的心态吗？不是顺天者昌，逆天者亡？

我们回到民间中医队伍中，我经常爱说一句话：他们是贴着地气活着的，他们从没有离开过观察一草一木，山川河流，四季流转。你看着他给你的方子，简单到就是帮助你多排一些大小便，简单到告诉你如何忌口。你会觉得这也是中医吗？实际上这就是我们的生活，是我们自己丢掉了生活的原生态，是我们被外来异彩纷呈的东西干扰了。

我就想，以美国文化为代表的李道安先生，能够到北京来寻找真经，这是代表人类文化的一种转型，非常敬佩你！

在成都有一种火灸法，夫妇两个人从合江过来，就为守护这个技法不被排挤至丢失。灸条点着之后，医者用手取火在身上穴位点按。手指摁下去，第一下是30℃，第二下是40℃，据说最高温度能达到120℃，能够瞬间起泡。

我们真的见证了一个脑瘫儿通过这只"火手"被救活了。这些东西我们看到了，他用的大手指头已经短了，一层一层地脱皮。他说这是几百年来他的家人传下来的，这里边有一个人类与火的文化，火与人类的文明的关系问题，回到我们的现实生活中，谁还跟火有那么密切的关系呢？这是一个值得我们思考的问题。

杨国利：听了田原老师的话，正好是我想要说的。

我带来一份报纸，这是上周三《参考消息》上刊登的。这篇文章的评论"中国年轻一代缺乏文化认同感"，这里边有一个细节，在中国的五个星期时间，我没有听过一首中国音乐，听到的只有西方音乐，并且以美国音乐为主。我问我遇到的年轻人，是否信仰阴阳等医学和精神文化的哲学原则？他们一致认为，这些都是迷信。换句话说，我们的大势是什么样的？不是说你好不好的问题，首先是一个信仰问题。现在问题就是这样，我一直认为中医不是出在中医本身的问题上，其实是出在文化的问题上。首先是一个文化问题，然后才是医学问题。中医复兴和文化复兴这两个是缺一不可的，没有文化复兴中医起不来；同样文化复兴必须有一个支点，没有支点文化也起不来，中国文化复兴支点就在中医，这是我的基本考虑。

施安丽：讲中医文化，就必须要回到中华古文化的根。现代世界上都在抢文化这个软实力。为什么韩国人说孔子是他们的呀？因为他们认为这是软实力。可是孔子不是他们的，这事情谁都知道，孔子是中国的。不过孔子也不是中华文化的根文化，他是遵循了根文化之后的中游文化。

中国的根文化应该从伏羲那里开始讲，约公元前8000年由伏羲创立了整体观——河图。然后是八卦（约公元前4700年）。然后是洛书（约公元前2200年）。然后是六十四卦（约公元前1200年）。中国的文化是先有天文，后有人文。在天文里边可以找到很多中医的东西。

中国古文化根在哪里？就是五个尊重，尊重天、尊重地、尊重人、尊重自然、尊重阴阳五行。这五个尊重，孩子们都知道。尊重天，天还会污染吗？尊重地，地还会污染吗？尊重人还会打仗吗？尊重自然，会有环境问题吗，动植物会濒临灭绝吗，蜜蜂还有问题吗？我们都用阴阳五行认识人、认识天地，认识所有的东西，还会有那么多的事情吗？这是一个根。如果说要讲软实力，恐怕这五个尊重的文化，我们在世界上是有发言权的。这是我们原创的东西，是中国老祖宗了不起的财富。

张　南：中医哲学是一个大的范畴，从哪儿走？我自认为经络是很好的话题。它反应了中医的核心理念，第二它又是确切的诊疗方法。从经络这个方面往下走。这样一种路径，很多名家医生铺垫了基础，文化已经认同回归了。我们下一步再往起提升一点。

在这里边我先说了一个小故事，去年张悟本的事情。上边不知道怎么回事，媒体原先对中医文化有一个很大的推动，后来突然对张悟本事情有一个大批判，在老百姓心目中引起一个困惑，推上去的是你们媒体，打下去也是你们。

新华社当时找到我们，我们社会科学院就回答他这个问题。

看到目前这种状况，虽然张悟本这个现象不太好，但是反过来看，就是群众对中国文化的认同，也就是改革三十年，中国因素全世界重视，中国人民对文化寻根、认同已经开始。第二，在十七大政治报告提出要弘扬中国传统文化，扶持中医药的发展。到了国务院关于促进中医药发展的 22 号文件。这个可以反映出是有广泛的群众基础的。当然从来都是实践在先，理论在后。现在看呢，这个群众已经在先了，我们反应确实要有一个过程。这个时候正好是我们有关部门建章立制的时候。

当时媒体也没有经验，因此提了几条建议，继续开，而且正好是中国文化的契机。第三，为了体现包容性，群众有这方面的需求，我们提议西医的这些东西也要上。一年以后就告诉我们，我们所说那些提议上边比较满意。这突然意识到，张悟本批了一阵没有声音了。起码在北京电视台所有频道，每个频道都有一个中医养生。所以我们就觉得，其实给我们一个反馈信息，中国传统文化在复兴，我们的群众基础是有的。

赵中月：今天北京卫视的朋友也赶来参加沙龙。下面请伍立老师谈一谈这几年来他对中医、中医文化的感想。我先介绍一下伍立老师，他是北京卫视养生堂节目创办人，是为了给优秀的中医人提供一个平台，为了给大众提供一个认识中医的窗口，几年来为了普及中医养生文化做出了很大贡献，也受到了广泛欢迎，北京卫视养生堂节目一直高居各电视台养生类节目收视率榜首，坚持得很不容易，伍立老师功不可没。

伍　立：（北京电视台"养生堂"栏目制片人）

我们这个"养生堂"是 2009 年建立的，当时是看到田原老师的书、受田老师寻访中医的启发创办起来的。所以我一直说田原是我们的老师。开始时是希望搞一个弘扬中医文化的节目，把道与术结合起来，这是一开始节目提出来的方向，一开始就注重道、规律的认识。

刚才张老师讲的那个事呢，张悟本在没成名之前，曾经托人找到我，一个是朋友，还有一个是经纪人找到我，希望上我们节目。我看了一下他录的东西，拒绝了。

我们在做节目时候发现一个现象，如果这个老师他什么都敢说，特别不在乎，往往是要谨慎一些。说有分寸的，那都是大家。这是我们的一个经验。

您刚才说，为什么是我们突然给弄起来，为什么又下去了。

确实是"养生堂"带火了收视率，一直是第一名，一个是同时段第一，一个是养生节目第一，现在上了卫视以后也还是第一，我们的节目超过了晚上黄金时段电视剧。我们的时间是晚上 5 点 39 分，这时候往往都是在路上，一般上班人都在路上下班回家呢。所以我们的定位也就比较明确，就是给中老年人，在家的这些人，给他们做的。

以前在行业内叫垃圾时段，因为没人看。原来我们的收视率是 0.1、0.2。第一个月上去以后是 0.4，然后逐渐到全年 2.69，那就是非常了不起了，超过了很多电视台，它的黄金时段也没有这个收视率，最高达到了 4.7，非常高了。形成了一股热，热完了以后跟利有一点关系，就想收回。

还有一个是，当时很多人都认为我们播了张悟本，很突出的。因为中医药管理局副局长一直认为我们播了，包括当时宣传部都说我们播了。这个情况怎么发生的呢？张悟本出了一个非法出版物，把上节目的专家和主持人跟张悟本放在一块。还有一个是各种光盘，那上边也是打着张悟本到养生堂什么的，所以都是假的，可能跟这个是有一定关系，后来就发生这个现象。后来我们解释这个现象，后来局长说就放心了。

刚才我跟另外一个老师请教，中医到底是哲学还是一个科学？说西医是科学。

如果拿西医那些东西套中医的话，我们也是挺困惑的。所以我今天来听听大家的意见，学习学习。

葛　亮：（中国社会科学院研究生院，研究员）

作为后学者，我问几个问题。

①经络是什么？当时中间休息的时候问过薄老师，我说西医在看中医的时候，问你们怎么证明经络的存在？你们做课题证明一下经络存在。我就不明白了，已经是客观存在的为什么要证明，应该把课题转一下，经络能有什么作用。比如说针灸，我可以一根针一根针的把所有经络捋下来，这个可以做到。中医人本身做这个课题，先把这个事肯定下来，确定有，才说明它的功能。而不是说证明这个东西本身没有，再去证明有没有，这个好像是本质上的问题。

②经络这个东西是一成不变的，还是随着身材发育有所变化的？我比较胖的和比较瘦的经脉走向是否一样？经脉是否有迁移？这个问题是中医更应该考虑的问题。薄老师讲这是一个立体层次，随着体型的变化，用针长度、间距都是有变化的。我们研究的是这个，中医需不需要有科研？需要，古代人没有这么胖的，现在人有胖了就需要研究。都已经客观存在的东西，我们再研究的时候要尊重客观规律。中国古代隔多少年修一次《本草》，经络是不是也需要隔多少年修正一次。经脉深浅、位置是否会偏移。研究血管都知道，几个主要血管大概在那个位置，每个人多少都有一些偏移，放到每个人就是变异，但是把他们放在一起，就是一个统计学的原理，大概在这个位置。量血压都是量肱动脉，为什么这个血管位置固定？把手背翻过来为什么所有人血管不一样？我们中医应该重新研究一下经络存在的历史，不是说经络是否存在。

③经络的治疗过程；咱们现在是疏通瘀结。经脉堵住的时候，这边加压通开；那边降压通开，我不知道是不是？

薄智云：您说的这个经络是什么，在古代讲得很清楚，运行气血通道，它是一种生命现象。但是我们得搞清楚，在常态下感觉不到，异态下才能感觉到。发生病变了，通道堵了，才能感觉到，所以它是一个动态系统。

经络治疗过程中有激化吗？过去对这个东西探究不太多。经络是运行气血的通道，腹针里边解开这个结了。气血在哪儿产生？在脏腑产生气血。只有通过调节脏腑以后，这些气血才能传输到全身各个部位。为什么腹针治疗慢性病有优势？就在这儿。这是我们中国传统中医的辨证思维方法。

杨国利：经络是什么？我对它定位是，它属于人，活人整体状态下存在的东西。所以你想用科学还原论的方法把它发现，真的有点勉为其难，因为那不是它所能认识的。

李道安：方法认识不同，发现的问题不同。

杨国利：他认识的东西不一样，不是说这个东西不存在。是你的方法论决定了是这个结果，而不是说它不存在。

李道安：古印度的医学它也有所谓的气脉，它的气脉跟中国的经络是不同的。为什么不同呢？因为发现它的方法是不同的，它用的方式不同。我想，人的生命线就是这么妙。你的角度变了，就变了。

杨国利：张南老师说要找回失去的记忆。其实找回记忆是方法论，不是要找回经络，也不是要找回气血什么东西，是要找到当年那个人是用什么方法发现经络的，只有找到它了，我们才能够复活，找不到那个东西，不可能解读经络是什么。所以我说中国文化的根在哪儿？是在那个方法论。先秦诸子用什么方法论发现经络的，如果把这个作为一个研究点，中医哲学、中医经络就豁然开朗。

薄智云：经络是一个变化的系统，所以我们腹针疗法就提出了，有先天经络，有后天经络，后天经络有发育期、成熟期、衰落期。它是随着生命变化不断变化的系统，它不是一个固定的系统。

葛　亮：经络和经络运行里边产生的经气，这个经气从哪儿而来？经气有没有最高限额？

薄智云：脏腑产生的气血。而且不同的脏腑产生的气血比例不一样。

葛　亮：刚才提到经气跟量的问题，针灸的效能能不能达到一个极限？

薄智云：取决于每个人身体状态。有发育期、成熟期、衰老期，在不同年龄段里边，身体状况不一样，有很大的个体差异。

葛　亮：针灸的发展方向，现在已经知道的有几个，治疗、预防，这是没有问题的。再有一个，个体能力能不能提升，能不能提升智商？

薄智云：可以。

葛　亮：能不能促进身体长高？如果把针灸下一阶段应用到篮球队的少年队上，能不能达到一种提高中国篮球水平的问题？

薄智云：运动医学领域里边，我一个徒弟就在做这个事。现在就在国家体委里边办康复班。

葛　亮：我知道这个都能，还是回到上一个问题，就是量的问题，能达到一个什么程度？

薄智云：在他原有基础上有所提高。

赵中月：有一位沉默者，从上午到现在一直沉默的先生，想必准备得会很充分。欢迎左常波先生发言。

左常波：（"董氏奇穴"传人，澳门中医师）

我是"董氏奇穴"传人，它也是一个民间的东西，也是国内民间的东西。后来在 1949 年国民党撤退的时候，它传到台湾去了，非常偶然的机会我学习它，推广它。我也这么想，它的真正价值在哪儿呢？我觉得它跟薄老师做的事情一样，它提供了另一套范本。它表面上好像颠覆了某项传统，当我们深入思考以后发现他们有共同点，也就是说它是一种真正意义上的回归。上午谈话，不同行业的专家对针灸行业有不同的启发。我觉得对于业界来讲，最重要的是我们自己如何完成一个自我建设的问题，我觉得这是一种回归。如何回归？首先回归经典。第二点就是回归民间，民间有很多活生生的化石一样的东西，如何挽救它、从中认识它，从中找到更好的东西验证传统。所以回归经典、回归民间也是非常重要的。还有最重要一点回归内心。中医学和针灸学，更多层面上也是哲学，它还是一种生命科学，还是一种人文科学，这些东西是中国东西，如果没有进行内心回归的话，我们很难体会中医的神奇在哪里。

我觉得，如果说针灸这门学科，他作为一种技术手段来讲，作为有形载体来讲，是"载道之器"，从中医角度来讲，从技术手段把"道"和"器"之间做一个连接，这是非常有意思的东西。

2001年我们在国内做了一些推广，很多同行对"董氏奇穴"非常认可。到今天认为，它对我最重要的重要性在哪儿呢？是董氏奇穴让我找到一些感觉，学以致用。我曾经在广东省中医院带的徒弟给他们做了一场讲座，我学针灸不到20年。就是回归了我18年来针灸探索的路。题目是"参透、放下、回归真道"。我为什么学习这门民间的东西？因为我认为它有一定可取的东西在里边。首先是找到原生态思想，它是如何操作的，今天看董氏奇穴的时候，很多人用传统思想研究它。我想告诉大家，其实我的师公不是这样做的。我们如何保存一个原生态文化，如何参透它，这非常重要。参透了就要放下，放下之后当我们把各种体系的针灸疗法跟传统中医相对照以后发现如何实现超越，当真正实现超越以后，才发现这种超越不是超越了多么高，而是真正回归到了本点。这才是中国真正的东西。最近七八年来，我是把中国道家的东西，这套程序做了一个梳理。为什么会这样做呢？在"董氏奇穴"这里看到了非常浓郁的道的色彩。在这个启发之下，对中国丹道做了理论上的研究。在理论上探究完了之后发现一个奇妙的问题，为什么呢？其实东西南北中丹道的流派，他们几千年来以身体作为开发对象，他们开发了一套程序出来。而这个东西经过几千年实验是成功的。

我觉得最好的医生是自己，最好的药是身体产生的药。针灸跟丹道的结合恰恰可以演绎这个过程，一点都不虚，看的是疗效。谢谢！

赵中月：说到道医了，超中博士想必有话要说。

张超中：提到道和医的关系，现在很多人都认为道的文化是中医文化的母体文化。我研究《内经》以后，我感觉到在当代，这个观点是不是可以换一种说法。

我们看《道藏》里边绝大部分篇幅都是讲养生的。但是，这个养生的理论是从哪儿来的？我就考察这个文献。我感觉影响《道藏》的主要有两本书，一本是《老子》，另一本就是《黄帝内经》。我们看很多丹道的理论，包括内修的理论，都没有离开《内经》。所以你说这个道源于医，还是医源于道，这个问题模糊了。所以说葛洪讲金丹术的时候，那个时候的信仰我们可以理解，但是从后来的内丹术的发展重新向《内经》的回归，可以看到《内经》对道家发展影响，这个在道学界的研究中没有特别突显。

我们现在研究中医文化，可以这么说，中医文化和道家文化，包括周易文化，应该有一个重新的界定。

今天上午也谈到周易的问题，我们中国讲周易是群经之首，而儒释道学问，不尽相同。在先秦时代，儒家学说和道家学说的地位是一样的，只不过后来经学才逐渐占领统治地位。

我们这个时代，如果我们要回到先秦的思想原创时代，必须重新评定子学的地位。我们不能讲《内经》就是从《易经》来的，这里边是有很大问题的，因为从《易经》里边推不出《内经》这些东西，只能说思维方式有会通性。但是如果不读经典，就没办法发现古人的智慧是怎样的，就不知道古代对生命的研究到了什么样的境界。所以我觉得我们现在谈中医文化，如果带着时代感来谈中医文化的话，我们需要换一种新的角度看待《黄帝内经》，看待中医，特别是其中的养生，不仅在世界文化体系里边是独特的，在中国文化本身体系里边也是独特的。这个只有中医讲，内丹体系也离不开这个体系。

我们看很多有关道家的研究只谈玄，术的这一块没有了，所以要再讲道术合一。我们中医实际上也是这样，这些年只重术不重道。一旦进入道以后，我们看到术处处有来源，样样不落空的。

田　原：前几天有一个安徽的读者给我打电话。讲他的将近百岁的祖母用"按炭舌"治疗小儿腹泻疗效非常好。什么叫"按炭舌"？大家可能都知道中药百草霜，就是锅底灰——各种草本木本植物燃烧后的结晶物。用这个摁小孩舌根部，腹泻一两次就止住。还有一个四川人，46 岁，他不具备行医资格，可是他研究的中医外用膏剂是国家 863 项目。谈到中医的种种，他很伤感，热泪纵横，中医的外科手术已经失传了，外用膏剂中医还有多少？也没有多少了，中医外科的很多精彩的方法已经寥寥无几了。他研究了一种中药膏药，四川省医学院做了很多临床，这个膏药无论用来治疗糖尿病的手足坏死，还是骨折的伤害和抗感染，效果都是非常的好。

我想说民间土壤之丰厚，民间奇人、高人之多。中医的生命力真是在民间。这个不是虚传。

其实疾病真的是我们的老师，同时它也是让我们能够有机会认识中医，认识自己，提升自己，找到真知！

我就想我们生活中，其实有好多优秀的东西，他们简单质朴，甚至有些土气，但却是真正的"大道至简"。我是不愿意谈"道理"的人，相比之下，我更喜欢体会与实践。我喜欢扎到民间，和那些土生土长的人学习生活智慧。经络是什么？谁都没看见。但是你在用电话，看电视，听广播。再看身边的那些花草树木，哪一个没有脉络呢？古人说人生一世草木一秋。

爱因斯坦说过一句话：我想知道上帝是怎么设计这个人的？而我想知道中医是怎么理解人的。希望大家从心里边敞开接受它，接受中医思维，然后体验它，你会受益无穷。我敢说，我这十年把中医的很多方法都体验过了。

举个例子，口腔溃疡问题，山东有一个老专家，他家里有好多古老的偏方，一个小花生粒大小的小药丸，七天能够把一年多时间反复发作的口腔溃疡解决。这个就是以通为补。其实任何沟通都是我们的生存之本，如果闭塞了这些通道你就病了。打开这个通道用什么？就是中医。而更为重要的是中医思维，中医文化。

张　南：我想讲一点，讲三个时代。

第一，在我们科学发展时代，已经进入了一个医学或者生命科学时代；在微观对于中华民族本身，我们从一个失去记忆的时代到了唤起回忆的时代。简单解读，按照工业革命 200 年来科技＋资本对资源掠夺式的发展，透支子孙后代的资源换取当代人所谓现代化幸福生活，人类这么走下去就是灾难。因此转向生态文明，不光是中国环境污染，世界人民的共识，这个方面发展，国外发展甚至比我们还好，生态学或者生态文明不是刚刚开始，是在 2000 年前以中医文化为代表这种文化知识体系已经有了比较完整成熟的东西。因此，从这里边来寻找我们人类后工业社会的发展怎么走。

第二，人类的科学发展从文艺复兴到 21 世纪以前无论是物理学、地学等等，作为学科构建已经比较完善。到 21 世纪以后更加的精确或者说能量更加放大。人类对生态环境、对生命的认识远远不够，所以产生了在分析还原论继续发展医学最后甩下了基因的科学，但是这一点不是惟一的，通过 21 世纪全球进入了三次大的危机，中医再显成就。在生命科学里边形成两大分支，一个是以分析还原论的基因学，一个是以我们产生的整体天人合一自主再生的学科体系。基因科学是双刃剑，很难说是灾是福；中医需求相对比较薄弱，有几千年的实践，所以中医学为人类战胜疾病可能是一个最好的方式。

第三，中华民族一百年来取得了很大的成就，但是有一个不可避免的事实，从 1950 年开始，接受的系统文化教育跟李道安没有区别。40 年代前还有国学的，那些搞专业的人士，他们还有。但是在我们的思维方式和习惯里边，刚才张超中老师讲了很多，问问整体大众有这个意识吗？不仅没有，整个就从没听说过。这个民族对自己的文化是一个失忆。但是到了改革开放三十年，包括建国以后中国取得的成就，和世界对中国因素的关注，使中华民族本身对自己的文化在一定的寻求。现在只是刚刚唤起回忆。在这样三个宏观、微观、中观中能够支撑我们发展，中国民族追求自己的文化很好的路径就是从中医反哺，逐渐认识中国文化原有的系统。中医是三个时代的发展的，是我们人类智库的资源之一。所以最后我引用，全人类联合起来，我们迎接中医的时代，就是向生态文明的转化，我们不是失去，我们得到的是更加理性、健康的生活。谢谢！

赵中月：我们这次中医哲学沙龙，大家从不同视角提供了一些新的见解，新的观照方法，这些见解透着一个共同的指向，也就是逐渐切入了方法论的层面。也就是说：中医哲学这杆旗立起来了，但是它如何接通本体、如何介入和作用于现实生活，无疑需要方法，需要我们在方法论层面上做进一步的探讨。

前几天和田原老师到成都去，看火灸，医理部分不讲，我发现可能上古时代的初民们大概就是这样做的，当然不一定有这样巧妙的草药方组合在里边，是不是先发现了火，发明了火之后，用燃烧后的树棍摁一摁这儿，有感觉，于是就产生了这个穴位，穴位多了，联系起来，就产生了经络，然后波及全身，成为一个点线面，也就是一个逻辑关系的发生和结构过程。当然了，它这个树棍不小心刺破皮了，于是就产生了针……针灸的发生过程很耐人寻味，就那么一个点，接通了点线面，聚合了特定的时空关系，所以我觉得，针灸绝非仅仅是一门临床技术，而是具有媾通形而上和形而下、形而内和形而外的独特作用，因而也最具有我们所需要的所谓方法论的意义。这也是我很赞同把针灸与中医文化，作为本次沙龙聚会的主题的原因。

两次沙龙谈下来，开阔了视野，增加了共识，话题已经触及到中医哲学的一些本体性问题。可以概括地说，中医药是遍布着因果关系的一种客观真理，不是什么模糊思维或猜想，而是人们迄今为止未能以本体性思维对其做以有效的揭示。这是中医哲学的缺失，也是中医文化的认知盲点所在。

这个问题就不多说了，先放在这里，留待大家今后去探讨。

（编者注：本文根据现场速录稿整理，原文 7 万字，根据需要有所删节调整，未经发言者审阅。）

一个抗癌老人的活命传奇(二)

田原、中里巴人与癌症"自愈实践者"李生三人谈

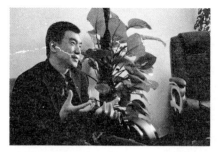

特邀嘉宾：中里巴人

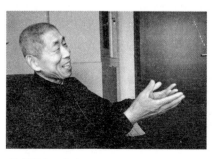

特邀嘉宾：李生

（续上期）

1.癌症：不治之人遭遇的疑难杂症

田　原：当下社会，人们对癌症有一种普遍的恐惧，您说癌症为什么会大量出现？

李　生：我觉得癌症是一种必然；得的人越来越多，也是一种必然；看不好，也是一种必然。为什么看不好？如果从微观上说，就是不治之人遇到了疑难之症，就变成了不治之症。像那些把钱看得很重的人，不相信医生的人，还有过于固执的人，这些都是"不治之人"。如果再遇到了庸医、损医，再加上假药、劣药，他们共同造成了绝症，这是从微观上讲。

从宏观上更多了，举个例子，我的孙子买了一个关于食品的启蒙教材，有面包，有汉堡包，有香肠，唯独没有馒头。现在啊，宏观世界常常灌输的都是一些错误的东西。你像这个馒头，不比饼干好？不比汉堡包好？不比香肠好？现在西方说查出问题来，那没查出问题来的，像美国牛肉，照样有瘦肉精，在台湾还不是闹得沸沸扬扬的！

微观上我也可以举个例子，得了癌症的人，一不怕癌症，二不遇上错误的治疗，就这两条，治愈率就会提高很多。

癌症就一定等于死亡么？首先这是一个观念上的问题，第二个，现代流行的

治疗方法，的确也存在一些问题，治疗的方向错了，再加上这个病本身确实难治，但常常不至于在极短的时间内快速造成死亡。其实很多人是自己把自己吓死的，精神一下就崩溃了。但这个病为什么难治啊？因为癌症的根本原因不一定是表面的现象，它是一个转归的过程。它转到肝上、转到肺上，但开始不一定就是这个肝和肺的原因。但是这个病，现在表面上就看到个瘤子，就把瘤子给你切走了，没有治到根上，所以这就是疑难杂症。

2. 热能的压抑，成就了细胞的疯长？

中里巴人：在这之前，我还真没有深入思考过癌症这个东西。可能我思考最多的，是我如何不让它形成气候，我让这个气顺。比如说清气，如何让它周流一身，不让它积聚。没有积聚，没有浊气，就没有瘀血，气滞则血瘀么！寒凝则血滞么！从外边来讲，是寒凝让血停了下来，如果这个血不停下来，老是周流不止，老是新鲜的状态，是应该不会得癌症的。因为它在某些地方堵住了，这堵住以后呢，它过不去，过不去也是能量的一种积聚，这种积聚呢，产生的还是一种能量，或者叫负能量，这种负能量会形成癌症。这是按我的思维去分析，可能是这么回事。

但是癌症到底是一个什么东西，那天看了董草原的书，他说癌症的能量很大，是一个巨大的热能。

田　原：阴阳力亢进形成的一个热能，生命体。

中里巴人：嗯，比较亢进，它的温度本身要比一般的细胞高，这是他观察的一个结果。李先生呢，他认为这个结果之源，是受寒气之后产生的积聚。

所以来讲，从表面现象来看，一个是他的体质，到底是热还是寒，还是因为外边有寒，里边包裹着热，热散不出去了，造成的癌的积聚？还是因为本身这就是一个热的东西，它本身吸收好多能量，造成身体其他地方缺血，寒了？所以来讲，这个东西是因是果，我不太清楚。其实我觉得这个在李先生的实际体会之中还是会有的，我想问的是，从您对癌症的认识，您觉得是给它先切掉、化疗啊，还是说，按您现在这种感觉来讲，自己就能够把控它，还是说觉得自己还不能把控这个东西，还需要先把这个结果去掉，然后自己再慢慢修复？

李　生：我这个癌症的原因，我思考了很多，董草原说是热，但其他人都是说寒。

我是这么认识的，因为寒变成了滞，郁滞又化热，实际上我觉得很可能还是因为寒，它是热不假，但是很可能有一大部分，不是全部的，这个热有一部分就是因为寒，变成了郁，变成了滞，郁又生热，是不是这么一个过程，我也弄不清楚。

田　原：我一位朋友的父亲走了以后，她常和我谈起，说她父亲基本上不吃蔬菜，不吃水果，但特别喜欢吃肉，在父亲得肿瘤的前几年，感觉他老得特别快。但他真正得了肿瘤，他的腿是冰凉的，怎么捂都很难捂过来的那种寒凉。

后来我就经常琢磨，实际上，他整个气血的代谢已经很费劲了，身体的各个部位得不到新鲜血液的营养，而恰恰在肝脏的部分，在胰腺的部分是亢奋的，那边亢奋，已经在大跃进了，热火朝天的，肿瘤已经战胜他身体的所有的东西了，似乎所有的热量都在这了。

我们也知道，这个自然界如果没有了热量，光有种子也是没用的，热量决定一切。它这块是高热的，这也是董草原癌症理论的一部分，你哪有问题，比如你肺部有癌症的话，你肺部摸着的体温，会比其他地方的体温要高，摸上去你就感觉它热；如果是一些包裹性的，像囊肿之类，它反过来，这些部位摸上去是寒的，缺少热量的。其实摸我们自己的脸，都可以知道体内各处温度，因为脸是一个全息，身体内外的各个部位，都有它的对应点，很敏感。

好多肾虚的人，两腮的地方会很凉，因为中医里讲两腮的部位对应的是肾！

如果把癌症本身看作一个生命体，它的生命力是亢进的，它比一般生命更智慧、更高一级，董草原大概是这么认识的。

董草原说，来他这看病的人，要求你一个月之内不许洗澡，不许看电视，不许生气，还要和你爱人一起，两个人交融相处，连书也不能看。我去了他那地方，感觉像是重新回到了女人的子宫，因为你出生以后误入了歧途，这样的话，他把你收回来，放在一个类似于子宫的一个地方，让你无欲、无想、无思，药物食物调养，慢慢地达到一种气血平衡的状态。

为什么不能洗澡，头也不能洗？他说因为你只要洗澡、洗头，你身体内就会有微调，即便是这么小的微调，对重病之身也是危险的，类似于翘翘板，一瞬间的东西！更何况情绪的波动。很多人就是在这个平衡之下，在吃素食，再用药慢慢调整，很快就康复了。

李　生：我是一个寒，一个饮食，情绪是个导火线，加速了它的过程。

3. 得肿瘤的人怀孕后更健康？

田　原：我在董草原那里也采访了很多癌症患者，发现人的精神体是个很重要的因素，就像中里老师说的，其实很多人担心自己得病，但到头来还真得了，这也是一种愿。老百姓说怕啥来啥。

中里巴人：您觉得按现在的水平来讲，当初如果不做手术，能不能自愈啊？

李　生：对这个问题，我是不能肯定也不能否定。

为什么？吃中药把它消走啊，我认为从理论上是可以消走的，但是哪里去找这样的医生，这是个问题。

像我爱人，1985 年做的手术，胃癌。1995 年就发现肝上有个东西，当时说是肝囊肿。

一年半以后，在山东的千佛山医院做了一个手术，手术吧，囊肿太大，把右肝都切走了，把胆也切走了，又活了，活得还挺好。

到了 2003 年，她左肝上，原来是右肝，后来左肝上又长了一个。再找主刀大夫，他不敢做了，因为之前手术的时候，血压降到零，是抢救过来的，手术台上人差点就走了。

到北京以后，中日不敢做，最后没有办法，找了名医手术，做完以后，很快就恢复了，但她没有化疗。

我这个癌症，你看她 2003 年 10 月做的手术。我是 2004 年 10 月，我的发病跟她的这次得病也有点关系，当时推给谁谁都说不敢做，当夜我就病倒了，所以第二年我就得病了。

中里巴人：您当时病倒主要是胃不舒服？

李　生：咽东西不舒服。

中里巴人：哦，当时您觉得是想喝凉的，还是喜欢喝热的？有没有类似的感觉。

李　生：我都是喜欢喝热的。因为在这之前很长时间，我是从 1989 年的时候，一吃凉东西就要腹泻。因为我体寒，我吃热的东西舒服。

中里巴人：得病之前每天的喝水量大么？

李　生：我不喝水，我喝汤，我晚上喝汤都得喝上三四碗。

中里巴人：哦，得病以后您是愿意喝水，还是不愿喝水啊？

李　生：不太愿意喝水。

中里巴人：那喝完以后小便量大还是少？

李　生：小便量不少。喝得少，尿得多。

田　原：您爱人经历了几次劫难，最后都活了下来，她的性格是否有所改变？

李　生：应该来说，还像从前的样子。她是这样，1985 年以前，身体很弱，1985 年以后，身体慢慢有所恢复。我觉得，一个是她做完了手术之后，当时没有化疗，我觉得如果化疗，恐怕就不行了。

再一个是，我们那有个老中医，看脾胃比较厉害，能疏肝健脾，也有好处。还一个，一年以后我爱人又怀孕了，这个戏剧性的问题，从现代医学的角度看来，问题很严重。

田　原：哦。

李　生：又生了一个孩子，现在就在北京上大学。生了孩子之后，身体更好了。

当时都说，得癌症了以后，是绝对不能怀孩子的，对身体、体力、营养各方面都是一个刺激，人很容易就走了。一开始我们很相信这个问题，结果事实不这样。

后来是看了台湾妇产科专家庄老师写的一篇文章，说女的得了乳腺癌，一定要怀孕、生孩子，当时很多医生都反对她的观点，但她认为，你再生个孩子，生了以后对母子都好。

我就忽然想起了我爱人这个问题来了。

所以说得了癌症，你让人体的新陈代谢加快，我觉得可能也对癌症起到了一定的治疗和缓解作用。所以这个事情，我觉得很复杂，因为最近，我爱人又有一个瘤子。

中里巴人：可能这一怀孕，改善了供血的通道，孩子的供血量，超过了癌症的供血量，这种新生命生长的能量更强。

田　原：另一方面，怀孕之后，心理上也会多多少少有所改变，她一个癌症患者，又怀孕了，这种巨大的对于新生命的渴望和喜悦，可能会战胜一些对疾病的恐惧，人在精神体上也会起作用。

另外从山西女科的角度来说，女人就是生孩子的，女人的子宫就是来养孩子的，你不让它养孩子，它就长别的东西。而子宫又是和乳房连着的，有很多得了子宫癌的人，或者切除了子宫的人，没过几年，乳房也长东西，它们都在一条经络的连线之上。所以从另一个角度来说，生命有时其实很简单，它该干啥你就让它干啥。

4. 莽撞——孩子性格成形的支点

李　生：田老师，其实随着年龄的增大，阅历的增多，人是在无奈中生活的，只能选择一个比较好的无奈，有很多事情都是这样。

田　原：中里老师和您似乎不太一样，在他那什么都是玩。

中里巴人：实际上我是这样，我是一种体会，体会生活嘛，但老先生说的无奈，我觉得我有时也是很无奈，为什么？因为这东西是这样……这个无奈，你可能得深入其境，站在他人的环境中去体会。

田　原：老先生心里边还是有一些纠结的东西。

李　生：您看我在教育孩子上边，我们两个人总是吵架；我跟孩子也吵架，我就看着我的对，他就是不听，你怎么办啊，我都没法，任你去吧，但明显的，他就是做得不对。

中里巴人：就拿教育孩子来说，我跟我儿子来讲，在这方面我们俩平等，或者说我还处于劣势，他可以说我，我基本上不怎么说他。

比如说我跟儿子一块吃饭，我吃得有点快，我儿子就说，别吧唧嘴啊。他敢这么说我，有时候我面子上也有点挂不住。但我跟儿子说，这不赖我吧唧嘴，是你妈做的饭太香。他妈我也夸了，他妈挺高兴，我自己也圆下来了。实际上有的时候，人说得有道理，在家你要是老吧唧嘴，出去在公共场合老吧唧嘴不是也影响你形象？

我觉得年轻人最可贵的是直白，因为他会把他的直觉吐露出来，因为他当时有一种直觉：这不好。孩子说出来的，有时候也很正确。但这种直白，有时会表现为一种莽撞，甚至唐突。

实际上我觉得，孩子的优点一定要宣发出来，但是他的唐突，让你感觉有危险的时候，怎么办？你用你的话说出来，不是你打他，而是把你当做一个反面教材，你告诉他，我就是这样，不好，我就是反面教材了；而不是说，你不应该这样做，你这样做就完了。

"你这样做就完了"，一句话，你在把他莽撞打压下去的同时，常常会把他本身好的、直白的东西给打压下去。而这些直白，常常是他以后生活的一个能量、源头，是他以后性格的一个惯性、支点。

这要是打压掉了以后，他就不知道该怎么生活了，尤其是在早期，这孩子越早打压越麻烦，他就没了自己的人格，他以后处理任何事情，就会觉得我爸是这么说的，我妈是这么说的……

但是，你让他自己处理，撞墙磕一包，我们过去经常磕包，该撞的就得撞，你得让他感觉到，啊，撞墙磕一包了。

以前老人家常说，对孩子一定要"小惩大诫"，小惩是福啊，你磕一包，我小惩一下，而不是直接就把路给铺了，最后他不是掉到坑里，就是掉下悬崖。而且从另一方面讲，儿孙自有儿孙福。孩子的就错？孩子或许真比你对多了。而且孩子会觉得，你的这些东西都老朽了，过时了，有的时候孩子还会反过来说，你看你，活得本来就很失败，很纠结了，你还用错误的思想来教导我重蹈你的覆辙是么？我要按你说的这么做，我以后就跟你一样。

但家长不这么想，家长说我把我经验告诉你了，以后你会更好，孩子说你的经验都是失败的经验，别跟我说。

所以来讲，我总觉得孩子还是要有他们自己的空间，思想空间、生活空间，让他自己成长，然后我们做的只是一个不言而教。

田　原：李先生就是较真儿，也有些较劲儿。

李　生：我怎么能不较真，我觉得我的孩子胖，如果不改变，首先要得疾病。老想说他，他都不听我的。你不较真儿，我看那方式走到前边，就是亚健康，亚健康不是积累疾病么？所以为什么我在杂志上发表文章，发表文章以后，他就觉得我爸爸还行，他就信我一点。

5.有话当下说，憋回去了就是病

田　原：我们换一个话题。某种角度，李先生因为较真儿才得的这个病。

中里巴人：实际上，就李先生来讲，如果不再较真儿了，可能恢复得要比现在好一倍。

李　生：我应该这样，我想我来的目的就是这个。

田　原：我觉得人得病，还真不在于胖瘦，我见过很多胖老人，很好啊。让人得病、发病的是情绪，那种灰色的情绪。

中里巴人：家里的气场一定要好。

田　原：对，由于较真儿得了癌症，又由于较真治得了癌症，但是治好之后再较真儿我觉得真就有错了，不能再较真儿了。

癌症从生理上我们如何去理解它，其实它是热还是寒，婆说婆的理，公说公的理。它长在每个人身上，差别可能很大，唯独这个情绪是共同的，没有一个不较真儿的，都是完美主义者，在追求对的过程中，你一定要听我的，都是这样的人。这性格要是能改变，就像刚才中里先生说您的，您的身体可能会比现在还要好。爱玩的中里老师，怎么样才能改变较真儿的个性？

中里巴人：我觉得吧，允许别人有不同于你的思想，这是一个前提。

你得允许别人有他自己独特的个性啊，这个"允许别人"的"别人"，尤其要包括自己至亲至近的人，允许我的爱人跟我的观点不一样，允许我的儿子跟我的观点不一样，允许我的父母跟我观点不一样。

田　原：有时甚至允许我的爱人，我的孩子懒一点，不负责任一点，关键时刻冲不上去一点。

中里巴人：对，是这样。其实反过来想想，悠闲自在、不负责任，可能是一种心宽体胖、乐活的表现，或许在他的生活里面，这些常常是他的优点。你干嘛非得让他像你一样较真儿呢？为什么非得按你说的呀，生活本来是东南西北四通八达，为什么我非得往东边走啊，你说东边有什么好？

田　原：东边那是太阳升起的地方。（笑）

中里巴人：那夕阳更美啊。所以来讲，这些东西没有好坏。

您说，儿子，听我的没问题，我这有实践经验，你按我这走吧。我为什么非得按你这走啊？

其实，他就没有往你那边走的迫切需要，年轻人有年轻人的迫切需要，他有他现在亟待解决的困惑，他的困惑还没解决，你把以后的困惑先给他了，你说你先弄那个，人家说这个对我来说不重要；你说不重要也得先做，这就产生了矛盾。

田　原：中里夫人做得很好，在你"不太上进"的那个阶段，她也很包容你。

中里巴人：是。但是有时，她心里也会有纠结，她需要梳理，你帮她梳理开了，就好了，心情比什么都重要。心情一好了，有时候"说好话值千金"啊，几句好话比你给她买根金项链都好。

所以来讲，人需要的是理解和尊重，你处处理解她，她刚说半句，剩下的一半你就替她说了，比她说得还透彻。

6. 男孩子家，首先培养他当男人

田　原：其实大、小人都有自己的位置。都有自己在当下感兴趣的重心。

中里巴人：对啊，之所以有纠结，在生活、社会中遇到的种种问题，很多都是位置没找好。

什么叫"位置"？《论语》里边讲，"君臣父子"。

你要是做一个国君，你就站好你的位置，做一个国君要干的事；作为臣子，就做好一个臣子要干的事；你是一个丈夫，你就要有丈夫的那种作为；你要做一儿子，就要有作为儿子的样子。

但如果位置乱了，领导不像领导，臣子不像臣子，父亲不像父亲，儿子也不像儿子，丈夫不像丈夫，女的还比大丈夫强，这等于阴阳全颠倒了，各方都没有占据各自的位置。

如果占据各自的位置，就要回归本位，就和谐；如果不回归本位，都错着位呢，那就不和谐了。所以来讲，如果你要想把真正的病去掉，你就看看自己是不是在本位上站着。

怎么找着本位？本位是什么？你先回归到你天然的属性。

比如说我是男人，那我就做男人该做的事，别整天阴柔的样子，那就不是男人要做的事了。

甭管外边的理念是什么，甭管现在是崇尚伪娘，还是时尚的什么东西，我就做好我男人该做的事。

女人也要有女人的样儿，你要是做回你女人的那些东西，老天是会滋养女人的，老天不会滋养一个女中的男人，那样很多事情会变得扭曲。

田　原：从本质上讲，女人做了男人的事，本身也是一种损害。

中里巴人：对。它是扭着的。

田　原：可是现在好多男人鼓励、支持老婆去做很好的事情，男人在家里宅男，女人在外边叱咤风云。

中里巴人：实际上，我觉得这不在于做不做饭，做饭也没关系。在于这个男人是不是体现了男性的东西，本质的东西。表现出一个男人的思考。

有一个电视节目，问台上的女嘉宾，你觉得一个男人最重要的品质是什么？起码问了有五六个人。有的写说男人要有智慧，有的写男人要宽容，却没有一个人写说男人要有力量。

这男人如果没有力量，这男人是什么男人啊？有智慧，女人也可以有智慧，宽容女人也更宽容，这都不是男人的属性，现在等于是男人找不到自己的属性了，男人阳刚的这些东西现在已经混用了。

找不到自己的属性，你怎么能健康呢？我都不知道我应该怎么样，都不知道应该去往哪培养我自己，也不知道怎么培养孩子。

其实男孩子家，培养出来首先是一个男人，然后你再培养他这个那个的兴趣，再有这个智慧。

所以，你首先要培养的是自然属性，然后再培养他的社会属性。

如果先培养社会属性，自然属性没了，那你这个人就没有根了。

培养了一堆伪娘，最后社会就乱了，各种各样的疾病、社会问题会越来越多。

田　原：这话说得好，男性的本质是什么，它是一种阳刚的力量，这些力量可以体现在做饭里边，也可以体现在各个事情当中，但并不是说你搬山去，你就是个男人。

中里巴人：对。为什么现在《让子弹飞》这样稍微有点暴力的影片，好多人喜欢看？因为压在最深层的那种阳刚，是男人的属性，他就会同气去相求这种东西。而且以前的很多词汇，现在都没有了，比如说"怒吼"，现在谁还会怒吼？

你说你怒吼一个，人家会说你神经病吧，还怒吼，你有病。其实来讲，这些东西才是自然的属性，这种属性一定要找到！然后是什么？实际上就是道家说的一句话，叫"知其雄而守其雌"，你骨子里是雄的东西，但我会表现得"弱"一点，为什么？因为你表现得很平和，光而不耀，不觉得你很刺眼，你就不让人觉得怎么着了。但实际上我知道我要干什么，我知道我的本位是什么。

7. 感动，胜过任何教育

中里巴人：所以，比如在家，我必须得先是一个很好的丈夫，然后我是一个很好的父亲，这就是我要做的，但是对于我自己来讲，我要做一个很好的男人，这是自然属性，就完了。至于说我当个董事长，再来个局长，那都是外界给的社会属性，这是人的一件外衣，今天你可以穿上，明天就可以脱掉。你是局长，都尊重你，今天你不是局长，明天就没人理你了。所以，这些东西就不是你本来的东西，我也不追求这些东西，要追求，也只追求与我有关的东西。

李　生：你是我儿子，我眼看着你要变了，我不管你，将来你要真的病了，那岂不是更糟么。我就是这样想的，所以我学习的这些东西，既为我自己学习，也为孩子学习，通过把这些东西写出来，对别人也可能有益，我现在就是这个思想。

田　原：如果不较真儿的话，比现在恢复得还要好。

中里巴人：好一倍，起码要。

李　生：不要再较真儿？

中里巴人：对，千万别较真儿。为什么呢？你就记住一点，所有的教育是没用的，尤其是"我告诉你，你得听我的"，都是没用的！什么是有用的？感动！感动比任何教育都管用。

咱们举个例子，有一个小女孩，十六七岁，她母亲是城管，每天晚上十点钟才回家，累得够呛，这小女孩单亲家庭。小女孩说：妈，给我买个 iPhone 手机。她妈说咱哪有那么些钱啊！你赶紧给我买，不买我告诉你，我明天不上课。于是她妈省吃俭用给她买了一个。

过几天又回家了，妈，赶紧把我的校服给我洗了，明天早上我就穿。她妈说，今天我都累得够呛，腰也不好，女儿就说，你要是不给我洗新校服，我明天就不上课！完了呢，她妈怎么说，怎么给爱，也没用，这孩子就这样。

有一天，她妈找了张报纸，上边写了一个离她们家不远的乡下，有个小男孩，没胳膊，就靠两只脚来编席子。他们家特别穷困，山沟里的生活。然后她妈就说，孩子，咱们去到山里，顺便玩玩，然后看看那小孩，你把不用的文具给人带去吧。那小女孩想，玩啊，行，去！

到那个小男孩家一看，正拿脚编竹席呢。编五个竹席，一天才 20 块钱。再看那脚，都磨出茧子来了，都破了，竹子有刺，还在编。然后写字用脚写，家里都没有蜡烛，就在那借着亮光写作业。

就这么一次，这小女孩回来之后，马上懂事了，给她妈洗衣服，然后学习也努力了。

什么都没有，她妈也没教育，就是自己突然地感动了。教育常常是没用的，老师天天给你讲，你也懂，但是真的去做，真心地去做，常常起不到作用，你只要里边有一点点的感动，就有用了。

我觉得您教育儿子，没用，您哪天让儿子感动一下，比您说千言万语都管用。但是这种父爱，可不是说，儿子给你吃点西瓜，而是一种自然而然的流露。

我举一个我父亲的例子，记忆特别深，我小的时候，三岁了还尿炕，人家笑话啊，我姐都要笑话，然后我就把被窝赶紧裹起来，也不晒，第二天接着盖湿被子。

然后我父亲知道这事了，我父亲就说，孩子，得拿去晒。我有点不好意思。我们家养了一大花猫，我还把猫搁那，批评那猫，我说是猫尿的。

我爸说猫尿是一小堆儿，你这好，那么大片，一看就是人的。不过我告诉你孩子，尿炕的孩子都是最聪明的孩子！然后呢，聪明的孩子就有奖励，只要一尿炕，第二天就给我买糖油饼去。

我们那会，你想，七十年代初，穷着呢。我记得是1971年，我三岁的时候，能吃点糖油饼，那可相当不错！我一人，给我买两个糖油饼吃，然后我姐就看着，为什么呀？因为这是奖励给聪明的孩子，尿炕的孩子。

这种东西，你不用说不许尿炕！哪有那么大孩子尿炕！啪啪给他屁股两巴掌，那就天天非尿不可。可是自从我父亲给我买了糖油饼，我印象当中，总共没买了几次，顶多不超过三次，我就不尿炕了。

其实人知道什么是羞耻，你就是给我买糖油饼，我也不爱尿炕。但是他的这种方法，让你心里很放松，我尿也没事，不紧张，反而不尿了。所以，感动的东西对人的教育最大。

李　生：我懂这个道理，但我不会做，教育上不周通。你看孩子的教育上，不管怎么说，白搭，还是不好好学。我当老师的我知道，真正学习的不用教育，农民的孩子学习都好。我讲了很多道理，怎样学习，你讲得多，该怎么不学还怎么不学。

中里巴人：所以孔子说那句话，"不言而教"，你言了就不是教。

我觉得啊，起码您首先意识到，比如您也知道教育是无用的……我觉得您现在意识到这一点，然后才能去改变，如果没意识到，觉得我舍出老脸去了，即便你不高兴，我也要把这话说了，哪怕你以后后悔，我现在一定要说，可说完了有什么用啊？只是增加了一种抵触，他不会有任何感觉，反而激发了他的逆反心理。

所以古人说，"半部《论语》知天下"。孔子的《论语》当中，实际上就说了两个字，曾子说的，"夫子之道，'忠'、'恕'而已"。所以半部《论语》，就讲一个字，"恕"，"宽恕"的"恕"。

这个"恕"字，不光是要宽恕别人，更要宽恕自己。人为什么老觉得烦恼，就是不宽恕自己。老想着这事，做那么差，哎哟，我又把谁得罪了，哎哟，这不道德了。

所以，孔子这宽恕，首先得宽恕自己。自己不解放自己，谁能解放你；自己不原谅自己，谁能真正原谅你；自己不心疼自己，谁能心疼你啊。所以首先宽恕了自己，才有可能去宽恕别人，才有可能去感动别人。

8. 癌的出口打开了，进口也得堵上

田　原：李先生现在可能还存在一个问题，缓解癌症，更多停留在"术"的层面上，打通身体关节，如何排毒。

中里巴人：我觉得李先生可能是这样，您的出口打开了，进口没堵上。等于什么呢？结果我有污水产生了，我排出去，但是呢，怎么产生的污水？这个污水从哪来的？这个我没管。

您管的更多是有形的层面。无形的，像浊气是因为什么产生的，跟吃的关系可能小一些，更多在生气、在压抑上边。

李　生：是心理的关系。

中里巴人：您跟谁生气了，马上肚子里就觉得有气，这很明显。为什么说他气得鼓鼓的，不想吃东西了，就因为生气了之后，气聚在那，慢慢成形了。

一切有形的东西都来自于无形，我生气是无形的，我跟人家生气，哪有形啊？可最后它变成了有形的气，挡在这，血就过不去，气滞则血瘀，瘀了以后，你吃的食物各方面都难以消化，就成了毒素。

现在您知道排毒，通点东西，但是你没管生的这个气。

这个"浊气"是什么？咱们可以换一种说法，浊气就是不满，不满就是浊气。

为什么有时我会觉得神清气爽？吸完气以后，因为我的气是顺的。

如果你吸一口是逆的气，这逆气到身体里边，就是一种负能量，就是"不满"，就会在里边停滞住。如果有的人本来气比较旺，这种副能量就会乱撞，它会找一条活路，找个出口出来。比如黏膜这块，黏膜是身体里最薄弱的地方，容易出来。像从胃黏膜这出来，就成胃溃疡；从嗓子这出来，嗓子就会出现问题；从皮肤表面出来，就产生炎症反应。实际上，气有余便是火，气太多了，就变成火了；火太多了，就变成炎症的"炎"字，两个火。

这个火，本应该帮助你新陈代谢，让你干事去的，但是却成了负能量，直接在你身体里乱撞，打洞。

李 生：我最近确实有点情绪。

你看我爱人，两年半之前，她发现肚子里有个东西，开始的时候就是个肾转移，也没去管它。可是后来添了个孙子，看孩子劳累，婆媳关系也开始紧张，就发现它又开始长大，这么长，你说怎么办啊。

她开始也不愿意看孩子，因为我们经常跟癌打交道，对这些东西吧，也没有过多的惧怕心理，带癌生存的思想还是比较坚定的。所以她说不愿意做手术了，因为已经做了四次手术，胃上做了一次，肝上做三次，如果还做，什么时候是个头啊。后来，吃了有 5 个月的药，基本上控制住了，不长了。虽然谁也看不出有病来，但就是带着个东西，心里还是有些疙瘩。

中里巴人：其实处于一种僵持的状态，有了去路，但来路没有堵上。我产生毒了，我排出去了；又产生毒了，又排出去了。

当身体的正能量和负能量平衡的时候，您可以维持这个平衡，但随着人的衰老，当正气出现不足的时候，这个平衡打破了，进来的多，排出去的少。

李 生：所以我觉得她这个问题吧，跟劳累有关系，跟情绪也有关系。

你看几个月过去了，还没有小，虽然没有大，但是也没有小。我觉得这也是无奈吧，累心啊。我现在也处在一个矛盾的状态，就是做与不做，即便要做，什么时候做，我老是拿不定决心。所以我想咨询一下，您说让她吃药，行不行啊？

中里巴人：我觉得是这样，所有的这些东西，如果不从自己，把源动力调整过来，即便是至亲至近的人，也不能从根本上帮着忙。好像说得有些自私，我能管的，只能是自己，您在她身上，只是暂时的助力。

李 生：您说的太对了。这个思想问题，其实我很早就发现它的重要性。

我做完化疗以后，没过多长时间，女婿出车祸去世了，之后不到半年时间，我爱人就又发现问题。

我虽然也有些无奈，但我的思想相对来说，解决得还算比较好的，一次打击，我能挺过去，她就很难办。我能管我的心，但管她的心，我的能力就有限。

中里巴人：外人什么病能治啊？腿疼，没问题，揉两下就好。腰疼，刮刮痧，没问题。深层的病治不了，凡是情绪上的问题，不是别人能治的事。

但每个人生存，他有自己的空间，他还有单位，有自己的气场范围，有好多隐形的东西你看不见，隐形的世界很大，看见的只是表象。

你看到他长一瘤，那得多大的劲儿，推动它长这一瘤啊？那无形的手多了，长出这么一个瘤来。你光把这瘤弄下来，你光伸出你的一只小手，可无数的大手在那后边推着，如何从根本上解决得了？所以来讲，我在这个世界上，我什么都不怕，可能这些无形的手就起不了作用，它没有落脚的地儿，就形成不了这种结的气机。你长一个肿瘤，不是一天两天就能长出来的，起码好几十年，一点、一点堆积，先气结，气滞则血瘀，然后再有好多脏东西，去激活它，转化它。

田　原：还有一个关键的拐点。

中里巴人：对，诱因，啪，坏了。实际上最开始就是气，气把血引过来了，这成了一个大血囊。所以，癌是一种巨大的负能量，它跟良性的就不一样，良性的没有根，没有生长的动力，恶性的是有血供的，它会生长；良性的就是一个死摊儿，可能割了就完了；但恶性的割完以后常常还长，它的生长的动力没有断。

9. 呵护生命真谛，重拾伤感的美丽

田　原：其实甭管是肿瘤的问题，还是其他疾病，我们这个生命需要抽丝剥茧去认识它，它所表达给你的信息很多，我们得一点点地细细体会，去关照它，大意不得。

所以我们从现在开始，从头开始呵护它，一点点细致地品味它，你胃口的改变，体形的改变，甚至是皮肤粗糙度的改变，你都要去观察它，慢慢地，你才能找回到属于你生命的真正轨迹，否则的话，你即便会摁这儿，会弄那儿，这些东西可能都不能解决根本问题。

中里巴人：我觉得您正好说了两点，第一个是像您刚才说的，重新开始，我愿意像一个小男孩、小女孩似的，重新开始生活；还有一点，体会到生活中的每一个感觉，其实人应该是很敏感的，而我们这几十年来，可能活得都稀里糊涂的，对于喜怒哀乐也不知到底是什么了，什么是忧，什么是伤感，根本没有时间来体会伤感，其实伤感也是一种很美丽的东西。

就像看《红楼梦》里的林黛玉……但是你没有静下心来体会，其实生活中时时都有，即便是恐惧，它在心里有时也是一种很美好的感觉，你的肾上腺素在大量分泌，迅速爆发出来的一种东西，一种力量之美。

为什么现代人常常需要寻求刺激？因为人没有感觉，所以要刺激，找着这种感觉。喜怒忧思悲恐惊，其实都是一种美妙的体会！但是人常常是稀里糊涂过来的。我们需要重新开始体会生活，重新像小女孩，小男孩一样，重新体会作为一个男孩，一个男人的成长过程，或者作为女孩、女人的成长过程，这才不枉费此生。

田　原：不枉费一生。我们像花朵一样，像春天一样……美丽过，男孩子像松柏一样挺立过，但你心里可能没有真正体会，春天里的一株野花是如何开放的，秋天的落叶是如何凋零的，春夏秋冬怎样轮回的，你不知道。只有你真正放慢脚步，细细观察，哦，春天原来是这个样子，从第一片叶子开始，你才知道在生命的轮回中，自己与自然的和谐交融，才知道生命为哪般。

10. 力量的源泉不在肌肉，而在骨头

田　原：回到现实生活中，我们应该如何修炼，静心体会生活的细节。我记得初次和中里老师见面的时候，比现在要丰润一些，而现在的你，更接近一个修道者的状态，似乎身上多余的水分、脂肪，都被你拿掉了……

中里巴人：这其实是一个"转换"，或者说"置换"的过程，把脏的东西逐渐拿掉，把新鲜的东西赶紧填过去，实际上体重没减。

田　原：体重没减？但人看上去瘦了！

中里巴人：还就是把里边心的能量给释放出来。你用药，或者用一些方法也好，它能够把表面的浊拿掉，都扫出去，但是，你要想再深挖里边的内容，把深入到骨髓里的脏东西清除出来，这些不行。因为这些都是助力，董有本的药，董草原的药再好，这些都是助力，真正想把里边来个天翻地覆的变化，就得靠心里边的这种愿。所以来讲，那还真的得靠自己。

但是这个愿，为什么现在激不活呢？因为现在走的还是那条惯性的路，你已经忘了你的自然属性，你本真想往哪个方向走，不容易走，有好多的干扰在抻着你呢！所以，比如我在修炼的过程之中，为什么会有烦恼？首先就是因为浊气，浊水或宿便，我先把这些有形的东西去掉，呈现一种空灵的状态，身体它才能知道，气血究竟该往哪走。然后，清肝脏。肝主四肢，四肢里边的毒素清除完了之后，这一块的空间没有了，身体就会产生新鲜的血液来填补空间。肝藏血，肝里的血液多了，血液到了骨骼、肌肉这些深层的地方，变成人体的精华，变成骨髓的东西，这东西再储存起来，骨髓与人体背后的脊椎相通，就把脊椎填充盈了。

你看人老了，为什么骨骼就脆，疏松了，就是因为脊椎里边不充盈了。咱们要做的，就是把里边填满。为什么道家讲究"还精补脑"？为什么要补到"脑"上去？头为髓之海，就把这个精髓的东西，让它重新归到髓，归到根上去，实际上这儿才是根，人体的树根，它自然会产生能量，像原子弹一般的巨大能量，你不用去管这个能量如何产生，这也不是咱们就能够表达清楚的，咱们只需要做的是，就是给它扫清障碍，身体自己就知道如何释放这个原子弹。

所以修道的人，常常不需要练肌肉，为什么？因为当你骨骼充盈的时候，肌肉自然会获得滋养，它既然就这样了，就饱满了。但是如果你骨头很疏松，然后你天天练肌肉，肌肉看似很饱满，那也是外强中干，里边松着呢。真正有劲的力量，它的发源点不在肌肉上，骨头有劲的人才真有劲。

这骨头相当于无数的肌肉，真正有劲的是骨头。然后第二有劲的，也不是肌肉，而是什么啊？筋，筋腱，那是有劲的。最没劲的，看似很有劲的，才是肌肉。所以，真正修炼精髓的人，多是干巴瘦的人。

田　原：如何转换？

中里巴人：凝练，我集中起来，我只要精髓的东西，多余的东西我不要。真正有用的东西是骨髓，打个比方，就像我是有钱的，但是有人把这钱一堆，满屋子都是钱，而我就俩钻石，我俩钻石顶你两间屋子，我要的就是这个东西。

田　原：大家都想要。

11. 瘦身第一步：肚子使劲的仰卧起坐

田　原：我想回到 20 年前的身材。

中里巴人：其实也不难，首先还是得有那个理念，人最爱藏的是什么？为什么有些人容易长赘肉？因为那些都是多余的。多余的东西是什么啊？还是那套理论，三浊。为什么这一按有个坑？有浊水。为什么这鼓起来了？有浊气。要想把多余的东西弄掉，就得把三浊——浊气、浊水、宿便弄掉。所以，赘肉和肌肉是不同的，肌肉应该有肌肉的含量，不能一摸软绵绵的。肌肉就像一个弹簧，你用的时候我会饱满，不用的时候就没有饱满的必要，因为这里边灌注的是气。

田　原：推腹、跪膝、金鸡独立，然后培养脾胃。

中里巴人：可以，但是存在一个问题，一不用药，它又不动唤了。人体是这样的，它具有多大的需求，就会产生多大的动力。有人的身体没太大的需求，等于是我看到桌子上有土，我就给扫扫，吃点药，就把这些东西给打扫。有些人却想把整个屋子，包括地板啊、角落啊，全都彻底地收拾一遍，这俩的需求是不同的，后者需要扫到更加深层的地方。什么是深层的地方？筋和骨是深层的地方，肉是浅薄的地方。

举个例子，拉筋法为什么对好多人来讲特别有用，它有点类似于瑜伽，它能拉到深层。你普通的敲打敲打，它触不到深层，没有动用那么大的血容量。但是现代的瑜伽常常有一个问题，他们只练韧带。

田　原：没有练到更深层次的东西。

中里巴人：对。实际上瑜伽托的那些筋，筋的另一头是脏腑，您一托，每个姿势都托着肝呢！这才叫瑜伽。您托半天，还没托着肝呢，就收了回来，这样来回抽，结果韧带都拉伤了，也没触动到肝，这练也没用。为什么好多体操运动员，或者练舞蹈的，最后一身的病？他没练到脏腑那个头上去，等于是肢体和里边的五脏是割裂开的，光练肢体了，里边五脏没练。练进去，这才能触及到最深层。

田　原：你撞门的那些方法，是不是也属于练五脏的一种？

中里巴人：这个撞门找的是里边的动力。实际上很多人都不知道这动力在哪，比如说我搬东西，老觉得回家练练肌肉才能搬得起来，实际上最后搬起来是肌肉么？不是肌肉。肌肉就像一辆车的轱辘，车快不快，跟那轱辘没关系，关键是发动机！里边的内脏、骨髓里有一股劲，然后灌注到胳膊上，胳膊才有劲。你胳膊虽然很粗，但如果你五脏六腑都有病，那你根本就使不上劲。

田　原：那我们回到具体方法上来，可以先推推腹？

中里巴人：推腹，练练仰卧起坐。先做仰卧起坐，但是做的时候有一点需要注意：一般人练仰卧起坐哪疼？脖子疼，肩膀疼，腰疼，这都有问题，因为这些地方都不应该使劲。你练仰卧起坐，一定要肚子疼。

田　原：就是运用腹部的力量来使劲。

中里巴人：就用中脘鼓肚子。

田　原：一天练多少次？

中里巴人：十分钟。

田　原：有饭前饭后的说法么？

中里巴人：这倒无所谓，别刚吃完饭做就行。练完以后，肚子有劲了，然后就推腹，一定要把肚子里边有结点的地方给推开咯。

田　原：这推腹的手法似乎不容易掌握。

中里巴人：先把指甲剪平，然后两只手变成两个小铲子。

田　原：铲着推啊。

中里巴人：就像铲锅一样，慢慢往下铲，有的地方哟，怎么那么疼啊，来一罐拔拔，或敲一敲，这都可以。如果平常摸着肚子冰凉，证明还有寒气，还得拿个热水袋捂着。还要补充一点，这些不是这三下那两下就完成了，比如敲吧，至少二百下，就跟这块干上了；推，老得推，不能东推一下，西推一下，没用，要推就推这，一推推十分钟。

田　原：就一个地儿？

中里巴人：这一个地儿不是随便的一个地儿，是你觉得它有问题才推这。推完了以后，你可以拔个罐，也可以拿个热水袋捂捂，再温化温化，为什么它会结呢？可能有寒滞啊，有气滞啊，各种方法共同作用。敲打完了以后，再做仰卧起坐，或者做完仰卧起坐再敲，都行，这是第一步。然后就可以跪膝了。跪膝，可以跪着走，就把气血引下来；也可以往后压。

田　原：抻着胃经的那条经络。

中里巴人：对。这个做到什么程度？比如我开始的时候膝盖不疼，越做越疼，这就行了；或者我的膝盖本来就疼，做完了不疼。这什么意思？因为鲜血引下来了，不管原来有没有瘀阻，它冲开了，上边就形成一块很大的空间，有利于血液的再循环。这一套做完了以后，有的说肚子里有浊气，有的人是有浊水，有的推了半天，跟我说，推完估计血液是好了，但好了又越来越多了，怎么回事？实际上推动的不只是肚子的水，腿上的水也上来了。因为开了一条通道之后，腿下边的脏东西，就会上来，所以越推越多。

有的人推完了以后，原来还没事，后来一推说老打嗝，后来说头也晕了，也恶心了，说推坏了。实际上不是这么回事，而是你把"马蜂窝"给捅开了。原来死的一推，现在这浊气发出来了，浊水也上来了，让它来，然后往下引。

田　原：这加一起，我看得一小时了吧。

中里巴人：对。跪着这个非常重要。你要想强壮，就得跪着，如果你只是满足一个没病的愿，推腹就够了。

田　原：就是说这个方法可以瘦人，也可以壮人。

中里巴人：对。实际上这个方法是减体积的，你有多余的体积肯定减了，如果你要没有多余的体积，你的肉本来就瓷实，那它就减重量，变成精髓的东西。

这个减完一个月之后，再练练瑜伽，抻抻筋。不能一上来直接抻，你血液还没下去，硬抻就是损伤。血液比如说快到膝盖这块了，这时候你再抻抻。

田　原：回家练去，别再一见面，您不认识我了。（笑）

"书稿读到一半的时候，我还感觉是在空谈。可慢慢读下去，我被作者的描写说服了，我被主人公的精神感染了，犹如重读徐迟的报告文学《哥德巴赫猜想》。由此说明，该书的写作是成功的。其成功在于阐述了一种理念：癌症是可治的，癌症病人相当多的是被医生吓死的，用中医的整体观念治疗癌症是疗效确实的。现在不是没有能治好癌病的医生和药物，而是没有纠正治癌错误理念的大师。该书正是在观念方面填补了有关空白。"

——资深编审 张年顺

「长篇纪实文学选载」连载文

中国民间中医抗癌纪实

（二）

编著记：

　　广东化州中医执业医师董草原，历经 40 余年艰苦探寻和实践，创建了"阴阳力致癌－治癌理论"，并取得了卓著疗效。

　　董氏认为：一切生命，不管高级、低级，都是以物质为基础，以阴阳力、即冷热力为动力。冷热力越大，物质和生命发展变化的范围越大，速度越快。"阴阳者，天地之道也，万物之纲纪，变化之父母，生杀之本始……"，阴阳力就是冷热力，它像纲纪一样地牵引和限制着物质的变化和生命的发展变化。人体内的正常细胞，之所以会质变成癌细胞，就是人体内部整体或局部的阴阳生命力，亢进增大的结果……同样，董氏以其"治癌先治热"、"癌症不宜攻补、宜解泻"、"一剂治整体"、"药物治、环境治、精神治三管齐下"等重要观点和方法，以其发明的中草药系列治癌药物，给众多癌症患者带来了福音。

　　——《中国中医药报》曾将其理论名之为"董氏中医学原理"。

　　为考察董草原治癌真相，本书作者三次奔赴岭南地区，对董草原其人、其治癌思想、产生和发展历程、临床治疗方法、及其治愈的数十名代表性患者，进行了较为全面、深入而细致的现场考察，前后持续二年，写成此书。考察结果完全可以证明：董草原的治癌思想是系统的，其理论见解是独到的，是行之有效的，也是完全能够立得住的。发前人所未见，想前人想不到，或不敢想，是他花费了几十年心血得出的结晶。

　　尤其是他对癌症地研究，对于"致癌－治癌"的观点和方法，对于中国文化原型的深刻体认，对生命科学规律的艰苦探寻和创建，独辟蹊径，有理有根，具有很高的学术价值和应用价值，同时，更具有建立人类新生命观的启蒙价值。

　　本书采用现场纪实的写作方式，对董草原其人、其思想、其中医药治癌行为进行了客观书写，杜绝虚构，时间、地点、人物完全真实，就是现实——当下时里的真人、真事，堪称百分之百纪实，具有一定的艺术感染力和思想穿透力。是目前国内外惟一一部针对癌症产生、治疗、校勘生活方式谬误、对人类命运充满忧思和关怀的前瞻性文学作品。

（续上期）

之二： 道德的生活就像太阳

1

晚上 6 点左右，一行人又马不停蹄地赶到江门市新区。

这里是一排排单幢的小洋楼，而且都是四层楼，装修风格都是一个样。只是相互间距太密了，檐壁之间，恐怕不过两米宽，各自都有高墙围护着，院内就显得很狭小。墙根下边随意摆放着一些树桩、植物类的盆景，不是为了欣赏，好像是为了填补那些"空位置"。

女主人 40 来岁的年龄，齐耳短发，勤快利落，一看就是劳动妇女。把我们迎上二楼客厅，说了些什么我也听不懂。然后，就见她对着董草原，吐出舌头，我知道又要开药方，就凑过去看一眼她的舌苔：苔微红，中间有齿痕，就问董草原什么症状？董并不回答，对她说："你最近感冒了。要注意！"

这位女士姓宗，今年已经 50 岁了。2001 年患子宫腺癌，在江门中心医院经过病理会诊，决定住院做放射线治疗。

我没见过放射线疗法，就问她怎么做。

"就是一个皮套，绑在腹部肿瘤的位置，然后把放射线导入进去。"她边说边在腹部比划着，"一天做一次，一个疗程就是 30 天，要做 30 次的。我见过好多人做过放化疗回来，两三个月就没了，所以我做了一天就不同意再做，然后就给我动手术切除肿瘤。可是手术后不见好转，子宫出血很多，流血不止，十多天没有大小便，病情明显恶化。这时我就去找陈全义的太太，我知道陈全义得过癌病，已经医好了，就问他在那里医？然后就去了化州。真是神呀，在那里吃药治疗 4 天之后，大小便就通了。过了一个星期，出血也止住了。"

令她气愤的是，出院回到江门后，她去复查，肿瘤不见了，但医院不相信，最后说当初他们误诊了。"怎么能这样！"她还说："最近有两个癌症患者很熟，我告诉了他们，他们竟然也不相信。一个放疗8天后死了。另一个是胃癌，家里人天天给他熬高营养的粥喝，我劝阻，她们也不听，前几天也没了。"

见我注视着她的头发，这位爽快的宗太太随即用手拂着头发说："你不相信吧，当时去化州的时候头发都是白的，现在满头都是黑发，里边的白头发已经很少了。一个月零五天我就回来了，一直到现在。我做猪肉生意，一天能卖十多头猪，身体什么问题都没有，就是太累了，前几天得了一场感冒。"

董草原说："一定要注意不要感冒，医好的癌病最怕感冒了，容易引起复发。你按照这个方子调理，注意不要太劳累。"

他这句话我听懂了，过度劳累引起免疫力低下，容易感冒，而感冒发烧就会引起内机能失衡，就可能把癌病勾出来。

我很庆幸他们有个董草原，可以随时为他们开药调理，就不会有大问题。

宗太太再三挽留我们在她家吃晚饭，说不招待董医生心里实在过意不去，但陈全义说他已经有安排了。

不远处，就到了陈全义的家。同样的四层小楼，只是室内陈设很简单，不像是大老板的派头。想想也对路，我始终也不能把他和"老板"的概念联系在一起。陈全义打了个电话，通过翻译我才知道，原来我们还要去见他的岳母，也是董草原医好的癌症病人。

挂了电话，陈全义说："今天去不成了，老人家身体不好，已经睡下了。"

在楼下院子里，我看到，对着大门的墙壁正中，嵌着一个佛龛类的供奉之物，近前去看，不是什么观音或土地神，而是"天官赐福"的一个牌位，四周有一串小灯光拱卫着，两边还配着"善由日积，福由天申"的对联。

我问陈全义："为什么供奉这样的牌位？"

他笑而不答。

董草原是个民俗通，吃饭的时候我就问："'天官赐福'指的是什么？"

董草原反问我："你看是指什么呢？"

我想了一下说："可能就是相对于'土地神'的那位'天神'吧？"

董草原说："错，不是天神。天官是指太阳，这是从上古传下来的，崇拜太阳。我们这一带基本上都信这个。"

他又补充说："百姓们喜欢打比方说话，把太阳比为主掌人间生活的官——天官。"

我才想起，这两天走过的其他家庭，大多都有这么一个牌位，原以为是供奉什么山神土地之类的，就没有细看。原来如此。

由此我想起，董草原所创立的治癌理论，就是《中国中医药报》所称的"董氏中医学原理"的最初视点，也就是"以太阳为本位"，看来并不是他偶然得之，原是有广泛的民间基础的。包括他们所供奉的"天官"，实际上就是一种"太阳神"崇拜。

早年间我曾经疑问，为什么我们有对天神、地神、山神、河神，乃至对黄鼠狼等各种崇物的崇拜，包括动植物崇拜不计其数，而惟独没有最重要的"太阳"崇拜呢？后来年长些才知道，日本文化中是崇拜太阳神的，而我们只崇拜着天上和阴间这些动植物，可是又不明白，为什么单单是日本崇拜太阳神？日本文化很多是受益于中国并形成源流的，而中国原始宗教，包括神话传说当中，却一直不见"太阳神"崇拜痕迹？以祖先很早就对太阳的认识，包括扶桑、神木、后羿射日以及屈原诗歌中出现的"羲和弭节"等等关于太阳的传说，这是一件很令人奇怪和迷惑的事情。以至于"中国是否有过太阳神崇拜"，一直是学界探讨和争议的话题之一。

没有想到的是，在时下岭南民间的日常生活当中，竟然还流传着这种朴素的"太阳崇拜"的民俗及心理。这是一个值得研究的问题。

当然，深入探讨这一问题不是本篇所能做的。我只是在想，为什么惟独在岭南这一带有这种"类宗教习俗"，而在国内其他地域则没有见到呢？是因为这里天气太热？一年四季太阳所带来的温差基本上没有什么太大变化？人们对太阳还保持着本能的敬畏感？

有一个特征很明显，不光是董草原家里，岭南这一带的传统民居窗户开得都很小，也很少，少得好像是不得已才开这样一个"东西"，小到甚至不能称之为窗，而只是个方形小洞口，瞭望孔一样。这样的窗的功能根本就不是为了采光透亮，而分明是为了回避或减少日光照射量，这样屋内才会保持阴凉。还有，坐的都是尺把高的小木凳或小竹椅，贴近地面，可能也是为了汲取地面蓄涵的凉意吧。

而这些做法，在北方则是违逆自然，不可思议的。

北方有北方的自然，南方有南方的自然，对于各自不同的环境生态和自然征候的顺应和尊重，是生命赖以存在的前提。

万物生长靠太阳，董草原由此进一步得出"万物生长靠阴阳"的生命理论。太阳在先，阳力为第一，由阳而产生阴，阴反之也作用于阳，阴阳二力交感而孕生万物，也只有在阴阳力相平衡、相调和的前提下，万物才能健康、自然地存在和生长。这原本是一个极为单纯而朴素的道理。

但董草原却由此试验出一个医治癌病的理论，这是他的智慧所在。他没有从书本教条出发，而是尊重活生生的自然感应，并从中参悟出了行之有效的生命科学道理。这再一次证明，理论是灰色的，生活之树常青。

2

11 月 30 日。

上午 9 点。我们来到江门新区石冲里巷去看陈全义的岳母。

同样的四层小楼，进门的时候我特意往门侧墙壁上看了一眼，同样有"天官赐福"的牌位，位置、内容、形式与各家都是一个样。

他的岳母据说身体状态不太好，于是我们先在一楼的客厅里等候。

——同样结构的房顶举架太高，足有 4 米多高，人坐在下面觉得很空旷，冬日的阳光也不充足，再加上窗外很高的围墙荫庇着，所以房间里很阴冷，让我这个耐冷的北方人也觉得有些坐不住。

不过转换一下思维，这正是此类房屋的优势所在。毕竟这里所谓的冬天只有那么一两个月，是非常短暂的，而且也比北方的春天要暖得多。所以在他们的心中，冷是不存在的，更多的时候他们防范的是炎热。岭南的热劲一上来，真是叫人没处躲没处藏的。那么，在这样布局的房间里就会感到阴凉自生。这实在是再合理不过了。

生活方式与习惯是由太阳主导的，这就是"董氏理论"中的"太阳本位"决定论。

陈全义的岳母从二楼走下来，带着帽子，穿着很厚的毛外套。老人家神情平和、安详，很有"福态"。

为了判断不再失误，我故意把她的年龄往高猜到 60 多岁，可陈全义却回答说："75 岁了，不像吧？"

坐在避开门风的椅子上，老人家以很明亮的目光看着我们。

老人在今年 6 月份查出子宫癌，很严重（肝内也有肿瘤，陈全义小声对我说，只是一直没让老人家知道），9 月份到化州医治，现在出院才一个多月，癌肿块消失了，只是身体还是很虚弱。10 天前自己忍不住洗了一次澡，紧接着就开始拉肚子，拉了十多天，现在感觉非常虚弱，也不想吃东西。

说到这里，董草原示意她伸出舌头来看：苔白，舌体不平，胖大浮肿。董草原开了药方。

我问："情况是不是很严重？"他说："肠胃虚寒，拉了十多天已经伤及肠胃，还好，没伤到其他脏腑，比较容易调理。"

老人家又让董草原看看她怀抱里的曾孙子，一岁左右，两颊发红，董草原望了几眼，说是胎毒未消。没开药方，口述两味药：竹叶、川黄连。这两味药利水，把水排出去就好了。

关于老人详细的治疗过程我没有问。因为她前两年得了甲亢，到医院打针之后就开始耳聋，要喊着说话她才能听得见，而且听不懂普通话，交谈起来实在不方便。另外我看到老人坐在那里，总是小心地捂紧衣裳、防着风向，我担心这样坐时间长了对她身体有损害，就让老人家赶快上楼休息。

从陈全义岳母那里告别出来，车子驶向江门市区北部的一片崇山峻岭。

我问去哪里？去做什么？

董草原郑重其事地说："去考察江门的风水。"

因为他说过，江门这地方人性好，人性好的根源在于风水好。

我知道，他这几十年当中，踏遍了大半个中国的主要山山水水。我一直对他的"风水学说"不太以为然，但此时却很有兴趣。因为此行对江门人，或者说是对江门的癌症患者们深有感触。因此，在持续到夜晚的这段考察过程中，我跟着他爬山越岭，热汗横流，却没有得到一句有价值的话。

他与两个在他熏染下同样对"风水"有研究的儿子兴致盎然地交谈不断，对着起伏的山脉指指划划，或拿出个精致的小罗盘，细心瞄对，而就是不把他们的谈话内容翻译出一句给我听。

晚上返程的时候我问他："你们看江门的'风水'如何？看出什么来了？"

他"嗨"了一声，想了想说："风水学博大精深，一时半会儿的也给你说不清。反正江门的风水就是好！"

我忍不住刺了他一句："你这'风水决定论'的观点，太主观，太绝对，根本靠不住！"

董草原突然很不满地嚷了起来："怎么是'风水决定论'了？看风水是为了通人性。否则人性从哪里来？从天上掉下来的？"

他这句话过于深刻、深远了，我怔了半天，也没悟出什么门道来。

3

2008 年 12 月 1 日。

早晨 9 点钟。一行人到了另一个酒店吃早茶。

酒店大堂里宽阔而装饰豪华，近百张桌子依次排出很远，排场不亚于人民大会堂的宴会厅。每张桌子都围满了人。也完全没有吃茶的闲适与优雅，简直就是人声鼎沸，像是北方的赶集和庙会。我以为这个"公共大食堂"价格便宜或者不要钱，大清早才会有那么多人从四方赶来凑热闹。后来仔细观察，一壶普洱茶 20 元钱，一碗看似很营养的粥 10 元，其他随便一份小吃都在 10 元以上，一桌子核下来至少二三百元。而且，同桌人不大声说话就听不见。真是，图个什么呢？图那壶茶水？据说可以免费续水的，一直能续到下午三四点钟。

想不明白，也不想明白。我草草吃完，就走到外面吸烟，躲清静。

过后，董草原说："江门一带的人吃早茶的习惯是沿袭古风。宋代人吃茶的时候是将茶叶放上姜、盐，还有其他佐料一起下锅煮，这样煮出来的就是粥了，因此吃茶就等于是吃粥，大家吃茶是次要的，主要是喝粥。这个粥呢，用料讲究，是养生的上好食品。"

所以我看到，各种佐料、各种口味的粥品很是丰富，众人吃得很是香甜。

"这个地方虽然很富裕，很现代化，但是人心怀古，尊敬传统，很难得的。"董草原强调说。

一次早茶通常是两三个小时，大把的时间就这样浪费了。我之所以着急，是因为还有很多事情要做，包括与陈全义的谈话，我以为没有半天时间是不够的。他是癌症康复患者的代表人物。

回到住处，已近午间 11 点钟。董小峰过来帮我收拾行李，然后就到楼下大堂。下面正在退房。我问董草原："下一步去往哪里？"

他回答说："回化州呀！"

我说："还没采访陈全义呢？"

他问："这几天也了解差不多了吧，还有必要吗？"

我说："当然有必要。留一个房间，马上谈。"

大家坐下来，我看着对面的陈全义。这几天他几乎一刻没得消闲，却没有疲惫之态，仍然是精神沉静，目光明亮地看着我。

这几天我就没连续听他说过几句话。这是一个善于内省、习惯于自己内心生活的人，情感不轻易外露，就像别人根本看不出他拥有的财富一样。经过生与死的彻悟，他体会到的远比我想象的要复杂也深刻的多，因此我一时不知道用什么样的话语能够打开他的内心世界，当然也不愿意打破他的心理自持，或产生"不适"的感觉。

没时间掂量谈话的方法，我只能直来直去。因为我看到江门的病人大多都是他介绍给董草原的，我自然而然地要关注下面这个问题：

"您是在什么时间认识董医生的？而且我能判断出，这个时间要大大的早于您后来去看病的时间。"

我不便于说出的潜台词是：如果他先在董草原那里治好了癌症，而后再介绍病人过去，就是顺理成章的事。那么反之呢？没有医好你自己病这个前提，你为什么介绍这么多病人过去？你凭什么能让这些癌症病人相信？或者说，这里边是否含有其他动机？

目前江门市的这些癌症病人已经形成一个群体、一个网络，而我已充分感觉到，陈全义就是这个网络群体的中枢。

当然我还要强调补充一句："方便回答的，您就回答，如果感到不方便的问题，您也可以不回答。"

陈全义的目光这时变得有些严肃，说："没什么不方便的，赵老师您只管问，我可以保证有问必答。"

我说："先说说您是怎样认识董医生的？"

陈全义说："不知内情的人可能要有这个疑问，其实很简单。我是 1992 年认识董医生的，那时有一个亲戚从化州搬到江门来定居，那时我就知道了董医生能够治癌。当时我也不相信，自己也没得癌症，也不认为自己会得这种病，也就不太在意。1995 年，我父亲得了肝癌，先是在广州大医院治疗，做了多次化疗，没有减轻反而更加严重，有大量腹水，非常痛苦，于是我才想到了董医生。万般无奈了，我才把父亲送过去。服药治疗一段时间后，腹水消了，就出院回来。可是我父亲自己把药停了，他认为自己好了，不用再服药。那时董医生的药还是很粗糙的，而且量又大，非常难吃，还有很多禁忌。结果又复发时，已经无法挽救。

实际上是因为化疗过度致死的。但是，我由此确信董医生治癌是有疗效的。"

我问："所以后来你叔父得了癌病，你就送到董医生那里去了？"

陈全义说："昨天你见到了我叔父，其实是我的堂叔，我们陈家在江门是个大家族，有几百号人呢。也是巧，我父亲去世后，我这位堂叔父就发病了。我执意要送他到化州去，是相信董医生，也是想看看能否把我叔父彻底治愈。一次见到效果了，就再去，总共去了 5 次。中间的过程也很多，就不细谈了，终于把他医好了。而且对董医生的治癌理论和方法我也有了一定了解，我认为是很可靠的。"

"于是您后来就放心地介绍和帮助其他病人去化州？"我问道。

陈全义说："确实是心里有底，否则哪敢轻易介绍过去？癌病不是一般的病，要死人的，而且要是治不好，事后我不仅要落埋怨，自己良心上也无法交待。送去了死掉了，还不如不送，到别处去医万一还有活路呢？毕竟是人命关天的事！"

我问他："从这几天看，您与董家的关系非同一般，彼此非常信赖，融洽得像一家人。那么您能否告诉我，这种感情是怎样建立起来的？"

陈全义："其他的先不说，最关键的，是我自己的亲身体验。他医好了我的病，而且在这个过程中我才真正地了解了他，他让我感动，让我由衷地钦佩、敬重。"

5

我问："您是哪一年患了癌病的？"

陈全义说："2000 年春节前后发病的。拍照有 3 个肿瘤在肺气管里，其中一个是在肺大动脉边上，也没办法手术。当时呼吸都很艰难了，一吸气肿瘤就压迫血管，痛得不能睡觉，不能转身。几天之后疼痛加剧，整个背部都剧痛，像用刀子一刀一刀扎进去的感觉。后来我知道，如果医治不及时，我很快就会痛死的。因为这种全身疼痛很快就会导致机能衰竭，或者就是肿瘤快速增长堵住气管，让你没法呼吸，活活憋死。"

说到这里，陈全义停了一下，深深地吸了一口气，又说："那些日子真难熬啊！"

我能想象到那是一种什么样的感受。"后来就到董医生那里去了吧？我看过你的病历，是肺癌晚期，当时情况确实很严重。而且根据资料显示，说你的肿瘤是自己吐出来的？这是怎么回事——是真的吗？"

陈全义有点激动，反问我："怎么能不是真的？我记得很清楚，那天早晨，也就是我住进去服药治疗刚满一个月"，他仔细地回忆着说，"我是 2000 年春节过后，元宵节那天到化州住院，农历二月十五那天早晨刚吃完粥，我已经吃了一个月的番薯粥，吃过一会儿，就觉得喉咙里面痒，有异物感，痒得难受就用力咳嗽，没想到咳出来一个鸡蛋黄大小的软瘤子，就吐到地上了，再咳嗽，又吐出一个，陆续吐出来两个瘤子，都是黑红色的，大小差不多。我赶紧叫人去喊董医生，他来了，看了一下就叫起来：'哎呀！好事好事，你把肿瘤吐出来了！'"

（董草原说过，以前他那里曾有病人吐出来 8 厘米大的肿瘤。）

我插话问："你吐出来的肿瘤是什么样的形态？"

"很软的，用手指去摁一下还颤动的，里边是一包血，表面上有很多网状的血管，很密，比人体的正常血管要密得多，中间有一条主动脉一样的粗血管，还向两边分出枝干，像个'人'字型，但都是白色的，不是红色的。"

"血管为什么是白色的而不是红色的呢？"

"董医生告诉我：'这些血管已经死了，是被药物打死的。活的时候它们吸收大量营养，也吸收药物，很快就被打死，死了就与周围组织失去了联系，就吐出来了。'"

说到这里，我看到陈全义的喉结蠕动了一下，咽下唾液，继续说："当时我就请董医生把这个东西保存起来，用药水什么的喂起来做标本、做证据，否则说我吐出肿瘤了没有人会相信的。"

说到此，陈全义黑亮的眼睛看着我，笑着说："连您都不相信，别人更不会相信了！"

我问董草原："你把这个肿瘤保存了吗？"

董草原说："没办法保存。我倒是买了几个医用装标本的瓶子，密闭，加福尔马林什么的，根本行不通，不到 10 天就烂掉了。也问过一些专家，现有技术条件还办不到。"

我接着问陈全义："肿瘤吐出来之后是什么感觉？"

"肿瘤吐出来之后，体内一下子感到很松快，呼吸特别顺畅，整个人都轻松起来。咳嗽没有了，气喘没有了，痛也没有了，这些症状都消失了，当时感觉真是舒服。"

我仍然不太相信："这么严重的肺癌，一个月就治愈了？"

陈全义说："哪有那么容易呀，肿瘤是去掉了，但受到严重损害的其他脏腑机能还要慢慢调理，在董医生那里整整住了 7 个月的院。"

"通常不是 3 个月就可以出院吗？你干嘛要住 7 个月？"

陈全义这时就看着董草原说："董医生对我比较偏爱吧，他让我安心住下来，把病彻底调理好，免得日后复发。"

董草原接话说："我知道他惦记生意上的事，一回去肯定是忙，不可能再按我的规定好好休息和调理，癌症病人休息是很重要的。所以我就把他扣住，不许出去，慢慢调理。"

大家笑了起来。

谈话进行得很好，我也感到愉快。

"后来呢？"我问陈全义，"一直到现在都很好吧？"

我以为经过七个月的彻底治疗，和他得到的这种特殊优待，所以他的状态才会这样的好。

"后来也是很麻烦的。治癌不是一劳永逸的事，需要长期调养，保持体质。我就大意了，工作起来就管不住自己了。2002年春节前到上海、江浙一带忙生意，感冒了，也没及时治疗，以为挺一下就过去了。结果春节后上班一检查，胸腔内有积水。一夜之间，一摸右肋下边，鼓出来一个包，当时吓坏了！赶紧给董医生打电话，他听了情况后也很担心，让我赶快去化州治疗。这一住又是4个月，好了以后再也不敢大意了。"

我问董草原："这种复发是怎样引起的？"

董草原说："很简单的，感冒发烧引起内机能紊乱。我还要强调一句，内机能紊乱就是癌的准备工作。他的积水从中焦开始一直积到上部，后果很严重的，因为水分里边有致癌毒素，毒素到毛细血管里过不去，水分排不出，就在胸腔里越积越多。后来用药物，就是把多余的水分、包括含有的毒素赶出来，那个鼓出来的包就消下去了。"说到这里，陈全义就站起身来，撩起衣服，指着右肋后下——肝部位置，那里，有个圆形的鲜红色斑痕，结着薄薄的皮，看上去还很柔嫩，很醒目，"就是这个位置！"

6

我想起了一件事，觉得有必要问陈全义。

"2000年你在化州住院，据我所知，也正是董医生得肝癌的那段时期，您有什么印象？"

陈全义说："当时我并不知道他已经得了肝癌，他对任何人都不说，包括他的家人。"陈全义指着董小峰他们兄弟俩说："都是后来才知道的，当时他们都不知道。"

我问："为什么不让大家知道呢？"

董草原回答说："不能说的，知道了会加重他们的心理痛苦，患者知道了会引起恐慌，不利于对他们的治疗。你是治癌医生，连自己得癌都治不好，谁还会相信你？而且当时患者很多，十几名都是垂危的癌症晚期，如果失去信心不配合我的治疗，那么命就没了。"

我问："当时你对自己的病怎么看？自己有信心吗？"

董草原说："最重的时候没信心，估计自己不一定能治好，那段时间内外交困，精神也被摧残到极限了，我就想，可能老天就让我走到这一步，信命了！于是开始安排后事，包括把他们（他指着两个儿子）都送出去学中医。当然，自己也想方设法地尝试着各种配方，调药给自己吃。"

我问："他当时是什么样子？"

陈全义有些感叹："他那段时候非常憔悴，心情也非常糟糕。白天硬挺着给患者诊病调药，得不到休息，我担心他挺不住随时会倒下去。而且，这种病到半夜的时候最痛，痛得捱不过他就吹竹萧，吹那个'不忘阶级苦'的调调儿，我还记得那个歌词：天上布满星，月芽亮晶晶，生产队里开大会，诉苦把冤申……有天夜里，我受不了这声音，就偷偷走进他的房间，见他满脸是泪水，一个人坐在暗处，边吹边哭——没人理解他呀！"

说到这里，我看到一向沉静的陈全义此时已经是眼含热泪。他转过头，用纸巾擦拭着，"后来，我最怕听见他那萧声，听到后就止不住流眼泪，这时我才知道他的病情，但我也不敢说，不敢让他家里人知道。"

一旁的董小峰神情戚然，而董小驹则起身推开房门，出去了。

7

时间有限，陈全义的情绪好像还没有平静下来，我知道，过于激动对他们的身体无益，但还是等不及，提出下一个问题。

我问："癌病治愈后，回到正常生活当中，感觉到有什么不同吗？"

陈全义："一开始回到生活当中，没感觉有什么不同。可慢慢就发现，别人的生活观有很多都是错误的，也是无知者无畏吧。因为此前没有人给我们提供出生活观对错与否的标准，学校里也不教，社会上也没有提倡，舆论只是刺激和鼓励大家使劲儿地挣钱消费，而究竟该怎样生活？什么样的生活观才是正确的、对生命有益的？确实没有这个标准，也没人关心这个。大家也就只能怎么自在怎么活，看起来活得很开心、很潇洒，其实是挺放肆、挺不负责任的。后来我就发现，不同之处就在于，我们通过得病的这个过程，发现了什么是自然的和正常的生活。对不正常的就要抵制，是身体告诉我们必须抵制。"

我问："你对自己现在的生活状态很满意？"

陈全义："很满意。不会刻意去做什么，也不是要树立什么，只是身体规定你该这么做。这样做了，就能得到一个好的生命状态，也会给下一代树立起一个好标准，而不至于像我这样懵懵懂懂差点付出生命的代价。至于其他方面呢，大家都一样。不同之处就是从董医生那里学来的懂得了这些善待生命的基本道理。可是，这些最基本的道理，现在都被人们丢弃了。"

时间到了，一行人下楼、上车，准备开往下一个调查地点化州。

我过去与陈全义话别，我说："你让我很感动，你们这种道德的生活方式让我深有感触。"

陈全义有点不好意思笑了一笑，说："您过誉了。我们只是从病后才开始懂得了一些正确的生活道理，这也是身体决定的。但肯定再不敢放肆了，以前真是无知者无畏。"

我要了陈全义的电话号，关照他说："我这次考察的文章发表时，有关方面可能会打电话来复核。"

陈全义说："最好他们来人看一看，不就全清楚了嘛！"

汽车行驶在市区南部的高速公路上。侧目望去，江门城区在山环水绕之间逶迤相继，呈现着一种怡人的宁静之美，清澈的西江水面与我们平行而流，十几分钟之后才渐行渐远，让人有些流连不舍。我赞叹着说："江门果然是个好地方，这里的人更好！"

董草原又强调说："是风水好，人性才好！得了癌病才好医。"

——总是不忘他的"风水决定论"。

不过此时我体味着他这句"名言"一般的话，倒觉得很有些道理。人类最初择地而居的时候，首先不是看山、水、风、物带给人的身体感觉"适应"与否，然后才确定是否"在此"居住的吗？我们现在倡导的"环境心理学"及人与自然环境相谐相生的一些理论，已经是一种后发的理性归纳与提纯，而"风水学"则发生在理性之前，是一种"感悟"状态——从不自觉到自觉。因此，它是人类居住的"先决"条件，说是疾病的"发生学"原因之一，也确实说得通。

此时，我体会出，董草原眼里的"风水学"，其实就是天文地理生命科学，他所研究的也就是山、水、风、物与人生存变化的相关因素。人是天地所养，地理与自然环境条件，决定了人生存变化的规律，这个规律就是人们常说的"命"。

"人生于地，悬命于天，天地合气，命之曰人"，《黄帝内经》里这句话已然说明人是天气和地气相结合的结果，这个气就是阴阳之气。人以天地之气生，四时之法成。所谓风水，也就是化育人的这个阴阳时空环境。

勘破阴阳，乃知生死。

董草原很激进："很多癌症患者死了，是死在他们不懂天命。"我问"天命"是什么？他大声说道："天是太阳，天命就是太阳的命令。不认识、不懂得阴阳与生命规律的人，就是天命该死。"

总之我认为，这已经不是迷信了，而是一个值得探讨的生命科学问题。只是董草原在表述的时候，常常把它绝对化了。

事后我反复体味，该怎么描述"癌症康复者"这样一个特殊群体的生命状态呢？

首先，他们的生活富于"细节性"，他们用心灵去关照、去触摸每一处生活细节和质感。细节，对于我们正常人只是生活的过程和过渡，与感官摩擦出"存在"的一小部分，甚至有些是多余的、主观上认为是不必要的部分。我们已习惯了不经意、不用心，甚至不屑的态度去对待之。我们把更多的心思全用在名利得失以及前忧后患上了，而他们不是。

他们对生活，或者说对每一个细节都有"失而复得"的崭新认知，有"置于死地而后生"的新鲜发现，这可能就是他们眼中的"生活"。从生命意识的角度上看，可能类似于婴儿，眼中的一切事物都是新奇的、灵动的、富于寓意而又充满了诱因的。我原以为：经过这样的一场生死劫难，他们的心灵感官会变得迟钝、麻木，看透了人生，因而淡然、漠然处之。现在看来恰恰完全相反。他们的心灵，包括身体，似乎都获得了新的生机，焕发出新的活力，身体上的"复活"用董草原的理论可以充分解释为，内机能经过这样一次全面的"洗礼"与"裂变"，完成了一次彻底的"新陈代谢"，衰老变年轻，白发变黑发，似乎是"自然而然"的。那么，随着身体机能的复活，心灵乃至精神体的重生，也就是"必然"的吗？

这就是为什么我判断他们的年龄屡屡失误的原因，是他们身体年龄小于实际年龄的奥秘所在。

当下，很多人都在把每一天当成最后一天来过，得过且过，今朝有酒今朝醉，也就是所谓的对"今天"负责，"快乐每一天"的活命哲学。但是他们不同。他们在为自己额外得到的每一天生命而感动，把每一天都当成最新的一天来过，对明天的生活充满期待和憧憬，这从他们每个人的清澈的目光当中就可以看出，也只有心怀喜悦、对生活充满信念的人，才会有这样真挚而明净的目光。

大家说董医生是妙手回春，说他是"神医、神药"。董草原对此很不以为然，他说："哪有什么神医神药？我只是顺应了天道而已。"

董草原说："《黄帝内经》里讲人的天命可以活到120岁。这不是乱说的，而是依据自然节律而得来的科学说法。可现在的人不好好活，为了满足欲望，为了自己快乐，什么都敢吃，什么事都敢做。遭害自然，也遭害自己，活不到一半自然百病就找来了。这是该得的报应。自作孽不可活。

你看这些医好的癌症病人，他们才懂得了顺四时、应天道、得天命。可以肯定，他们的寿命会大大高于病前所能活到的寿命。"

可以说，这话以前我听了肯定不信，但是现在我信了。道德的生活能带给人以温暖和内心光明，就像太阳一样，会赋予生命健康的活力。

（未完待续）

参考文本：

台湾有鹿文化出版公司《发现治癌大药——中医攻克癌症实证》

上海人民出版社《中外书摘》杂志"直击民间中医药抗癌患者"

注：本文摘选自赵中月、田原所著《发现大药：中国民间中医药抗癌现场纪实》一书

董草原中医养生歌

编辑的话：

民间中医董草原，少年坎坷，体弱多病，为自救性命而刻苦钻研中医门道，两次患癌，两次置之死地而后生，于数十年间，总结出一整套独到的"阴阳力致癌—治癌"理论同时，提出"癌之根、百病之根，都源于生活方式，在衣、食、住、行的细微末节悄悄积累、生长"……往往，一碗热粥、半块辣姜，便是重大疾病来路上的小哨大兵。在习焉不察的生活小节上，向左走或向右走，生命方向悄然定格。

致人死亡的并非肿瘤，养成安全、健康、和谐的生活方式，消除肿瘤生存的条件，才能防患于未然。

大量于生活方式中防癌、治癌，防病、养生的体验、经验和小验方，被董草原以歌谣的形式，陆陆续续地记录下来。我们取其精华，编辑此篇《董草原中医养生歌》，以飨读者。

"歌谣体"，是人类最重要的智慧载体，可能在先民语言形成之初，已经开始流传，远早于图画、文字，它直白洗练，朗朗上口，在人们的床榻上、饭桌边，千年万年传唱。让今天的人们，仍然能于只言片语间，咀嚼品味古老的生命智慧。

我们一直在提倡"中医式的生活"：让大美中医，生长到日常的每一个角落。

今天，让我们一起来唱歌谣吧！在穿衣吃饭时，随口叨咕一句，萝卜白菜，各个落座，浮尘身心，也找到了安栖之所。

长寿歌

只要无病身体强，白粥咸菜也很香，
不必家财千百万，但求健康寿命长。

病疾一起万事休，一身痛苦集心头，
全家愁眉兼苦脸，时时刻刻在担忧。

病从口入传千秋，盲饮乱食惹病忧，
养生治病中医药，保你青春无白头。

五脏六腑歌

脾主升降在中间，上下左右总相关，
阳升阴降莫过度，气息平和人就生。

肾在下方管上头，上下离脱一命休，
肾气充足人有力，诸侯作乱也不愁。
肝为春木生一身，上生下泄要均匀，
既怕湿滞又怕燥，护肝最好是养肾。

秋金肺燥最喜清，肝湿胃热气不平，
肾脏虚弱肺无底，心火一盛就收声。

心主血脉与神明，一心两意要分清，
心火一盛乱大脑，日夜不安人发惊。

脏腑健旺壮一身，阴阳适度无病人，
盲饮乱食伤元气，病痛不必怨鬼神。

世人都贪鱼肉香，不识食多脏腑伤，

生命需要皆有度，益极成害没商量。

脾喜热火胃喜温，肝若湿闭发头晕，
中焦火盛伤肺气，肾虚一定夜尿频。

脏腑生人又伤人，脏腑一伤害全身，
疾病皆在脏腑内，骨肉头痛要追根。

阴阳养生歌

阴阳寒热生死根，养生治病细追寻，
阴死阳生天地道，阴阳离脱就无人。

生命之力是阴阳，识其奥妙寿命长，
和谐适度人强壮，失和是病没商量。

冷热原来是阴阳，一字多义意味长，
不寒不热人无病，无高无低是正常。
阳盛阴衰热气重，阴盛阳衰湿水凶，
阴阳平和无寒热，无病无痛一身松。

太阳生阳地生阴，阴阳作用生成人，
若无阴阳无万物，阴阳就是父母亲。

阴阳创始太极中，中华文明老祖宗，
人类从此知天地，八卦乾坤创新风。

一分为二太极中，思想文明始开宗，
阴阳造化神州地，中华开始用刀弓。

饮食养生歌

养生治病一本经，寒热虚实要认清，
虚补实泻寒热济，自己心知更需明。

养生治病要三知，知己知物更知时，
把握三知健身法，永葆青春莫怀疑。

各种食物要知真，性味归经与功能，
三餐食物要对证，吃多食少要用心。

少食无忧莫过劳，对证饮食不贪图，
遵循四季耐冷热，寿与南山一样高。

四季气候天造人，遵循节令可健身，
自作聪明违天命，苦酒自酿自己吞。

世界长寿是乌龟，少食慢行不离泥，
常人最爱千里马，毛发未白就归西。
姜葱豆豉粥一瓯，薄荷苏叶在里头，
吞落肚中大汗出，邪鬼快走不敢留。

食物不必味道香，寒热相配利肝肠，
热去寒气寒化热，寒热一过脏腑伤。

鱼肉鸡鸭味道香，多食长食闭肝肠，
二便难解汗不出，肚胀额热病一场。

炎夏食盐胜食鸡，三冬糖盐毒如砒，
气候一变人也变，刻舟求剑是鬼迷。

姜酒花椒配牛羊，温中补血味道长，

寒冬北地是补品，炎夏南国要少尝。

稀粥咸菜萝卜头，又咸又辣又无油，
吞落肚中咕咕叫，细菌病毒泪水流。

风水养命食养身，更需日月与星辰，
天人合一神机妙，阴错阳差无灵魂。

时明时暗腊月天，喝杯白酒好睡眠，
姜酒鸡汤祛寒气，辣椒化湿肚安然。

血寒最好是当归，北芪鸡汤更升提，
牛肉韭菜生旺血，最忌鸭肉山水龟。

血热最忌是当归，火气伤元百病齐，
狗牛鳗鱼油加火，过度喝酒就归西。

一日三餐五味和，脏腑壮实智力多，
遵守四季循天道，百岁还唱青春歌。
鸭肉滋阴性寒凉，适合夏暑阴济阳，
冬春想食加姜酒，发病高烧切莫尝。

补血活血鸡酒姜，月中产妇壮元阳，
虚寒病人能救命，阴虚血热切莫尝。

大补元气狗牛羊，热人热天反为伤，
冬春寒冷寒人食，可加肉桂白酒姜。

能量营养莫过多，热火煎心梦南柯，
三高形成生癌症，人生至此便蹉跎。
（三高指高水分，高热量、高营养）

滋阴一过就损阳，阳气过盛阴又伤，
求得和谐人健壮，阴阳护命大文章。

盐糖解酒又解烟，防病保健不花钱，
识得五行知万物，通懂阴阳智通天。

腊月一煲清补凉，凉心凉肺凉到肠，
若无姜酒来救命，就要收拾回西乡。

水火生人又伤人，就是中医阴阳魂，
脏腑通接五行道，阴阳五行保青春。

咸菜白粥胃青烟，淡泊人生是神仙，
好食未必好身体，苦咸酸辣可永年。

健康饮食应四时，贪香忘体是无知，
通懂五味养生法，彭祖寿高莫怀疑。

脏腑在内通地天，小小细胞日月连，
一旦表闭外隔绝，高烧发热骨肉酸。

食物对人药对病，人病同体事分明，
庸医不分黑与白，治病伤人太惨情。

感风洗水发风痧，骨肉痛齐就要垮，
解表化湿能救命，滋补注水就无他。

风痧感水忌鸭汤，一碗鸭汤命就亡，
风痧感水忌盐糖，一瓶未完见阎王。

发病高烧人恶寒，全身骨肉痛难当，
血湿风邪在营卫，急救姜酒忌盐糖。

发病高烧人喜寒，阴虚血热人发慌，
内脏火烧表皮闭，辛凉解表配盐糖。

发烧过后咳声伤，这是风邪入肝肠，
中西药物都无效，十克甘草十克姜。

冬来萝卜配生葱，解表化湿又祛风，
更有生姜与豆豉，防病保健妙无穷。

天冷地冻少吃糖，滋阴滞水会伤肝，
脾胃虚寒人更甚，阴虚火旺尚能当。

寒热相配五味和，阴阳五行在一锅，
寒热之人皆适合，物极必反莫贪多。
几片薄荷几条葱，加上姜豉热粥冲，
食落肚中热气起，健健康康过寒冬。

咸甜过夏辣过冬，气候饮食夺神功，
天人相应论食物，一生不用找郎中。

湿热人遇冬春天，疴呕肚痛泪如泉，
藿香正气不见效，加入茯苓与川莲。

暑湿袭人来势汹，藿香苍术白头翁，
苏叶芩莲岭厚朴，吃下气顺肚就松。

鼻塞发炎在春冬，不怕暑热怕寒风，
中西医生无计使，藿香正气打得通。

夏来炎热暑气伤，阴虚阳亢病一场，
糖盐粥水润脏腑，疴呕肚痛用藿香。

冬春疴呕寒湿重，一碗盐糖寿正终，
鱼肉补品切宜忌，藿香正气有奇功。

外感风寒忌肉汤，姜酒白醋切莫忘，
薄荷苏叶大热粥，一身汗出人就安。

化州地产是橘红，化痰行气又祛风，
咳喘气紧北方佬，一杯水下就轻松。

世人都贪鱼肉香，不知食多脏腑伤，
物极必反君需记，道度在心命方长。

杂汤一碗饭一瓯，甜酸苦辣在里头，
盲饮狂食伤脏腑，清清淡淡享千秋。

叶黄叶落大山秋，气爽风清溪水流，
药物三餐当饭吃，阎王看见也低头。

事多心不乱，食少无病侵，
烟酒祛邪气，过量就伤阴。

秋高气爽药味浓，醒脑提神脏腑通，
病随秋风落叶去，人笑归鸟唱晚红。

清粥白饭餐过餐，无挂无牵身自闲，
流水声中除百病，彭祖依旧在人间。

一拿黄豆一碗汤，想粥要饭自己装，
有做有食是好命，远离红尘人自安。

热粥一碗入肚中，汗流浃背一身松，
热天加盐生津液，寒时添姜又加葱。

一包中药三碗汤，不怕疾病在膏肓，
吞落肚中咕咕叫，阎王听到也心寒。

一碗白饭一碗汤，人生以此为小康，
树头草叶煲茶饮，肚子咕咕身体安。

拿米落煲粥一瓯，照见先生在里头，
咸菜芋苗喜相送，吞入肚中汗就流。

三高生癌又伤人，罪魁祸首是自身，
苦酒自酿当自受，痛死何必怨别人。

体质一票决死生，元气化尽到阴间，
癌不害人是药害，肉眼不见脏腑残。

食物不必味道香，应与体质细商量，
饮食不是为饱肚，身体健康意义长。

万物不毒无知毒，无知毒害最惨重，
名利无知害大众，无知生理病痛中。

油盐姜酒白醋酸，识得使用是医仙。
去湿祛风又健胃，加入豆豉五味全。

暑湿内闭发冬春，速疾沉疴兼头晕，
糖水肉汤切宜忌，藿香正气可救人。

养生治病寒热分，分清寒热可救人，
虚实兼顾治百病，知其妙理可健身。

夏炎秋燥食盐糖，冬春食多身不安，
湿热疴呕肚子痛，一碗糖水见阎王。

225

细菌病毒最可怜，无缘无故苦含冤，
本不害人被人害，赶尽杀绝到九泉。

只识物质不识天，有日哑仔食黄连，
致病因素满天地，归罪菌毒万古冤。

不识天地当郎中，只医菌毒不治风，
风寒暑湿致人病，嫁祸菌毒立大功。

一来非典气势汹，只用西医不信中，
颠倒乾坤流血泪，死残唯有怨天公。

高烧生毒人体中，果狸含冤哭眼红，
大作小题称科学，谁信恶病是感风。

只识菌毒不识风，风寒暑湿杀人凶，
死防神仙纵魔鬼，世人皆在病痛中。
高原反应莫怨氧，寒风刺骨把人伤，
血管遇冷收缩闭，血流不通人就僵。

去到高原带酒姜，桂枝防风白芷香，
开水泡食立时解，活血解表人正常。

烟酒是篇大文章，提神醒脑益智商，
活络通经强身体，疏肝化湿道理长。

酒能活血祛风寒，解表发汗全身安，
物极必反君需记，妄饮过度吃盐糖。

猪肉豆豉煲苦瓜，好食降糖又去痧，
滋阴下火化水气，胃热肝湿需要它。

气热服了人参汤，北芪白术闭死肝，
心情烦躁似疯狗，下到地狱杀阎王。

川芎白芷生地黄，茯苓党参炖鸡汤，
健神补脑兼润血，聪明美貌一身安。

肝热烦躁最不安，竹茹生地赭石汤，
莲米灯草与竹叶，睡到中午不起床。

治病不管重与轻，寒热虚实要辨清，
季节气候多关注，养生保健更需精。

发热高烧要细分，不问菌毒问病人，
恶冷是寒喜风热，辨准寒热定乾坤。

寒烧姜酒白醋酸，一瓶盐糖就归天，
宜用解表化湿药，一碗鸭汤到九泉。
热烧大怕酒与姜，吃了鸡狗命不长，
糖盐加上解表药，入到肚中温正常。

五脏六腑无重轻，一视同仁求公平，
不热不寒不虚实，阴阳五行道理明。

寒热虚实是病根，虚虚实实可迷人，
养生治病在此举，医术高低从这分。

热病伤阴寒亦伤，阴气化尽命不长，
白日还在路上走，夜里归天没商量。

养生治病和为贵，不虚不实不热寒，
一视同仁看整体，补肾健脾顾肺肝。

气热容易诊作虚，人参补气火烧身，
再加北芪与白术，坐立不安就死人。

高烧发热病不轻，一身病毒不必惊，
这是外感皮毛闭，解表发汗病毒清。

错吃人参屎不通，水气上逆到天中，
全身发热无汗出，萝卜吃下就轻松。

气热无气口苦干，阴虚阳亢人不安，
清暑养阴莫益气，夹湿最忌熟地黄。

热极似寒不是寒，伤阴夹湿已入肝，
清淡生活无恶变，最怕鸡鸭鱼肉汤。

红枣元肉煲鸡汤，党参茯苓生地黄，
滋阴润血壮脏腑，血虚肝热用此方。
川芎白芷配当归，补血养脑又升提，
阴虚阳亢切莫用，寒性体质无问题。

病从口入大文章，性命关天似战场，
不是菌毒致人病，吃多乱食脏腑伤。

饮食千万莫贪香，甜酸苦辣都要尝，
万物合成一人体，缺一生命不正常。

冬来姜酒抗风寒，热人夏吃热难当，
寒湿之人最宜用，冬春更需姜酒汤。

夏暑闭汗气不通，湿热郁在脏腑中，
秋后发作是风疾，三冬起病来势汹。

三餐饮食配阴阳，寒热虚实皆有伤，
五味齐全脏腑壮，适得四时寿命长。

牙痛是症不是病，拔牙治痛太无知，
脏腑病变牙先觉，牙齿拔去病不除。

鼻炎最怕起北风，头晕脑胀气不通，
杀菌消毒皆无效，不知病在脾胃中。

眼红眼痛眼无光，病根确定在胆肝，
脾肾壮旺肝胆好，百岁不见眼睛黄。

胃痛治胃会伤肝，肝癌早期小心防，
这是肝郁湿热滞，营养一补眼面黄。

（未完待续）

奇人·绝学·绝技·命运的真相
"田原寻访中医"十年品牌丛书

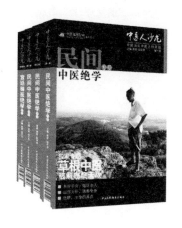

《中医人沙龙》系列

中医原来是这样！

我们遍访海内外有绝学、秘技的中医奇人，不论院府或民间，将他们毕生的经验精华、千百年的家学传承及对宇宙、生命的独到感悟，以通俗易懂的语言一一呈现，旨在多元化、大视角地挖掘和展现与人类文明共同"进化"的古老中医的真实面貌。

第一辑
广东草根中医董草原 **破解癌症天敌**

八百年古传王氏女科——养好子宫，做好女人
秘方中医董有本——以泻为补，通养全身
腹针创始人薄智云——肚脐，生命的原点

第三辑
广东本土中医陈胜征 **发现脸上真相**

农民医师姚建民——阳气就是正气 温阳才能健康
中国督灸第一人崇桂琴——打通人体 1 号线
气功按摩大师连佑宗——用"太极"品味生活
身心中医徐文兵——话说"神"与身体

第二辑
湖南儿科老中医何曙光 **揭开体重秘密**

台湾医师萧圣杨——来自海峡那边的中医新感悟
爱蜂之人姜德勇——养小蜜蜂，过慢生活
沙龙直播室——《求医不如求己》幕后一日游

第四辑
北京御医之后王兴治 **解秘宫廷竹罐**

御医传人刘辉——不健康的皮肤＝不健康的身体
满针传人王修身——破禁忌 见神奇
沙龙直播室——中里巴人的"药之道"

注：《中医人沙龙》5～9辑已上市，更多大医、奇人，更多绝学、绝技。

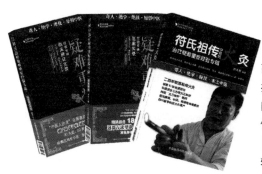

《中医传承与临床实战》系列

奇人·奇医·奇术
临床·案例·验方·秘方

高手在民间！本丛书为"田原寻访中医"拓展读本。本系列陆续将访谈中出现的民间奇医，其数十年珍藏的医案整理出版，怪病、杂病，验方、秘方一一独家呈现。目前已出版《陈胜征治疗疑难重症经验专辑》一、二；《符氏祖传中草药火灸治疗疑难重症经验专辑》（全彩图录）。

"田原寻访中医"系列读本

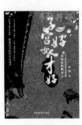

★ 子宫好女人才好:百年女科养女人

妇科病不是无故发生的,这一切的秘密,都在子宫里。

山西平遥道虎壁"王氏女科"专治妇女胎前产后、崩漏带下、月经不调、不孕不育等女人病,传承800余年。第8代传人,与明末清初医家傅青主交好,深得其女科精华。本书寻访到"王氏女科"第28代其中一脉传人,四兄弟首次公开祖传绝技、秘方,全方位解析妇科病始末。

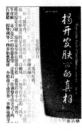

★ 揭开皮肤"病"的真相

不健康的皮肤 = 不健康的身体

与御医后人、中医皮肤病专家刘辉一起,揭开湿疹、青春痘、荨麻疹、银屑病(牛皮癣)、白癜风和带状疱疹等皮肤病的致病真相。

★ 脸上的真相:民间中医解"毒"现代身体

鼻梁发青、发黄,意味着什么?

大肠藏有浊毒,在眼皮和嘴唇上如何表现?

多动的孩子为何嘴唇都偏红?

红鼻头象征着脾和大肠正处于怎样的危机之中?

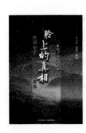

伟人都长了一个大鼻子吗?

哪种长相的人吃肉也不胖?

舌头的颜色、胖瘦,透露了哪些健康的重要情报?

……

您仔细观察过自己的脸吗?脸上的种种异常,意味着身体发生了哪些变化?你的五官形态,构造出了怎样的命运格局?寻访岭南奇医,解析脸上的健康秘密。

· 其他 ·————————————————————————

中医名家的中国智慧(新生态生命文化丛书合订本) 人体阳气与疾病

深入腹地:掌握腹部治病密码 生活处处有中医

破解重大疾病的迹象 你的眼睛还好吗

解密中国人的九种体质 现在女人那些事

中里巴人健康私房话 拿什么拯救你我的中医

祛湿一身轻 21世纪中医现场(2005 ~ 2008 四卷本)

中国男人书

田原主编丛书一

"九种体质人生攻略"系列读本

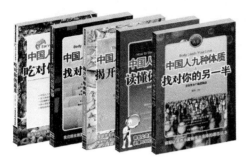

"你是谁？"
"你什么样？"
"你能做些什么？"
……

本丛书为《解密中国人的九种体质》拓展读本，以获得国家科技奖项的"中医体质学说"为基础，首次以中医视角，全方位解答关于爱情、事业、健康、生命的困惑。

中国人九种体质之 **吃对你的蔬菜**

你是哪种体质？易得哪些疾病？千百种蔬菜，哪些是适合你的，常吃能够帮助调整体质，预防疾病发生？哪些蔬菜不宜多吃，易导致体质的进一步偏颇？……

中国人九种体质之 **找对你的另一半**

爱情向左，身体向右。体质决定了你的情感特质，这样的你，与哪种体质的伴侣结合更容易获得幸福？你的Ta是哪种体质？你们是命定的一对吗？为什么如此相爱，却矛盾重重，冲突不断？你和Ta容易生下什么体质的孩子？孩子将来的健康倾向是什么？……

中国人九种体质之 **揭开星座密码**

星座决定命运，还是体质决定命运？你是双子，为什么既不外向，也不乐观？你是金牛，怎么没了沉稳，多了暴躁？你是白羊，居然胆小如鼠，常怀忧郁……

中国人九种体质之 **找对你的工作**

体质决定了你是哪种性格？选择什么样的工作，更符合你身体和内心的需求，能轻松胜任并大有前途？哪些工作是不适合你的，勉强为之可能事倍功半？……

中国人九种体质之 **读懂你的上司**

你知道吗？不同的上司因为体质不同，才有了不同的性格和喜恶，从他们的外形和性格特点能够轻易辨认你的上司是什么体质？什么样的下属易得青睐？你的体质与哪类上司更合拍，更容易获得赏识？哪类上司是你的"体质天敌"，与其彼此纠结，不如另谋出路……

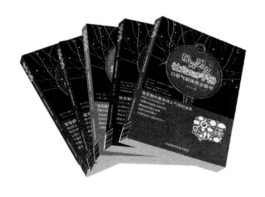

B型气虚体质 **白弱男女** 社会生存手册

C型阳虚体质 **虚胖男女** 社会生存手册

D型阴虚体质 **败犬男女** 社会生存手册

E型痰湿体质 **熟男熟女** 社会生存手册

G型气郁体质 **郁闷男女** 社会生存手册

田原主编丛书二

"新生态生命文化"系列读本

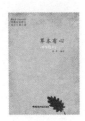

★ 草本有心

每一夜 每一页 侧耳倾听 草生叶长

本书根据田原访谈中里巴人的《中里巴人健康私房话》部分内容编写而成，给我们的日常生活一个"心"的认识：跟大自然学习智慧，感悟世界的万般现象，守住真心，实现心灵的健康与自由。

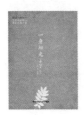

★ 一身阳光

在光里 在尘里 来于此 归于此

本书根据田原访谈李可的《人体阳气与疾病》部分内容编写而成，让名老中医李可告诉你，"阳气"到底是怎么回事儿，对每个人为什么那么重要？愿"阳光"每时每刻照在你的心里。

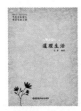

★ 道理生活

一起看天地间最有趣的秘密

本书根据田原访谈樊正伦的《生活处处有中医》部分内容编写而成，不谈道理，只谈如何用"道"来理顺生活中的万般细节，如何用中医思维打开我们脑袋里不曾打开的窗子。

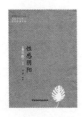

★ 性感阴阳

生命的力量来自冷热相宜

本书根据田原访谈董草原的《破解重大疾病的迹象》部分内容编写而成。世界躁扰？不妨将阴阳视作放大镜，从容窥得山水风物、身体和健康的诸多奥妙。

·单行本·

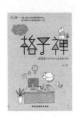

★ 格子禅

在格子间里打坐？——最囧最欢乐的办公室健康宝典

扶正"树干"，修整"树杈"，灵活四肢，疏通能量循环通道……整天为琐事郁闷的格子间白领猴小欢，遇到了"格子禅"传人河马大叔之后，会发生怎样的故事？星云大师曾说：禅，是在衣食住行的生活里扎的根！